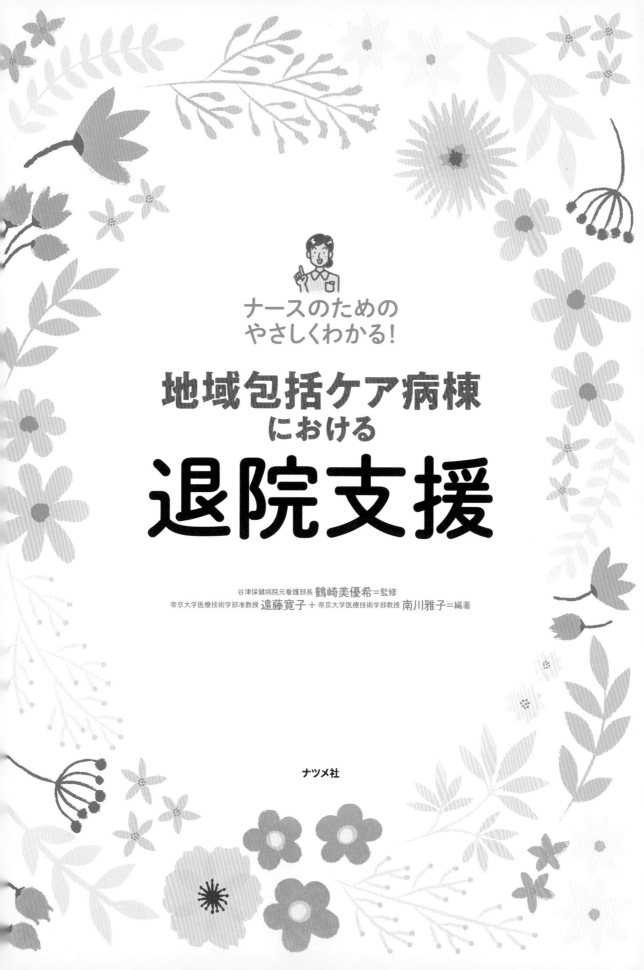

ナースのための
やさしくわかる！

# 地域包括ケア病棟
## における
# 退院支援

谷津保健病院元看護部長 鶴崎美優希＝監修
帝京大学医療技術学部准教授 遠藤寛子 ＋ 帝京大学医療技術学部教授 南川雅子＝編著

ナツメ社

# はじめに

　日本は、「人生100年時代」といわれるほどの長寿社会に入っています。健康で最期まで人生を謳歌できるのであれば、寿命が延びるのは幸せなことです。しかし、病気やその後遺症などの健康問題を抱え、不自由な生活を送っている方々が多いのも現実です。

　医療は現在も進歩を続けていますが、老化を止めたり、すべての疾病を完治するまでには至りません。そこで国は、地域包括ケアシステムというサービスのネットワークを構築し、2014年には病院機能として「地域包括ケア病棟（病床）」を誕生させたのです。

　医療は、病院完結型から地域完結型へと転換が図られています。そんななか "ときどき入院、ほぼ在宅" といった言葉も生まれました。

　これまで急性期病院では、「治療の終了＝自宅退院」が主だったかもしれません。しかし高齢の患者には、入院生活で衰えた活動性やあらゆる機能低下のため、「治療の終了＝すぐに退院」とは結びつけられない現状があります。そこで求められるのが、退院支援という働きかけです。

　私が勤務していた谷津保健病院では2014年7月に地域包括ケア病棟を設置し、以来、多くの退院支援を手がけてきました。地域包括ケア病棟を設置した当初は、指南書はほとんどなく、手探りで退院支援に取り組むしかありませんでした。本書のような解説書があったら、どれほど助かったかわかりません。

　本書は、**退院支援のプロセスを図表を用いて、わかりやすく説明しています**。何をすればよいのか、退院支援に求められる能力や役割分担、退院支援におけるアプローチのしかたまでが、ていねいに示されています。

　また、**退院支援のなかで大切なのが「意思決定支援」です**。患者や家族の思いを汲み取り、その思いや希望をいかに実現していくのか。医師との橋渡しをして、地域との架け橋になる重要な役割があります。そして、それはやりがいにもつながります。

　病棟看護師はCure（キュア）とCare（ケア）をうまく両立させ、患者の思いに寄り添うとは何か、またどうすれば実現できるのかを常に考えて看護しています。その看護師の思いをかたちにするときのヒントが、本書の中にはたくさん詰め込まれています。

　そして締めくくりに、**疾病別退院支援の事例を掲載しています**。この事例は、地域包括ケア病棟の看護師が実践した退院支援の記録であり、現場で実際に行われた看護の生のプロセスです。ひと口に退院支援といっても、患者が抱えている課題は1人1人違うものです。その**個別の課題をいかに解決していくのか、症例に沿って具体的に示しています**。

　地域包括ケア病棟に配属されたばかりの方、すでに退院支援に取り組んでいるもののまだ手探り状態の看護師の皆さんの毎日のケア、退院支援・在宅復帰支援にお役立ていただければ幸いです。

医療法人社団保健会 谷津保健病院<br>
元看護部長　鶴崎　美優希

# 地域包括ケア病棟における退院支援
## Contents

# Chapter 2
# 退院支援のプロセスを理解しよう

# Chapter 3

# 意思決定支援について学ぼう

# Chapter4
## 地域の社会資源を把握しよう

# Chapter 5
# 医療処置・ケア指導のポイント

# Chapter 6
## 疾病別退院支援の実際

本書で「市町村」と表記した場合、特別区を含んでいます。

# Chapter 1

# 地域包括ケア病棟(病床)の役割を知ろう

地域包括ケア病棟（病床）はどのようなニーズから生まれたものなのでしょうか。その背景を知れば、地域包括ケア病棟（病床）が果たすべき役割、目指すべき姿もおのずと見えてきます。

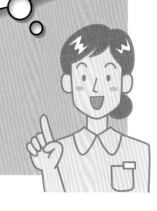

# 地域包括ケア病棟（病床）誕生の背景

日本は2010年に5人に1人が65歳以上という超高齢社会となり、その後も高齢化率は上昇の一途をたどっています。このようななか、2014年度の診療報酬改定時に設けられたのが地域包括ケア病棟（病床）です。

## 高齢者が増えて、医療が変わった!?

病院の本来の役割は「患者を治して、地域に返す」ことにあります。かつてほとんどの患者は病気になって入院しても、治療を受けて回復し、家に帰ることができました。ところが高齢化が進むなか、1度入院すると退院できず病院に居続ける高齢患者が急増するようになったのです。

それは、高齢患者の次のような特徴が深く関係しています。

❶1人で複数の疾患を抱えていることが多い
——飲む薬の数が多くなり、その相互作用などにより、効果的な治療を行いにくい

❷代謝機能が低下している——加齢により活動量が低下し、そのことが筋力の減少、代謝機能の低下、さらには免疫力低下や活力低下につながり、病気の回復を遅らせる

❸合併症を起こしやすい——長期臥床や安静状態により、関節拘縮や尿路感染症などの合

---

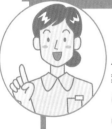

**知っているかな?** 「高齢化社会」と「高齢社会」と「超高齢社会」

地域に暮らす高齢者（65歳以上の人口）の割合を表す数値に「高齢化率」があります。高齢化率はその地域に住む全人口のうち65歳以上の人が占める割合を示すものです。

国連や世界保健機構（WHO）は、この高齢化率をもとにして、社会を右のように3段階に分けています。

日本は高齢化社会に突入してわずか40年で超高齢社会になり、その後も高齢化率は伸びつづけ、2060年には約40％に達するとみられています。

高齢化社会　高齢化率**7**％超の社会
（日本は1970年に到達）

高齢社会　高齢化率**14**％超の社会
（日本は1994年に到達）

超高齢社会　高齢化率**21**％超の社会
（日本は2010年に到達）

併症を併発しやすい

このような高齢者の増加により、病院は従来からの「**疾患を治す医療**」とは別に、「**疾患を抱えて生きるための医療**」が求められるようになったのです。

そこで、1992年に訪問看護や訪問診療といった医療サービスを居宅に届ける「**在宅医療**」が「入院医療」「外来医療」に次ぐ**第3の医療**として位置づけられました。在宅医療の登場により、「医療の場」が医療機関の中だけでなく居宅にまで広げられたことは、医療のあり方の大きな転換点となる出来事でした。

## 医療はCure（キュア）中心からCare（ケア）中心の時代へ

在宅医療は、病気を治すことよりも病気や障害を抱えながらいかに生活するかという生活支援に重きを置いた医療です。

肺炎や心筋梗塞などの急性期疾患に罹患したら病院医療にかかります。そして、症状が安定したら生活の場を病院から地域へ移して在宅医療に切り替えるといった具合に、Cure中心の病院医療と、Care中心の在宅医療が密に連携していけば、在宅でも安心して療養生活を送ることができるはずです。

しかし、いくら在宅医療が整備されていても、完治していない病気を抱えたまま退院し、居宅で暮らすのは不安なものです。同居家族がいない、あるいは同居家族がいても高齢だったりと、生活の場に介護力が十分にないことも不安な気持ちに拍車をかけたのでしょう。在宅医療はなかなか普及しませんでした。そこで**入院医療と在宅医療の橋渡し役**として登場したのが「地域包括ケア病棟（病床）」です。

この間、2000年に介護保険制度がスタートし、2012年には「**地域包括ケアシステム**」という概念が打ち出されました。

---

**わかるかな？**　「訪問診療」と「往診」の違い

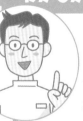

「訪問診療」も昔から行われてきた「往診」も、医師が患者の居宅を訪問して診察を行うという点では同じで、**通院が困難な患者を対象にした在宅医療**です。

「往診」は、医師が必要と判断したときに行われる診療で、**不定期に行われる**ものです。一方の「訪問診療」は、継続的な治療が必要な患者に、医師が診療計画を立て、本人の同意を得て、**定期的に**行われるという点が「往診」と異なります。在宅医療にはほかに、右のようなサービスが提供されています。

| 訪問診療 | 往診 |
| 訪問看護 | 訪問歯科診療・訪問歯科衛生指導 |

**在宅医療**

| 在宅患者訪問薬剤管理指導 | 在宅患者訪問栄養食事指導 |
| 訪問リハビリテーション | |

etc.

# 少子高齢化から生まれた地域包括ケアシステム

少子高齢化は何が問題になるのか。なぜ今、地域包括ケアシステムが必要とされているのかを、掘り下げて考えてみましょう。

## 若者1人が高齢者1人を支える時代がやってくる！

超高齢社会になってから後も高齢化率が上昇の一途をたどっている日本は、これからどのような問題が生じてくるのか、日本の将来の姿をもう少し詳しく見ていきましょう。

戦後、日本の人口は増加を続けてきましたが、1960年頃からそれまでの多産少死から少産少死へと人口転換が進みました。第2次ベビーブーム以降は少子化傾向に歯止めがかからず、人口は2008年の1億2,808万人をピークに減少に転じています。人口が減少するなか、医療技術の向上などにより平均寿命が延び高齢者が増えているわけですから、やが

**図表1** 日本の将来の人口構造

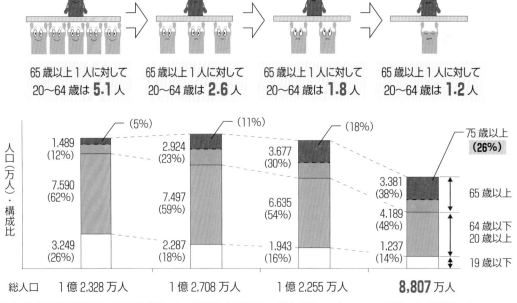

| 1990年（実績） | 2010年（実績） | 2025年（推計） | 2065年（推計） |
|---|---|---|---|
| 65歳以上1人に対して20～64歳は**5.1**人 | 65歳以上1人に対して20～64歳は**2.6**人 | 65歳以上1人に対して20～64歳は**1.8**人 | 65歳以上1人に対して20～64歳は**1.2**人 |

人口（万人）・構成比

| | 1990年 | 2010年 | 2025年 | 2065年 | |
|---|---|---|---|---|---|
| 75歳以上 | 1,489（12%）（5%） | 2,924（23%）（11%） | 3,677（30%）（18%） | 3,381（38%）（26%） | 65歳以上 |
| | 7,590（62%） | 7,497（59%） | 6,635（54%） | 4,189（48%） | 64歳以下20歳以上 |
| 19歳以下 | 3,249（26%） | 2,287（18%） | 1,943（16%） | 1,237（14%） | |
| 総人口 | 1億2,328万人 | 1億2,708万人 | 1億2,255万人 | **8,807**万人 | |

出典：総務省「国勢調査」、国立社会保障・人口問題研究所「日本の将来推計人口（2010年は平成24年1月推計、そのほかの年は平成29年推計）」（出生中位・死亡中位推計）より作成

て若者1人が高齢者1人を支える時代がやってきます（**図表1上**）。働いて社会を支える人口の減少は、税収の減少につながり、日本の将来に暗い影を落としています。

## 高齢化の進展で国の財源は逼迫！

団塊の世代がすべて75歳以上になる2025年には75歳以上の人口が65〜74歳の人口を大きく上回り、2065年には全人口の26％を占める点にも注目しなければなりません。

75歳を過ぎると介護保険の受給者数の割合が急激に増えます（**図表2**）。そして、要介護状態区分も高くなります。こうしたなか、年を追うごとに3世代同居世帯は減少し、世帯主が65歳以上の単独世帯や夫婦のみ世帯が増加して、家庭での介護力が期待できない世帯が増えると推計されています（**図表3**）。

医療保険や介護保険などの社会保障の財源には、保険料のほかに多くの税金が投入されています。

少子高齢化、75歳以上人口の増加により、この20年間で社会保障給付費の総額は2倍以上に増え、**近年、国の一般歳出（政策経費）の半分以上を社会保障関係費が占める**ようになっています。これを税収だけでは賄いきれず、4割強を国債発行による収入、いいかえると**借金**で補っているのが現状です。このままでは、子供や孫たちの将来世代に重い借金を背負わせることになってしまいます。

これらの問題を解決に導き、安心して暮らせる持続可能な社会をつくるために考えられたのが、**地域包括ケアシステム**なのです。

---

**図表2** 65歳以上における年齢階級別にみた受給者数および人口に占める受給者数の割合

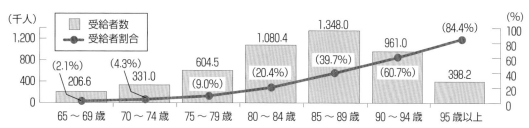

出典：厚生労働省「平成29年度介護給付費等実態調査の概況（平成29年5月審査分〜平成30年4月審査分）」より作成
注：人口は総務省統計局「人口推計平成29年10月1日現在(人口速報を基準とする確定値)」の総人口を使用

---

**図表3** 世帯主が65歳以上の単独世帯と夫婦のみの世帯

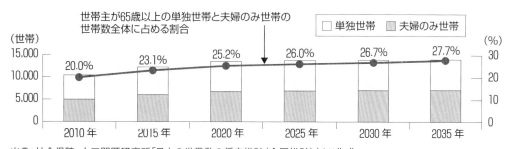

出典：社会保障・人口問題研究所「日本の世帯数の将来推計（全国推計）」より作成

# 地域包括ケアシステムの基本的な考え方

国民皆保険・皆年金制度の達成から半世紀が過ぎ、日本の社会経済情勢が大きく変化するなか、社会保障制度はどのように変わろうとしているのでしょうか。

## 福祉社会の基本は「自助」にある

福祉社会は、「自助」「互助」「共助」「公助」の**4つの要素**の組み合わせによって、かたちづくられています（**図表1**）。この4つの要素のうち、基本となるのは「**自助**」です。自ら働いて生活を支えるだけでなく、住み慣れた地域で暮らすために、介護予防活動に取り組む、検診を受けるなど、自発的に健康維持に取り組むことも「自助」に含まれます。さらには、自分のお金を使って必要な市場サービスを購入するなど、自ら社会的、経済的、精神的な自立を図ることが前提となります。

「**互助**」は家族、友人、クラブ活動仲間、隣人など、個人的な関係性をもつ人間同士の助け合い、支え合いのことです。

そして、病気や障害などのリスクを補完するのが「**共助**」です。医療や年金、介護保険などの社会保険制度は「共助」にあたります。

自助・互助・共助では支えることができない困窮や人権擁護などの状況に対しては、生活保護や虐待防止法などの「**公助**」によって対応します。

これまで社会保障制度は、「共助」「公助」

**図表1** 福祉社会をかたちづくる4つの要素

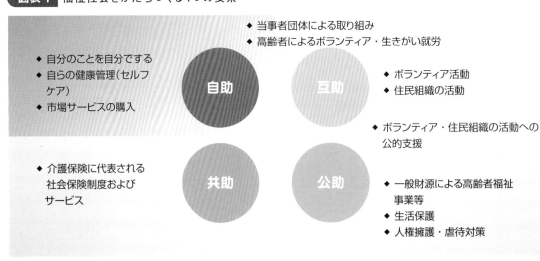

◆ 当事者団体による取り組み
◆ 高齢者によるボランティア・生きがい就労

自助
◆ 自分のことを自分でする
◆ 自らの健康管理（セルフケア）
◆ 市場サービスの購入

互助
◆ ボランティア活動
◆ 住民組織の活動

◆ ボランティア・住民組織の活動への公的支援

共助
◆ 介護保険に代表される社会保険制度およびサービス

公助
◆ 一般財源による高齢者福祉事業等
◆ 生活保護
◆ 人権擁護・虐待対策

出典：厚生労働省「地域包括ケア研究会報告書（平成27年度）」より作成

といったフォーマルサービスを中心に運営されてきました。しかし今後の社会保障制度では、地域包括ケアシステムを中心に据え、**介**護予防などの「**自助**」や、家族および近隣住民による「**互助**」への意識を高め、自助力・互助力を中心に運営していこうというのです。

## 2025年を目途に実現を目指す

「日常生活圏域（住まいからおおむね30分間以内に駆けつけることができる範囲内）に、医療・介護・予防・住まい・生活支援が包括的に確保される」という考え方を「**地域包括ケア**」といい、そのしくみ（ネットワーク）を**地域包括ケアシステム**といいます（**図表2**）。いいかえると、医療や介護が必要な状態になっても、住み慣れた地域で安心して人間らしい自立した生活を送ることができるようにするためのしくみが地域包括ケアシステムなのです。地域包括ケアシステムは全国一律のものではありません。地域の特性に応じて市町村が、3年ごとに策定する「介護保険事業計画」の策定・実施を通じて自主的・主体的につくり上げていくものです。

具体的には、認知症支援策の充実、医療との連携、高齢者の居住に係る施策との連携、生活支援サービスの充実といった地域で重点的に取り組むべき事項を、市町村が介護保険事業計画に記載・実行し、段階的に充実強化させ、団塊の世代が75歳になる2025年を目途に実現することを目指しています。

**図表2** 2025年の地域包括ケアシステムの姿

**病気になったら・・・**

**医療**

◆ 急性期病院
◆ 地域包括ケア病棟・回復期リハビリテーション病院

**日常の医療**
◆ かかりつけ医
◆ 地域の連携病院

◆ 地域包括支援センター
◆ ケアマネジャー

相談業務やサービスのコーディネートを行う

通院・入院

通所・入院

**住まい**

◆ 自宅
◆ サービス付き高齢者向け住宅（サ高住）など

**介護が必要になったら・・・**

**介護**

■**在宅系サービス**
◆ 訪問介護・訪問看護・通所介護
◆ 小規模多機能型居宅介護
◆ 短期入所生活介護
◆ 24時間対応の訪問サービス
◆ 複合型サービス
（小規模多機能型居宅介護＋訪問看護）など

■**介護予防サービス**

■**施設・居住系サービス**
◆ 介護老人福祉施設
◆ 介護老人保健施設
◆ 認知症対応型共同生活介護
◆ 特定施設入所者生活介護　など

**いつまでも元気に暮らすために・・・**

**生活支援・介護予防**

老人クラブ・自治会・ボランティア・NPO など

住まいからおおむね30分間以内に駆けつけることができる日常生活圏域

出典：厚生労働省「在宅医療・介護の推進について」より作成

# 地域包括支援センターと地域ケア会議

地域包括ケアシステムを機能させるためには、地域包括ケアについての理解が欠かせません。地域包括ケアの中核機関である地域包括支援センターと地域ケア会議の役割について学びましょう。

## 地域の暮らしをサポートする地域包括支援センター

地域包括支援センターは、地域住民の医療と保健の向上、さらには福祉の増進に向けた支援を包括的に行うことを目的に、2005年の介護保険法改正時に誕生した機関です。

高齢者が個々に抱える課題に柔軟に対応し、総合相談支援や権利擁護、包括的・継続的ケアマネジメント支援、介護予防ケアマネジメントといった**図表1**に示したような業務を行っています。また、認知症疾患医療センターと連携して、認知症患者を専門医療機関につないだり、介護保険サービスや若年性認知症就労支援などにつなぎ、**医療から介護への切**れ目のないサービスを提供することも、役割の1つになっています。

このように、制度横断的な連携ネットワークづくりが求められてきた地域包括支援センターには、現在進められている地域包括ケアシステム構築のための中核機関として、次のような業務も追加されています。

◆ 在宅医療・介護の連携
◆ 生活支援コーディネーター
◆ 介護予防の推進
◆ **地域ケア会議の主催**

**図表1** 地域包括支援センターのおもな業務

| | |
|---|---|
| 総合相談業務 | 住まい、医療、介護、生活支援、介護予防など、高齢者の困りごとの相談全般に幅広く応じる。市役所や関係機関などにたらい回しにせず、ワンストップで対応する |
| 権利擁護業務 | 高齢者虐待の早期発見・防止、高齢者を対象にした詐欺や消費者被害、悪徳商法などへの対応、成年後見制度の活用促進など |
| 包括的・継続的ケアマネジメント支援業務 | ケアマネジャー（介護支援専門員）に対する日常業務への個別指導や相談業務のほか、支援困難事例などへの指導・助言など、ケアマネジャーへの後方支援を行う |
| 介護予防ケアマネジメント業務 | 高齢者が要介護状態になることをできるかぎり防ぐ、あるいは要介護・要支援状態になってもその悪化をできるかぎり防ぐようなケアプランを作成し、適切に実行されるようにマネジメントする |

# 地域包括ケアシステム実現の鍵を握る地域ケア会議

地域包括ケアシステムを構築するためには、高齢者個人に対する支援の充実と、それを支える社会基盤の整備を同時に進めていかなければなりません。その1つの手法として、地域ケア会議が位置づけられています。

地域ケア会議は検討内容によって規模や参加者が異なり、メンバーは自治体職員、ケアマネジャー、介護事業者、民生委員、ＰＴ、ＯＴ、ＳＴ注:下欄外、医師、歯科医師、薬剤師、看護師、管理栄養士、歯科衛生士など制度横断的なさまざまな専門職により構成されます。

おもに地域包括支援センターが開催する地域ケア会議は、ケアマネジメント支援のための実務者レベルの会議で、個別事例を多職種協働により検討します。そこで蓄積された最適な手法や地域課題を関係者と共有するため

に開催するのが、日常生活圏域ごとの地域ケア会議です。

そして、地域包括支援センター等で把握された有効な支援方法を普遍化し、地域課題を解決していくために、市町村は地域全体の代表者レベルの地域ケア会議を開催します（**図表2右側**）。ここでは、需要に見合ったサービス資源の開発を行うとともに、保健・医療・福祉等の専門機関や住民組織・民間企業等によるネットワークを連結させて、地域包括ケアの社会基盤整備を行います。

そして、これらの結果を社会資源として介護保険事業計画に位置づけ、地域包括ケアシステムの実現へとつなげようというのです。

地域ケア会議の機能は、**図表2左側**に示したように5つに整理することができます。

**図表2** 地域ケア会議の5つの機能

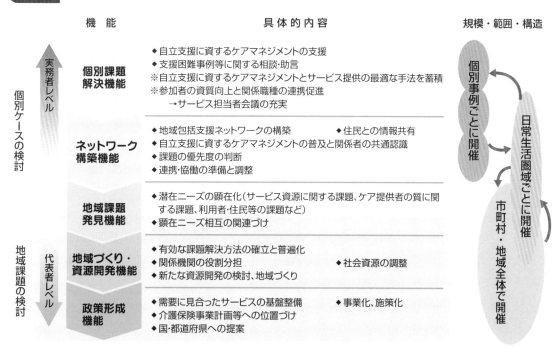

出典：厚生労働省「地域ケア会議の概要」より作成

注：ＰＴはPhysical Therapistの略で理学療法士のこと、ＯＴはOccupational Therapistの略で作業療法士のこと、ＳＴはSpeech-Language-Hearing Therapistの略で言語聴覚士のことをいう

# 地域包括ケアシステムにおける医療

地域包括ケアシステムの中心に据えられているのは、「医療」と「介護」です。地域包括ケアを進めていくにあたり、これからの医療は、どのように変わろうとしているのでしょうか。

## 医療は「病院完結型」から「地域完結型」へ

2025年には団塊の世代が75歳以上になり、2040年ごろには団塊ジュニア世代が65歳以上の高齢者になります。こうしたなか、高齢になるほど複数の疾病や障害を抱える患者が増え、健康問題が長期化するとともに複雑になり、1つの施設で完結することが難しくなっていきます。

かぎられた医療資源のなかで、急性期から慢性期まで**状態に応じて、適切な場所で適切な医療を提供できる体制**を維持するためには、医療機関の機能分化を進め、役割分担してい

くことが大切です。それには各得意分野を生かし、連携・協力しあって医療にあたる必要があります。医療機関が役割分担すれば、過剰な設備投資の無駄を抑えることもできます。

しかし日本の医療機関は、急性期の患者と長期療養患者が混在して入院している病院も多く、病床機能があいまいで見えにくい状態でした。このような医療提供体制を整備するため、**病床機能報告制度**と**地域医療構想**が打ち出されました（**図表1**）。

一般病床の機能を4つに分け、病床が担っ

---

**図表1** 病床機能報告制度と地域医療構想の策定

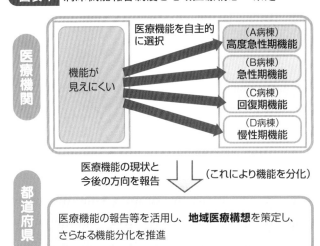

**地域医療構想の内容**

1. 2025年の医療需要と病床の必要量
   - ◆ 高度急性期・急性期・回復期・慢性期の4機能ごとに医療需要と必要病床数を推計
   - ◆ 在宅医療等の医療需要を推計
   - ◆ 都道府県内の構想区域（2次医療圏が基本）単位で推計

2. 目指すべき医療提供体制を実現するための施策
   - 例）医療機能の分化・連携を進めるための施設設備、在宅医療等の充実、医療従事者の確保・養成など

出典：平成28年7月22日保健師中央会議資料「地域医療構想・医療計画について」より作成

ている医療機能の現状と今後の方向を、医療機関に自主的に選択させ、都道府県に報告するのが**病床機能報告制度**です。

この病床機能報告制度によって集められた情報と、地域の医療需要の将来推計等の情報を活用して、都道府県は**地域医療構想**を策定します。地域医療構想には、高度急性期、急性期、回復期、慢性期の4つの医療機能ごとに2025年の医療需要と必要病床数、在宅医療等の医療需要などを盛り込みます。これを

参考にして、病床の地域偏在、余剰または不足が見込まれる機能を明確にし、関係者で地域の実情を共有し、協議によって構想区域における課題を解決していこうというのです。

入院医療における病床機能の分化・連携を進め効率化を図る一方で、外来医療・在宅医療においては**かかりつけ医機能**が強化されてきました。これらの政策によって、医療は「病院完結型」から地域全体で治し支える「地域完結型」体制へと転換が図られてきたのです。

## 医療と介護サービスは一体のもの

住まいを中心にした**地域完結型**の医療では、在宅医療が大きな役割を果たします。しかし、すでに紹介したように、第三の医療として誕生した在宅医療はなかなか市民権を得ることができませんでした。そこで、退院後に必要な生活支援と適切な医療が提供できるよう、診療報酬に退院支援・退院調整にまつわる項目が設置されました。

当初、退院支援・退院調整は、入院後症状の安定が見込まれてから行うものとされていましたが、その後よりスムーズに居宅<sup>注：下欄外</sup>に移行できるように、入院早期から退院後の生活を見越して行うとされました。さらに、在宅医療との連携を評価し連携を強化しようとする退院支援・退院調整の範囲は、介護サ

ービスにも広げられていきました。

それまで医療と介護サービスは異なる制度から別々に提供されてきましたが、医療ニーズと介護のニーズは1人の人間の中に混在しているものです。**医療と介護はその人の状態に合わせて一体的に提供されるべきものであ**り、そのことが地域包括ケアシステムの核となります。制度上異なるサービスであっても、かかわる職種がチームを組み、意見交換を行い、真のニーズをとらえて、必要な医療・介護サービスを総合的に調整することが求められているのです。

さらに、平成30年度診療報酬改定では、**退院支援を外来において入院前から行う**という方向づけがなされました（**図表2**）。

**図表2** 外来における退院支援の内容とそのメリット

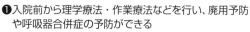

**入院前、外来において行う支援**

◆ 患者の生活歴、病状、介護保険の状況などの確認
◆ 服薬中の薬剤の確認、各種スクリーニング
◆ 入院生活に関するオリエンテーション
◆ 看護や栄養管理等に係る療養支援の計画作成
　　　　　　　　　　　　　　　　　　など

❶入院前から理学療法・作業療法などを行い、廃用予防や呼吸器合併症の予防ができる
❷入院前から栄養管理に着手して、合併症を予防できる
❸経済的支援が必要な患者や身寄りのない患者などに対し、入院前から必要なアプローチを行うことができる
❹患者が治療過程をイメージしたうえで、入院生活に臨める　など

注：介護保険法では、自宅（サービス付き高齢者向け住宅〈サ高住〉を含む）のほか、養護老人ホーム、軽費老人ホーム、有料老人ホームにおける居室も含めて「居宅」としているため、本書でも同じ扱いとする

# 地域包括ケア病棟（病床）の役割

地域包括ケア病棟（病床）は、その名前のとおり、地域完結型医療を目指す「地域包括ケアシステム」の要として位置づけられた病棟です。具体的に、どのような役割が求められているのでしょうか。

## 地域包括ケア病棟（病床）に期待される4つの役割

すでに紹介したとおり、人口の高齢化は医療需要の増加、そして急性期治療を終えてもすぐに在宅復帰することができない患者の増加を招いています。急性期病床を確保するには、急性期後の受け皿となる慢性期の病床を充実させなければなりません。

これらのニーズに対応して設立されたのが、地域包括ケア病棟（病床）で、その役割は次の4つに整理できます（**図表1**）。

### 1.ポストアキュート（Post Acute）機能

Acuteは急性期のことで、Post Acuteは急性期後の回復期を指します。

急性心筋梗塞、脳卒中、重症肺炎、がんや整形外科的疾患を含む手術など、中等から高度急性期治療を終えた後、継続治療や経過観察、リハビリテーションなどが必要な回復期の患者を受け入れ、日常生活復帰に向けた準備を行います。

**図表1** 地域包括ケア病棟（病床）の4つの役割

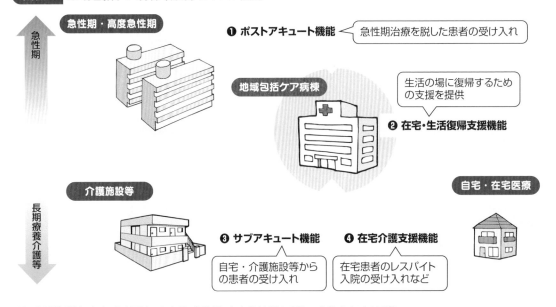

注：介護施設等、自宅・在宅医療から直接、急性期・高度急性期の病院へ入院することも可能

### 2.在宅・生活復帰支援機能

　入院治療により症状が改善しても、ＡＤＬが低下したり新たに在宅での医療処置が必要になったりすると、生活の場に戻ることに不安を感じるものです。そういった退院に不安を感じている患者に対して、地域の医療・介護スタッフと連携し、病状や生活状況に合わせて必要なサポートを整え（退院支援・退院調整）、在宅復帰のための準備を整えます。

### 3.サブアキュート（Sub Acute）機能

　Sub Acuteとは亜急性期のことです。自宅や介護施設等で療養している患者の急性増悪は、サブアキュートであるとはかぎりません。高度な治療が必要な場合は、急性期・高度急性期病院が入院先となります。地域包括ケア病棟（病床）では、肺炎や脱水、麻酔が必要な骨折・外傷など、比較的軽度な亜急性期患者を受け入れ、診療や看護を行います。

### 4.在宅介護支援機能

　医療行為が必要で、介護施設でのショートステイが受けられない人を対象としたレスパイト入院や、糖尿病の血糖コントロール、教育入院など、在宅生活の維持・継続のためのサポートを行います。

## 患者・家族の意思決定支援も役割の1つに

　これからの医療は、治療だけを考えるのではなく、患者の退院後の生活を考慮した幅広い視野が求められています。医療についての知識に加え、医療と介護をつなぐための情報収集能力や、関係者の意見をまとめるコーディネート力なども必要とされているのです。

　地域包括ケア病棟（病床）は、そんな時代を支える「治す医療」と「支える医療」の橋渡し役をする病棟（病床）です。

　一般病棟と同様に、地域包括ケア病棟（病床）への入院には年齢による制限はありません。障害児・者から老年症候群まで、年齢を問わずさまざまな疾患の患者が入院しています。しかし、**図表2**に示したように、75歳以上の高齢者が入院患者の7割以上を占め、その中心は80歳代となっています。

　入院患者の年齢傾向もあって、令和2年度診療報酬改定時に、地域包括ケア病棟（病床）の施設基準として、**適切な意思決定支援に関する指針を定めていること**が要件として追加されました。これにともない、厚生労働省「**人生の最終段階における医療・ケアの決定プ**ロセスに関するガイドライン」等の内容を踏まえ、適切な意思決定支援に関する指針を定めていることとされています。

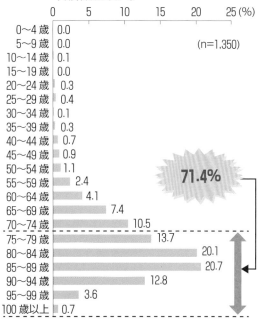

**図表 2** 地域包括ケア病棟・病室患者の
年齢階級別分布

(n=1,350)

| 年齢 | (%) |
|---|---|
| 0～4歳 | 0.0 |
| 5～9歳 | 0.0 |
| 10～14歳 | 0.1 |
| 15～19歳 | 0.0 |
| 20～24歳 | 0.3 |
| 25～29歳 | 0.4 |
| 30～34歳 | 0.1 |
| 35～39歳 | 0.3 |
| 40～44歳 | 0.7 |
| 45～49歳 | 0.9 |
| 50～54歳 | 1.1 |
| 55～59歳 | 2.4 |
| 60～64歳 | 4.1 |
| 65～69歳 | 7.4 |
| 70～74歳 | 10.5 |
| 75～79歳 | 13.7 |
| 80～84歳 | 20.1 |
| 85～89歳 | 20.7 |
| 90～94歳 | 12.8 |
| 95～99歳 | 3.6 |
| 100歳以上 | 0.7 |

**71.4%**

出典：中央社会保険医療協議会診療報酬調査専門組織「平成29年度第4回入院医療等の調査・評価分科会」（2017年7月21日開催）資料より作成

# 地域包括ケア病棟（病床）の実際

地域包括ケア病棟（病床）に入院する患者は、どのような疾患をもち、どのような流れで入退院する人が多いのかなど、平成28年度入院医療費等の調査から、その実態を把握しておきましょう。

## 大多数は介助なしでは生活できない患者

平成28年度入院医療等の調査によると、地域包括ケア病棟（病床）の入院患者で自立している人はわずかに1割で、最も多かったのが障害高齢者の日常生活自立度B2でした（**図表1**）。この結果から、入院患者の多くは**日常的な生活支援が必要**なことがわかります。

入院患者の疾患で最も多いのは骨折・外傷で、4分の1強を占めています。次いで、高齢者に多い肺炎、悪性腫瘍、脳梗塞と続きます（**図表2**）。

筋ジストロフィーや筋萎縮性側索硬化症患者は、調査日時点ではゼロで、その他の難病患者もパーキンソン病関連疾患を除きごくわずかだったため、グラフでは省略しました。

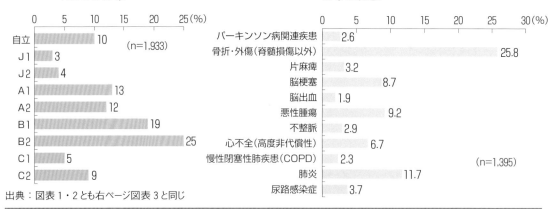

**図表1** 地域包括ケア病棟患者のADLの分布

（n=1,933）

| | (%) |
|---|---|
| 自立 | 10 |
| J1 | 3 |
| J2 | 4 |
| A1 | 13 |
| A2 | 12 |
| B1 | 19 |
| B2 | 25 |
| C1 | 5 |
| C2 | 9 |

**図表2** 地域包括ケア病棟・病室患者のおもな疾患

（n=1,395）

| | (%) |
|---|---|
| パーキンソン病関連疾患 | 2.6 |
| 骨折・外傷（脊髄損傷以外） | 25.8 |
| 片麻痺 | 3.2 |
| 脳梗塞 | 8.7 |
| 脳出血 | 1.9 |
| 悪性腫瘍 | 9.2 |
| 不整脈 | 2.9 |
| 心不全（高度非代償性） | 6.7 |
| 慢性閉塞性肺疾患（COPD） | 2.3 |
| 肺炎 | 11.7 |
| 尿路感染症 | 3.7 |

出典：図表1・2とも右ページ図表3と同じ

| 障害高齢者の日常生活自立度 | | |
|---|---|---|
| ランクJ | 何らかの障害等を有するが、日常生活はほぼ自立しており独力で外出する | 1. 交通機関等を利用して外出する<br>2. 隣近所へなら外出する |
| ランクA | 屋内での生活はおおむね自立しているが、介助なしには外出しない | 1. 介助により外出し、日中はほとんどベッドから離れて生活する<br>2. 外出の頻度が少なく、日中も寝たり起きたりの生活をしている |
| ランクB | 屋内での生活は何らかの介助を要し、日中もベッド上での生活が主体であるが、座位を保つ | 1. 車いすに移乗し、食事、排泄はベッドから離れて行う<br>2. 介助により車いすに移乗する |
| ランクC | 1日中ベッド上で過ごし、排泄、食事、着替えにおいて介助を要する | 1. 自力で寝返りをうつ<br>2. 自力では寝返りもうてない |

# ポストアキュート機能に重点が置かれている

地域包括ケア病棟（病床）の多くは、一般病床などからの転換により設置されています。近年、高度急性期・急性期・回復期・慢性期のいくつかの機能をあわせもつケアミックスの複合型病院が増えていますが、地域包括ケア病棟（病床）の誕生は新しいケアミックスの誕生につながりました。

この傾向を反映して、地域包括ケア病棟（病床）を自院の急性期病棟からの受け皿として利用している病院が半数以上にのぼっています。そのため、地域包括ケア病棟（病床）への入院は、自院からが約半数を占めます。他院の急性期病床からの入院も含めると6割を超え（**図表3**）、地域包括ケア病棟（病床）は今のところポストアキュート機能が中心になっていることがわかります。

しかし、地域包括ケアシステムを実現し、病院完結型医療から地域完結型医療に転換していくためには、今後、サブアキュート機能や在宅・復帰支援機能、在宅介護支援機能などの地域医療支援を充実させていくことが求められます。

**図表3** 地域包括ケア病棟・病室における患者の流れ

入棟元（n=1,395）

| | | |
|---|---|---|
| 自宅等 | 自宅 | 26.7% |
| | 介護老人福祉施設（特養） | 1.2% |
| | 居住系介護施設 | 2.9% |
| | 障害者支援施設 | 0.0% |
| 自院 | 自院の7対1、10対1病床 | 49.4% |
| | 自院の地域包括ケア・回復期リハ病床 | 0.4% |
| | 自院の療養病床 | 0.0% |
| 他院 | 他院の7対1、10対1病床 | 13.5% |
| | 他院の地域包括ケア・回復期リハ病床 | 0.1% |
| | 他院の療養病床 | 0.4% |
| 介護施設 | 介護療養型医療施設 | 0.1% |
| | 介護老人保健施設 | 1.2% |
| その他 | | 1.9% |
| 不明 | | 2.2% |

→ 地域包括ケア病棟・病室 →

退棟先（n=438）

| | | | |
|---|---|---|---|
| 自宅等 | 自宅 | 在宅医療の提供あり | 7.3% |
| | | 在宅医療の提供なし | 55.0% |
| | 介護老人福祉施設（特養） | | 4.1% |
| | 居住系介護施設（グループホーム等） | | 4.8% |
| | 障害者支援施設 | | 0.0% |
| 自院 | 一般病床 | | 1.4% |
| | 地域包括ケア病床・回復期リハ病床 | | 0.9% |
| | 療養病床 | 在宅復帰機能強化加算あり | 0.9% |
| | | 在宅復帰機能強化加算なし | 1.4% |
| | その他の病床 | | 0.2% |
| 他院 | 一般病床 | | 2.7% |
| | 地域包括ケア病床・回復期リハ病床 | | 0.2% |
| | 療養病床 | 在宅復帰機能強化加算あり | 0.0% |
| | | 在宅復帰機能強化加算なし | 0.5% |
| | その他の病床 | | 0.5% |
| 有床診療所 | | 在宅復帰機能強化加算あり | 0.0% |
| | | 在宅復帰機能強化加算なし | 0.2% |
| 介護施設 | 介護療養型医療施設 | | 0.5% |
| | 介護老人保健施設 | 在宅強化型 | 1.4% |
| | | 在宅復帰・在宅療養支援機能加算あり | 0.5% |
| | | 上記以外 | 3.2% |
| 死亡退院 | | | 3.2% |
| その他 | | | 0.0% |
| 不明 | | | 11.2% |

出典：中央社会保険医療協議会診療報酬調査専門組織「平成29年度第4回入院医療等の調査・評価分科会」（2017年7月21日開催）資料より作成

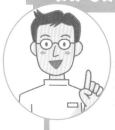

## わかるかな？　　回復期リハビリテーション病棟との違い

　回復期リハビリテーション病棟は、地域包括ケア病棟（病床）と同様に、急性期治療を終えても生活の場に戻れない患者を受け入れている病棟です。

　しかし、回復期リハビリテーション病棟は、早期の段階でＡＤＬの向上や社会復帰を目的に、専門職が機能回復のためのリハビリテーションを集中的に行う点が、地域包括ケア病棟（病床）と異なります。入院には対象疾患による制限があり、疾患により入院期間が定められています（**図表1**）。

　回復期リハビリテーション病棟はほぼポストアキュート機能に特化された病棟ですが、地域包括ケア病棟（病床）は急性期病院からの患者だけでなく、自宅や介護施設などで暮らす患者も受け入れています。**機能回復よりも居宅復帰に重点を置いたサポート**を提供します（**図表2**）。

　地域包括ケア病棟（病床）には**疾患による制限がありません**。そのため、これまで対象疾患でないために回復期リハビリテーション病棟での治療が受けられなかった患者も、地域包括ケア病棟（病床）で在宅復帰に向けた準備を行うことができるようになったわけです。

**図表1**　回復期リハビリテーション病棟入院料を算定可能な疾患

| 対象疾患 | 算定上限日数 |
| --- | --- |
| 脳血管疾患、脊髄損傷、頭部外傷、くも膜下出血のシャント手術後、脳腫瘍、脳炎、急性脳症、脊髄炎、多発性神経炎、多発性硬化症、腕神経叢損傷等の発症後もしくは手術後の状態、義肢装着訓練を要する状態 | 150日間 |
| 高次脳機能障害をともなった重症脳血管障害、重度の頸髄損傷および頭部外傷を含む多部位外傷 | 180日間 |
| 大腿骨、骨盤、脊椎、股関節もしくは膝関節の骨折または2肢以上の多発骨折の発症後または手術後の状態 | 90日間 |
| 外科手術または肺炎等の治療時の安静により廃用症候群を有しており、手術後または発症後の状態 | 90日間 |
| 大腿骨、骨盤、脊椎、股関節または膝関節の神経、筋または靱帯損傷後の状態 | 60日間 |
| 股関節または膝関節の置換術後の状態 | 90日間 |
| 急性心筋梗塞、狭心症発作その他急性発症した心大血管疾患または手術後の状態 | 90日間 |

注：算定上限日数は、いずれも算定開始からの日数

**図表2**　地域包括ケア病棟（病床）と回復期リハビリテーション病棟との違い

| | 地域包括ケア病棟（病床） | 回復期リハビリテーション病棟 |
| --- | --- | --- |
| 目　　　　標 | 在宅復帰 | 機能の回復 |
| 入院期間の制限 | 最長60日間 | リハビリテーションの種類により最長180日間 |
| 対　象　疾　患 | 制限なし | 制限あり |
| 入　院　費　用 | 定額制 | 内容により異なる |
| スタッフ構成 | 多職種 | リハビリテーション専門職が中心 |

# Chapter 2

# 退院支援のプロセスを
# 理解しよう

地域完結型医療では、病院と地域をつなぐ架け橋が必要です。退院支援は地域への道しるべをつくる大切な役割を担っています。そのノウハウ、手順を学びましょう。

本書で紹介している退院支援のプロセスは、「東京都退院支援マニュアル」「大阪府入退院支援の手引き」「退院支援マネジメント ガイドライン茨城版」「一人ひとりの看護職が行う退院支援マネジメントガイドライン 山梨版」「福岡市 退院時連携の基本的な進め方の手引き」「入退院支援における『住まいと住まい方』支援に向けた連携・協働の手引き」「国診協版 入退院支援の手引き」を参考に、診療報酬の算定方法や施設基準などと照合してまとめています。

# 退院支援って何をするの?

地域包括ケア病棟 (病床) に求められている「在宅・生活復帰支援機能」を実践するために行うのが、退院支援・退院調整です。その内容について、まずは大まかにつかんでおきましょう。

## 退院支援が退院調整を充実させる

退院支援・退院調整とは、入院医療から生活の場へ戻るための移行支援です。退院支援と退院調整の言葉の使われ方はあいまいで、この2つを別のものとして分けて使うこともあれば、退院調整を退院支援のなかに含めて使われることもあります (**図表1**)。ただ、どちらの場合も手順は同じで、退院支援により退院後の療養生活についての意思決定を行い、その決定に基づいて退院調整を行います。

退院支援とは、**患者や家族が病状を正しく理解し、不安を感じることなく退院できるようにする取り組み**です。ときには、生活の場を自宅以外の場所に移すという選択肢があることも視野に入れ、必要な医療を継続しながら、どこでどのような療養生活を送るかを自ら選択し決定できるように支援します。

そして、その患者の意思決定を実現するために、社会保障制度やインフォーマルサポートなどの社会資源をマネジメントして、**療養環境を整えるのが退院調整**です。患者・家族の意向を踏まえて、住環境を整備し、療養生活に必要な医療サービスや介護サービスなどを利用できるように調整します。退院調整には、療養費の試算など経済面からのマネジメントも含まれます。

患者・家族の一致した意思決定がなければ、療養環境はうまく整えられません。たとえば、患者が自宅に帰ることを強く望んでいても、家族が自宅療養に反対している場合は、支える側の調整が難しくなります。患者・家族の意見が一致していても、療養環境が十分に整わなければ、やはり患者は安心して退院することはできません。このように退院支援と退院調整は連動して機能するもので、退院支援が充実していればしているほど、退院調整は質の高いものになります。これは、退院支援・退院調整のプロセスのなかで最も大切なのが、患者・家族の受容支援と自己決定支援であることを示しています。退院支援・退院調整は、病気や老いによる変化をどう受け止め、どう理解しているのか (**自己受容**)、これからどのように暮らしていきたいか (**自己決定**) といった**患者・家族の思いを軸**にしたものであることが大切なのです。

**図表1** 退院支援と退院調整の関係

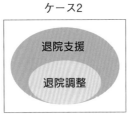

ケース1　　　　　ケース2

退院支援　　　　　退院支援

退院調整　　　　　退院調整

## どんな患者に退院支援が必要なの？

入院治療によって、入院前と同じ元気な体に回復して元どおりの生活ができる患者に、退院支援は必要ありません。入院治療を終えても、元の生活に戻ることができず、何らかのサポートが必要な場合には、退院支援の必要性が高くなります。

具体的には、次のような問題を抱えている患者です。

◆ 退院後も医療処置・ケアを継続しなければならない
◆ がんや難病など、完治の難しい病気、進行する病気にかかっている
◆ 入退院を繰り返している
◆ 障害やＡＤＬの低下などにより、自分の力だけでは日常生活を送れなくなった
◆ 要介護状態であるとの疑いがあるが、要介護・要支援認定が未申請である
◆ 同居者の有無にかかわらず、必要な療養や介護を十分に受けられる状況にない
◆ 家族や同居者から虐待を受けている、あるいはその疑いがある
◆ 経済的に苦しく、生活が困窮している

## 退院支援・退院調整は誰がやるの？

退院支援・退院調整の体制は、病院によって異なります。しかし、地域包括ケア病棟（病床）は、その保険医療機関内に、入退院支援および地域連携業務を担う部門を設置し、これらの業務に十分な経験のある専従の看護師または社会福祉士（在宅復帰支援担当者）を配置することとされています。

しかし、退院支援・退院調整は、専門部署にすべてまかせておけばよいというものではありません。病棟看護師の役割もとても大きいものです。

医療依存度の高い患者は、退院後も日常生活の管理をするうえで医療との連携が欠かせません。糖尿病や高血圧などの基礎疾患を抱えている人が多く、急性増悪や感染症などにより入退院を繰り返すことがよくあることから、看護の継続性が求められます。かかりつけ医や訪問看護師など、地域医療と連携していく際に、患者の状態を最も把握しているのは、医師および病棟看護師です。

看護師は医師とは違い、疾病という「医療」の立場だけでなく、これまで生きてきた「生活者」の立場も視野に入れて、患者を総合的にとらえて援助する専門職です。とくに、入院中の患者に長い時間接する機会がある病棟看護師は、疾患面だけでなく生活面をも把握しやすい環境にあるという点も強みです。

病棟看護師は、受け持ちとなった患者の心のよりどころとなり、患者・家族の気持ちを聞き取り、共感し、その過程で信頼関係を築いていきます。そして、患者・家族がどのような希望をもち、不安を抱えているかを知って、患者の退院後の生活をイメージしながら、問題を明確にし、一緒に解決できる方法を探っていくことができるのです。

入退院支援部門の看護師や社会福祉士と連携し、チームの一員として退院に向けた支援を行っていきましょう。

# 退院支援に求められる能力と役割分担

居宅復帰に向けた患者・家族への支援の重要性が高まるなか、退院支援・退院調整にかかわる病棟看護師に求められる能力、退院調整看護師が配置されている場合の役割分担について考えましょう。

## 退院支援にかかわる看護師に求められる能力

退院調整看護師とは、退院支援・退院調整を専門に行う看護師のことで、病棟や地域連携室などの専門部署に配置され、その任にあたります。退院支援看護師など呼び方は病院によりまちまちですが、本書では退院調整看護師と呼ぶことにします。

社会福祉士がその任にあたることもありますが、ここでは看護師の役割分担に焦点を当てることにします。

退院支援・退院調整専門の退院調整看護師と同様に、病棟看護師も次のような能力を身につけることが求められます。

### 1.スクリーニング能力

医療的視点と生活的視点の両面から、退院支援が必要な患者・家族を早期に発見し、退院を困難にしている要因を把握します。

### 2.コミュニケーション能力

患者・家族を常に生活者の視点で理解し、患者・家族の葛藤を受け止め、思いに寄り添い、不安や悩みの相談に応じます。同時に、患者・家族から「こうありたい」という希望を引き出し、その希望を尊重しながら十分に話し合い、問題解決に導きます。

また、患者・家族が医師の治療方針を理解できているかを確認し、理解できていないときには方策を考え、患者・家族が納得したうえで治療や退院支援を受けられるように働きかけます。

### 3.家族関係を調整する能力

家族間の意見の相違に耳を傾け、感情を受け止め、十分な話し合いをして、より良い方向に向かうように家族関係を調整します。

### 4.エンパワメント促進能力

患者・家族の認知や治療に対する取り組み方から、自己管理能力をアセスメントします。また、入院当初から居宅での生活を想定して、患者・家族のセルフケア能力を把握することも大切です。それら内的資源（知識、技術、能力、経験、自信、自負、体力、気力など、その人がもっている本来の強み）に働きかけて自立支援につなげていきます。

また、治療によって今できていることを取り上げてしまうことのないよう、十分に配慮した取り組みが必要です。

### 5.多職種協働を調整する能力

医師の治療方針に沿って、院内の多職種が協働して行うチーム医療および退院支援を行う際の推進役となるのが看護師です。退院支援では、院内だけでなく院外の在宅チームとの協働も欠かせません。個人でアプローチするのではなく、チームで情報を共有し、共通認識をもってチームの一員として支援しなが

ら、チーム・アプローチがうまく機能するように働きかけていきます。

### 6.社会資源の情報収集と調整能力

介護保険サービスや障害福祉サービス、ボランティア組織など、地域のフォーマルサービスやインフォーマルサポートの最新情報を収集し、管理します。

医療保険制度や介護保険制度など基本的な社会保障制度の概要を理解し、集めた情報をもとに患者・家族が活用するための助言を行ったり、サービスにつなげたりします。

### 7.チーム活動推進能力

退院後にモニタリングを行い、その結果から提供した退院支援を評価し、課題を同僚スタッフと共有し、今後の退院支援の質の向上に努めます。

このような過程を通して、同僚スタッフとともに成長していくことが大切です。

## 退院調整看護師と病棟看護師の役割分担

地域連携室のような専門部署には、病院により退院調整看護師や社会福祉士のほか、MSW（医療ソーシャルワーカー）などが配置されていることもあります。

役割分担も病院により決められていますが、退院調整看護師と社会福祉士など福祉系の専門職では、対象者が抱えている課題によって担当が振り分けられることが多いでしょう（図表1）。

また、退院調整看護師が病棟に配属されている場合、病棟看護師との役割分担は、**P.39図表1**「退院支援のプロセス」のStepごとに、おおまかに**図表2**のようになります。ただし、役割分担にこだわりすぎず、「患者・家族のためにできること」を優先し協働して支援することが大前提となります。

**図表1** 退院調整看護師と社会福祉士・MSWの役割分担

| | 対象者 | 役割 |
|---|---|---|
| 退院調整看護師 | 医療依存度が高い患者・家族 | 居宅療養に視点をおいた具体的な医療処置・ケア指導を行い、地域の医療・看護・介護職につなぐための連絡・調整を行う |
| 社会福祉士・MSW | 心理的・社会的課題を抱えている患者・家族 | 社会福祉の専門的知識を生かし、患者・家族の状況に合った社会資源の情報提供を行い、療養の場の選択や調整などを行う |

**図表2** 退院調整看護師と病棟看護師の役割分担

| 退院調整看護師 | 入院前の患者の情報収集、社会資源の調整、最終的な退院支援計画書の作成、退院前合同カンファレンス |
|---|---|
| 病棟看護師 | スクリーニング、アセスメント、アセスメントに基づく初期退院支援計画書の作成、医療処置・ケアの指導 |

# 退院支援における チームアプローチ

退院支援は、院内の多職種によるチームアプローチと地域の多職種によるチームアプローチによって提供されます。チームを組む1人1人が、より良い在宅移行に向けて意識的に取り組むことが大切です。

## 院内の多職種協働によるチームアプローチ

医療の現場では、より質の高い安全な医療を提供するために、多種多様なスタッフがそれぞれの専門性を生かして業務を分担し、互いに連携・協働し、補完し合うチーム医療が実践されています。

退院支援は、チーム医療と同様に多職種協働のチームアプローチで行うものです。チームのメンバーは、チームの一員であることを自覚し、目標に向かってそれぞれの役割を果たさなければなりません。

地域包括ケア病棟（病床）では、受け入れた患者の状態により、リハビリテーションや口腔ケア、摂食機能療法、栄養指導、認知症ケア、服薬指導などを提供します。これらの

院内チーム医療にかかわったメンバーに、MSW（医療ソーシャルワーカー）や社会福祉士などが加わり、退院支援・退院調整のチームを組むことになります（**図表1**）。

援助漏れが発生することがないよう、アセスメント、カンファレンス、モニタリングなどの各プロセスにメンバー全員が関与できるようなシステムづくりを進めましょう。

チームアプローチの主役は、**患者とその家族**です。医療依存度の高い患者・家族は、早期退院に慎重な傾向にあります。アセスメントやカンファレンスの日程を早めに調整するなどの工夫をし、主体的に退院支援・退院調整に参加してもらうことが大切です。

**図表1** 退院支援における院内のチームアプローチ

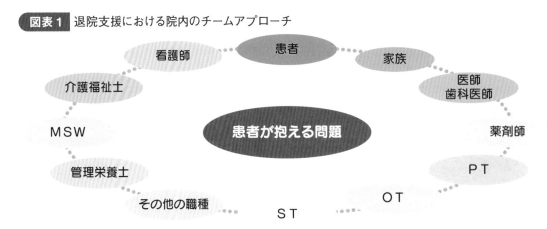

出典：地域包括ケア病棟協会「第3回記者会見資料」より作成

## 在宅支援チームとの協働によるチームアプローチ

在宅療養へ円滑に移行するには、退院後も適切な医療やリハビリテーション、介護サービスが提供されなければなりません。

在宅生活を支える環境が整ったら、退院前に**院内チームと在宅支援チームによる合同カンファレンス**を行い、引き継がれる医療や生活支援の内容、支援目標などの情報を共有します。退院前合同カンファレンスにおける在宅支援チームのメンバーには、地域の医療機関や歯科医療機関、ケアマネジャー、行政保健師、訪問看護ステーションや訪問介護事業所等のサービス事業所の担当者などが考えられます。

こうして病院医療から地域医療へ引き継ぐチームアプローチにより、安心・安全な療養生活を実現していきます。

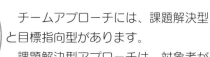

**知っているかな?** **課題解決型と目標指向型のアプローチの違い**

チームアプローチには、課題解決型と目標指向型があります。

課題解決型アプローチは、対象者が抱える問題を解決して、元の状態にしようという働きかけです。一方の目標指向型アプローチは、対象者の状態をアセスメントし、状態に合わせて目標を設定し、その目標を達成することで、より良い状態にしようという働きかけです。

救命や治療できる疾患を扱うことが多い急性期医療では、一般に課題解決型アプローチがとられます。しかし、老年症候群や脳卒中の後遺症など治癒が難しい患者の場合は、この手法をとることができません。

退院支援は、病院から地域への橋渡しをするためのサポートを行うもので、**目標指向型アプローチ**の視点が欠かせません。入院期間中にすべての課題を解決しようとするのではなく、課題を抱えながら患者が希望するより良い療養生活を実現するための働きかけを、チーム一丸となって行います。

目標指向型アプローチの目標を立てる際には、**ＩＣＦ（国際生活機能分類）の視点に基づいたアセスメント**を行うとよいでしょう。アセスメントでは、患者の健康状態、心身機能、1日の生活リズムなどを、以下の3つの視点から整理します。

❶できていること（している活動）
❷支援や環境が整えばできそうなこと（できる活動）
❸できないこと

❷は「できること」と「できないこと」の境界線となるため、慎重に検討する必要があります。

退院支援では、こうして**残存機能、潜在機能を把握**したうえで、退院後の生活をイメージし、❷❸についてのサポートをいかにして整えるかに焦点をあてて、目標を設定します。

# 在宅支援チームの
# 各専門職の役割

患者の退院後の生活を支えるために、医療職と介護職が連携して、日常のさまざまなサポートを行います。各職種の専門性と役割について理解しましょう。

## 在宅での治療やケアを支える医療職

入院患者の退院後の療養生活は、次のような医療職によって支えられます。

### かかりつけ医

厚生労働省は、かかりつけ医を「なんでも相談できるうえ、最新の医療情報を熟知して、必要なときには専門医、専門医療機関を紹介でき、身近で頼りになる地域医療、保健、福祉を担う総合的な能力を有する医師」と定義

しています。

そして、かかりつけ医には次の4つの機能があるとしています。

❶かかりつけ医は、日常行う診療においては、患者の生活背景を把握し、適切な診療および保健指導を行い、自己の専門性を超えていて診療や指導を行えない場合には、地域の医師、医療機関等と協力し

**図表1** かかりつけ医機能のイメージ

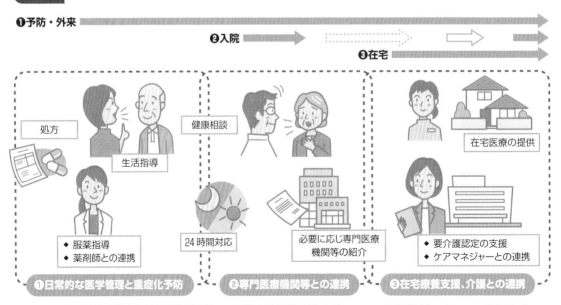

❶予防・外来
❷入院
❸在宅

処方
生活指導
◆ 服薬指導
◆ 薬剤師との連携

健康相談
24時間対応
必要に応じ専門医療機関等の紹介

在宅医療の提供
◆ 要介護認定の支援
◆ ケアマネジャーとの連携

❶日常的な医学管理と重症化予防　❷専門医療機関等との連携　❸在宅療養支援、介護との連携

出典：厚生労働省中央社会保険医療協議会第346回総会資料「横断的事項 かかりつけ医機能（その1）について」より作成

て解決策を提供する

❷かかりつけ医は、自己の診療時間外も患者にとって最善の医療が継続されるよう、地域の医師、医療機関等と必要な情報を共有し、お互いに協力して休日や夜間も患者に対応できる体制を構築する

❸かかりつけ医は、日常行う診療のほかに、地域住民との信頼関係を構築し、健康相談、健診・がん検診、母子保健、学校保健、産業保健、地域保健等の地域における医療を取り巻く社会的活動、行政活動に積極的に参加するとともに保健・介護・福祉関係者との連携を行う。また、地域の高齢者が少しでも長く地域で生活できるよう在宅医療を推進する

❹患者や家族に対して、医療に関する適切かつわかりやすい情報の提供を行う

かかりつけ医は日頃の健康相談から疾患全般についての知識をもち、誰でも気軽に受診できる医師です（**図表1**）。

体に異常を感じたときに、まず最初に受診してほしいのは、かかりつけ医です。かかりつけ医は専門医療機関の窓口の役割も担っているため、必要に応じて患者に専門医療機関を紹介します。

### 歯科医師・歯科衛生士

歯科医師は、むし歯の処置や入れ歯・詰めもの・冠（クラウン）・差し歯などの製作と装着、歯並びの矯正、抜歯やインプラントなどの外科的治療に加えて、口腔領域の良性・悪性腫瘍の治療なども行います。治療のほかに、保健指導、健康管理も業務の1つです。

高齢者にとって歯科口腔領域の健康は、日々のQOLに大きく影響します。おいしく食べることは健康でいきいきした生活を送るための基本ですが、高齢になると唾液の分泌が減り、自浄作用が低下し、口腔内に細菌が繁殖しやすく、虫歯や歯周病、味覚の変化、誤嚥性肺炎などのトラブルが起こりやすくなります。おいしく食べるため、健康維持のためには、口の中の健康や機能を保つための口腔ケアが大切になります。

この歯科口腔領域の健康づくりを担うのが歯科衛生士で、歯科医師の指導のもとに口腔ケアを行います。

歯科衛生士の業務内容として、「歯科予防処置」「歯科診療の補助」「歯科保健指導」の3つが法律に定められています。

### 訪問看護師

訪問看護では、がん末期の患者や神経難病、産褥期や乳児期の支援、障害児の健康管理、認知症対応から看取りまで、幅広く対応しています。

訪問看護師は、主治医から交付される訪問看護指示書に基づき、療養上の世話および診療の補助を実施します。また、患者・家族の不安を取り除き、心のケアをしていくことも訪問看護師の大切な役割です。

訪問看護では、具体的には**図表2**のようなサービスを提供します。しかし、業務範囲が広いため、すべての訪問看護ステーションが図表2に列挙したすべてのサービスに対応しているわけではなく、所属する看護職員の経験等によりサービス内容は異なります。そのため、訪問看護ステーションを決める際には、**必要としている看護内容に対応可能か否かを確認する必要があります。**

医療ニーズの高い患者の退院支援では、院内で行っている看護を退院後も継続して行う必要があるため、訪問看護との連携がとても重要です。そのため、カンファレンスに訪問看護師が参加しているときは、カンファレンスの前後に折りを見つけて声をかけ、病院で

**図表2** 訪問看護が提供するおもなサービス

| 療養上の世話 | 身体の清拭、洗髪、入浴介助、食事や排泄などの介助、排泄の自立支援や適切なおむつ使用などの指導 |
| --- | --- |
| 健康状態のチェック | 体温、呼吸、脈拍、血圧、体重、筋力、視力、聴力、皮膚の状態、意欲、意思疎通、認知・精神状態、睡眠などのアセスメント |
| 栄養管理 | 食事摂取への支援、脱水予防 |
| 医師の指示による医療処置 | 痰吸引、注射や点滴、褥瘡の処置、疼痛、血糖コントロール、脱水等の症状マネジメント |
| 医療機器等の管理 | 留置カテーテルやドレーンの管理、ストーマ管理、経管栄養法の管理、ＨＯＴ（在宅酸素療法）の管理、人工呼吸器の管理、服薬管理・相談 |
| 病状の観察 | 疾患や障害のアセスメント |
| リハビリテーション | 拘縮予防や機能の回復、嚥下機能訓練 |
| 認知症ケア | 中核症状・ＢＰＳＤ（行動・心理症状）に対する看護、睡眠や食事など生活リズムの調整、コミュニケーションの支援、環境整備、事故防止等認知症介護の相談・工夫のアドバイス |
| 家族等への介護支援 | 介護方法の指導、褥瘡防止の工夫や指導、介護負担・健康管理・日常生活に関する相談、精神的支援、患者会・家族会・相談窓口の紹介 |
| 介護予防 | 低栄養や運動機能低下を防ぐアドバイス |
| ターミナルケア | 疼痛等の緩和ケア、食事・排泄・睡眠・休息・運動など療養生活の支援、患者・家族の精神的支援 |

の患者の様子などを伝えるようにしましょう。看護サマリーなどの文書で伝える情報は一方向のものです。会話で情報交換したほうが正確に伝わるうえ、協働して支援しているという意識も生まれます。

　訪問看護は、医療保険と介護保険の２つの制度にまたがり、とても複雑な制度になっています。詳しくは**Chapter4**で紹介します。

### 薬剤師

　薬剤師のおもな仕事は、医師の処方箋に基づいた調剤です。調剤を行う際は、処方された薬の副作用や併用薬との相互作用、患者の体質やアレルギー歴、これまでの服薬状況などをまとめた記録と照合し、疑問があれば処方医に照会したうえで調剤を行います。そして、調剤時の服薬指導や情報提供なども薬剤師の業務です。

　そのほか、薬に関する最新情報を収集し、処方医に必要な情報を提供することも求められています。一般医薬品に関する相談対応も役割の１つになります。

現在は、処方された病院の門前薬局で薬を受け取る患者が大半です。しかし、厚生労働省は、薬を処方してもらう薬局を1つに決めて、患者はどの医療機関を受診しても、身近なところにある同じ薬局に行くよう、**かかりつけ薬剤師・薬局**を推進しています。

厚生労働省は、かかりつけ薬剤師・薬局がもつべき機能として次の3つをあげています。

**❶服薬情報の一元的・継続的把握**

◆主治医との連携、患者からの聞き取りやお薬手帳の内容の把握などを通じて、患者がかかっているすべての医療機関や服用薬を一元的・継続的に把握し、薬学的管理・指導を実施

◆患者に複数のお薬手帳が発行されている場合はお薬手帳の1冊化・集約化を実施

**❷24時間対応・在宅対応**

◆開局時間外でも、薬の副作用や飲み間違い、服用のタイミング等に関し、随時電話相談を実施

◆夜間・休日も、在宅患者の症状悪化時などの場合には調剤を実施

◆地域包括ケアの一環として、残薬管理等のため、在宅対応にも積極的に関与

**❸医療機関等との連携**

◆医師の処方内容をチェックし、必要に応じ処方医に対して疑義照会や処方提案を実施

◆調剤後も患者の状態を把握し、処方医へのフィードバックや残薬管理・服薬指導を行う

◆医薬品等の相談や健康相談に対応し、医療機関への受診勧奨をするほか、地域の関係機関と連携

かかりつけ薬剤師・薬局が地域包括ケアシステムの一翼を担うことで、患者にとっても次のようなメリットが生まれます。

◆複数の診療科を受診した場合でも、多剤・重複投薬等や相互作用が防止される

◆薬の副作用や期待される効果の継続的な確認を受けられる

◆在宅で療養する患者も、行き届いた薬学的管理が受けられる

◆過去の服薬情報等がわかる薬剤師が相談に乗ってくれる

◆薬について不安なことが出てきた場合には、いつでも電話等で相談できる

◆かかりつけ薬剤師からのていねいな説明により、薬への理解が深まり、飲み忘れ・飲み残しが防止される

かかりつけ薬剤師・薬局の推進により、患者の薬物療法の安全性・有効性が向上し、医療費の適正化にもつながるとされています。

## PT（理学療法士）

理学療法には、電気やマッサージ、温熱などの物理的手段を使って状態を改善させる**物理療法**と、運動を科学的に行うことで基本動作（座る、立つ、歩くなど）能力の改善等を図る**運動療法**があります。

物理療法は疼痛や血液循環などの改善を図るときに、運動療法は関節可動域の拡大や筋力強化、麻痺の回復など身体機能の改善を図るときに用いられます。

医師の指示のもとに、これらの理学療法により身体機能の回復や維持、障害悪化の予防を行うのがPTです。いいかえればPTは、障害のある人が自立した日常生活を送ることができるように支援する医学的リハビリテーションの専門職です。リハビリテーションを行うにあたっては、対象者1人1人の身体能力や生活環境等を十分に評価し、目標を設定したうえで、適切なプログラムを作成し、それぞれの目標に向かって行います。

## OT（作業療法士）

作業療法は、手芸や工作などの作業を行うことで、身体や精神に障害がある人の応用的動作能力や社会的適応能力などの改善を図る方法です。

作業療法を用いて診療の補助を行うのがOTの業務で、具体的にはチーム医療のなかで以下のような役割を担います。

- ◆移動、食事、排泄、入浴などの日常生活活動に関するADL訓練
- ◆家事や外出などのIADL訓練
- ◆作業耐久性の向上、作業手順の習得、就労環境への適応等の職業関連活動の訓練
- ◆福祉用具の使用等に関する訓練
- ◆退院後の住環境への適応訓練
- ◆発達障害や高次脳機能障害などに対するリハビリテーション

## ST（言語聴覚士）

STは、音声機能や言語機能あるいは聴覚といったコミュニケーション能力が、疾患や事故、加齢などの要因によって低下あるいは喪失した人に、訓練や助言・指導などを行うのが業務です。医師や歯科医師の指示のもと、人工内耳の調整なども行います。そのほか、食べ物や水分を摂取する機能が低下している場合には、嚥下訓練や指導なども業務となります。

言語障害には「うまく話せない」「話が理解できない」「字が読めない」などの言語機能の障害と、構音器官の異常や運動機能障害などにより話し方に異常が起こる音声機能の障害があります。その原因には、言語、聴覚、発声・発音、認知などの各機能が関係しています。言語障害の原因を明らかにするための検査・評価も、言語聴覚士の仕事の1つです。

# 暮らしを支える介護職

退院後、安心して療養生活を送るためには、医療職だけでなく、次のような介護職のサポートも欠かせません。

## ケアマネジャー（介護支援専門員）

介護支援専門員は介護保険法に規定された専門職で、一般にケアマネジャーと呼ばれます。居宅介護支援事業所や介護保険施設に配置が義務づけられている職種で、要介護・要支援者が心身の状態に応じた適切なサービスを利用できるように、市町村やサービス事業所、介護保険施設などとの連絡調整等を行うのがおもな仕事です。

居宅介護支援事業所のケアマネジャーは、利用者の心身状態等から生活全般についての課題分析（アセスメント）を行い、利用者・家族の希望を聞いたうえで、専門的見地から利用者が自立した日常生活を営めるように、居宅サービス計画（ケアプラン）を立案し、計画に基づいてサービスが実施されるようにマネジメント（調整）します。

利用者とサービスをつなぐ橋渡し役となるケアマネジャーは、地域包括ケアの中核的存在です。退院支援においては早期から病棟看護師と連携を図り、サービスの調整に必要な退院支援のアセスメント内容や患者・家族の意向などの情報を共有し、退院調整を協働して行います。

のちほど詳しく説明しますが、入院前から介護保険サービスを利用していた場合は、病

棟看護師は入院前の患者の生活状況や入院中の治療、状態の変化などについての情報をケアマネジャーと共有し、退院後のサービスについて早期から検討しておくことが重要です。

### 訪問介護員

訪問介護員は、介護保険法に基づく訪問介護を提供する専門職で、通称ホームヘルパーあるいはヘルパーと呼ばれます。訪問介護を提供できるのは、国家試験に合格した介護福祉士、あるいは国が定めた「介護職員初任者研修」を修了した人とされています。

介護福祉士も「介護職員初任者研修」修了者も、おもな仕事は高齢者や障害者の身体介護や生活援助で、仕事内容に大きな違いがあるわけではありません。

身体介護は、利用者の身体に直接接触して行う介助のほか、ＡＤＬや意欲の向上等のための介助など、次のような支援を行います。

◆ 排泄介助（トイレの利用についての介助、おむつ交換）
◆ 食事介助
◆ 嚥下困難者のための流動食や糖尿病食など、特段の専門的配慮をもって行う調理
◆ 清拭・入浴介助（通所が難しい人や通所をいやがる人で、自宅の浴槽での介助が可能な人が対象）
◆ 身体整容・洗面
◆ 更衣介助
◆ 体位変換
◆ 移乗・移動介助
◆ 起床および就寝介助
◆ 服薬介助
◆ 自立支援のための見守り
◆ 特別な医療的ケア
◆ 通院・外出介助

生活援助注：下欄外とはいわゆる家事の援助で、具体的には次のような支援を行います。

◆ 掃除
◆ 洗濯
◆ ベッドメイキング
◆ 衣類の整理・被服の補修
◆ 一般的な調理・配下膳
◆ 日用品の買い物・処方薬の受け取り

介護職は医療行為は禁止されていますが、軽微なすり傷の処置や軟膏の塗布、湿布の貼付などは医療行為には該当しないとされ、身体介護として行います。

また2012年度から、痰の吸引（口腔内、鼻腔内、気管カニューレ内部）や経管栄養（胃ろう・腸ろう、経鼻経管栄養）についても特別な医療的ケアとして、介護福祉士および一定の研修を受けた介護職員には、一定の条件のもとでの実施が認められました。ただし、特別な医療的ケアを行うことができるのは、医療関係者との連携や安全確保措置などの要件を満たしている旨の認定を受け、登録事業者となっている事業所（個人であっても同様）の介護職員です。

### 管理栄養士

適正な栄養管理を行うことは、栄養状態の改善、治療効果の向上につながります。

管理栄養士は、高度な専門的知識や技能を備えた栄養のプロで、高齢者の低栄養予防のための栄養ケア・マネジメントや在宅の要介護高齢者などへの栄養食事指導、退院後の療養生活を送る人に対する療養のための栄養指導を行います。

1人1人の生活背景に配慮し、食事記録や検査データをもとに、療養のための献立をつくり、調理法を指導し、患者の食事管理を自宅でできるようにします。

注：訪問介護の生活援助の利用は、1人暮らしであるか、家族等が障害や疾病などにより家事を行うことが困難な場合、あるいは障害や疾病などがない場合であってもやむを得ない事情により家事が困難な場合にかぎられる

# 退院支援の大まかな流れ

病院によって退院支援への取り組み方や人員体制が異なるため、自分がどんな役割を担うべきなのかがつかめないという人も多いようです。まずは、基本となる退院支援の大まかなプロセスをつかみましょう。

## 退院支援の7つのプロセス

本書では、退院支援に必要なプロセスを次の7つに分けて紹介していきます。

Step❶ スクリーニング
Step❷ アセスメント
Step❸ 退院支援計画書作成
Step❹ 社会資源の調整
Step❺ 医療処置・ケアの指導
Step❻ 退院前合同カンファレンス
Step❼ モニタリング

このプロセスは段階的に進めていくものですが、必ずしもこの順番で行わなければならないということではありません。状況に合わせて前後したり、担当者が違えば、ほぼ同時になることもあるでしょう。「自宅からの入院」と転院・転棟では、スタートラインが異なることもあります。患者の病状や家族の状況の変化などによって、反復せざるを得ないケースも出てきます。また、各Stepを誰が担当するかは、病院の機能や体制によって異なります（**P.29**参照）。

しかし、基本となる退院支援の全体の流れと各Stepの内容がわかれば、院内の情報の流れや自分の役割もおのずと見えてくるはずです。あなたの病棟に退院支援を行う環境が整っていないと感じたら、病棟看護師に声をかけて話し合いの場をもち、より良い退院支援につなげていきましょう。

## 入院したら、すぐに退院支援！

退院支援のプロセスをフローにしたのが、**図表1**です。保険医療機関に入院してからの経過時間を左側に示していますが、病状によって在院日数が異なるので、おおよその目安と考えてください。

Step❶の「スクリーニング」は、退院支援が必要な患者を選定するためのもので、入院した患者全員にできるだけ早い段階で行いま

す。スクリーニングによって退院支援が必要ないと判断された患者も、**新しい課題が見つかったとき**は再スクリーニングを行うなど、スクリーニングは継続的に行います。

Step❷からStep❼は、退院支援が必要な患者を対象に行うもので、このプロセスのStep❸までが「退院支援」の過程で、Step❹以降が「退院調整」の過程になります。

**図表1** 退院支援のプロセス

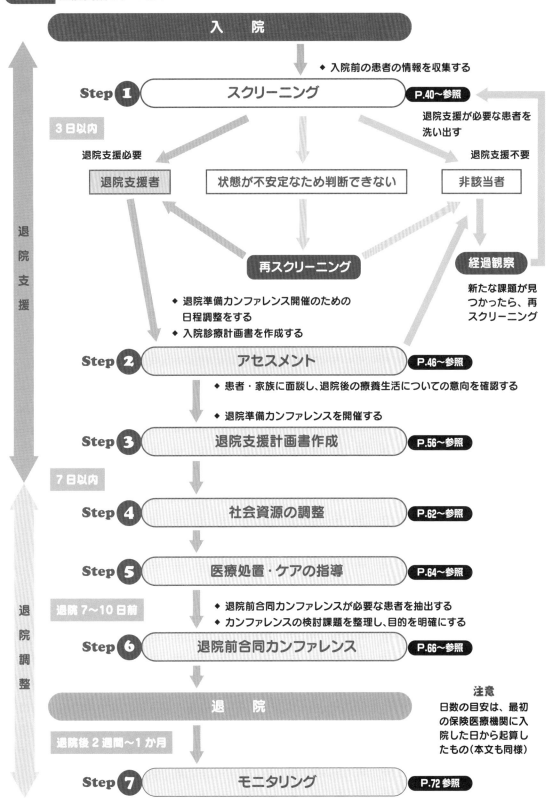

**入　院**

◆ 入院前の患者の情報を収集する

**Step ①　スクリーニング**　P.40〜参照

退院支援が必要な患者を洗い出す

3日以内

退院支援必要　　　　　　　　　　　　　　　　　退院支援不要

退院支援者　｜　状態が不安定なため判断できない　｜　非該当者

再スクリーニング

経過観察

新たな課題が見つかったら、再スクリーニング

◆ 退院準備カンファレンス開催のための日程調整をする
◆ 入院診療計画書を作成する

**Step ②　アセスメント**　P.46〜参照

◆ 患者・家族に面談し、退院後の療養生活についての意向を確認する

◆ 退院準備カンファレンスを開催する

**Step ③　退院支援計画書作成**　P.56〜参照

7日以内

**Step ④　社会資源の調整**　P.62〜参照

**Step ⑤　医療処置・ケアの指導**　P.64〜参照

退院7〜10日前

◆ 退院前合同カンファレンスが必要な患者を抽出する
◆ カンファレンスの検討課題を整理し、目的を明確にする

**Step ⑥　退院前合同カンファレンス**　P.66〜参照

**退　院**

注意
日数の目安は、最初の保険医療機関に入院した日から起算したもの(本文も同様)

退院後2週間〜1か月

**Step ⑦　モニタリング**　P.72参照

退院支援

退院調整

# Step❶ スクリーニングの進め方

退院支援で最初に行わなければならないのは、スクリーニング（screening／ふるいわけ）です。入院してきた患者の情報を集め、退院支援が必要な患者を選定します。

## ■ 入院前の患者の情報を収集する

　退院に向けた支援は、患者の**入院直後**から始めます。すでに紹介したとおり、予定入院の場合は、外来で入院前から退院支援を始めることが求められています。

　退院支援のプロセスをできるだけ早く始めることで、アセスメントやその後の退院準備に時間をかけ、綿密に計画を練ることができるようになります。また、入院してすぐに退院支援の働きかけを行うことによって、患者や家族に、退院後の生活に対する心づもりができ、退院に対する抵抗が少なくなるというメリットもあります。

　患者が入院前にどのような生活を送ってきたのかを知ることが、退院支援の最初の一歩となります。治療と並行して、患者の退院後の生活をイメージすることも大事です。病歴はもちろん、介護保険の利用歴や障害者認定、家族構成、住環境、経済状況などを把握していくと、おぼろげながらその患者・家族の生活が見えてくるはずです。

　外来で退院支援を始めた患者については、外来から療養支援計画などの情報を受け取ります。ほかの病院から転院・転棟してきた患者の場合、その前に入院していた病院・病棟で**Step❶**を行っていた場合は、診療情報を受け取り、その工程を引き継ぎます（以下、退院支援の手続きについて同様）。

　地域から直接入院してきた患者の場合は、まず**介護保険証**を確認します。入院前に介護保険サービスを利用していたら、患者・家族から在宅担当者（地域包括支援センターの職員または居宅介護支援事業所のケアマネジャー）に連絡してもらいます。患者・家族が連絡できないときは、患者・家族の同意を得て、病院側から在宅担当者に入院したことを伝え、情報提供を依頼します。

　在宅担当者から受け取る入院時情報提供書（**図表1**）に、居宅サービス計画書の週間サービス計画表も含めてもらうと、退院後の生活をイメージするのに役立ちます。

　介護報酬の算定基準によれば、居宅介護支援事業所が「入院時情報連携加算」を算定する際の情報提供の方法は、スピードを重視するため面談である必要はなく、郵送やFAX、メールなどでよいとされています。FAXで情報を受け取った場合は、送信内容・枚数に間違いがないか、電話で確認します。また、メールや郵送で送られてきた場合も、内容を確認したら、必ず受領した旨を在宅担当者にメールや電話で伝えます。このような**小さな心配りで、地域との連携を密にしていくこと**が大切です。

**図表1** 入院時情報提供書の様式例

## 入院時情報提供書（ケアマネジャー　→　医療機関）

※ケアプラン1表・2表・3表／興味関心チェックシート／お薬手帳（いずれもコピー）／住環境に関する写真　などを添付

**病院 担当者 様**　　（記入日：　　年　　月　　日／入院日：　　年　　月　　日）

利用者（患者）／家族の同意に基づき、利用者情報（身体・生活機能など）の情報を送付します。ぜひご活用ください。

| 担当ケアマネジャー名 | （フリガナ） | 電話番号 | |
| --- | --- | --- | --- |
| 居宅介護支援事業所名 | | FAX番号 | |

【担当ケアマネジャーより、医療機関の方へお願い】
・退院が決まり次第、連絡をお願いします
・必要に応じて、退院時の情報提供をお願いします
・「退院前訪問指導」を実施する場合は、ぜひケアマネジャーを同行させてください

### 1. 利用者（患者）基本情報について

| 患者氏名 | （フリガナ） | 年　齢 | 歳 | 性　別 | 男　女 |
| --- | --- | --- | --- | --- | --- |
| | | 生年月日 | 明・大・昭・平・令　　年　　月　　日生 | | |

| 住　　所 | | 電話番号 | |
| --- | --- | --- | --- |

| 住環境<br>※可能ならば、写真<br>などを添付 | □ 戸建て　□ 集合住宅（2階以上居住）<br>・住まいに関する特記事項（　　　　　　　　　　　　　　） | エレベーター | □ なし　□ あり（　　　　　　） |
| --- | --- | --- | --- |

| 入院時の要介護度 | □ 要支援（　　　　）　　□ 要介護（　　　　）　　　　□ 申請中　　　　□ 未申請 |
| --- | --- |
| 認知症高齢者の<br>日常生活自立度 | □ 自立　　□ Ⅰ　　□ Ⅱa　　□ Ⅱb　　□ Ⅲa　　□ Ⅲb　　□ Ⅳ　　□ M |
| 障害高齢者の<br>日常生活自立度 | □ 自立　　□ J1　　□ J2　　□ A1　　□ A2　　□ B1　　□ B2　　□ C1　　□ C2 |

| 介護保険の<br>自己負担割合 | □ 1割　□ 2割　□ 不明 | 障害など認定 | □ なし　□ あり（　　　　　　　　） |
| --- | --- | --- | --- |
| 年金などの種類 | □ 国民年金　　□ 厚生年金　　□ 障害年金　　□ 生活保護　　□ その他（　　　　） | | |

### 2. 家族の情報について

| 家族構成 | □ 独居<br>□ 同居 | キーパーソン<br>（連絡先） | 氏名<br>（続柄／年齢）（　　　　　　　　） |
| --- | --- | --- | --- |
| 主介護者（年齢） | （　　　歳） | | （　　　　　　　　　　　　） |

### 3. 本人／家族の意向について

| 本人の性格／<br>趣味・関心領域 など | |
| --- | --- |
| 本人の生活歴 | |
| 入院前の<br>本人の意向 | |
| 入院前の<br>家族の意向<br>（とくに生活について） | |

### 4. 今後の生活展望について（ケアマネジャーとしての意見）

| 在宅生活に<br>必要な要件 | |
| --- | --- |
| 家族の介護力※ | □ 独居　　　□ 日中独居　　　□ 高齢世帯　　□ サポートできる家族や支援者が不在<br>□ 家族が要介護状態／認知症である　　　□ その他（　　　　　　　　　　　） |
| 特記事項<br>（とくに注意すべき点など） | |

### 5. カンファレンスについて（ケアマネジャーからの希望）

| 「院内の多職種カンファレンス」への参加 | □ 希望あり | |
| --- | --- | --- |
| 「退院前合同カンファレンス」への参加 | □ 希望あり | ・具体的な要望（　　　　　　　　　　　　） |

**図表1** 入院時情報提供書の様式例（つづき）

### 6. 身体・生活機能の状況／療養生活上の課題について

| 麻痺の状況 | | なし | 軽度 | 中度 | 重度 | 褥瘡の有無 | | □ なし | | □ あり | |
|---|---|---|---|---|---|---|---|---|---|---|---|

| | | | | | | | | | | | |
|---|---|---|---|---|---|---|---|---|---|---|---|
| **A D L** | 移　動 | 自立 | 見守り | 一部介助 | 全介助 | | | | | | |
| | 移　乗 | 自立 | 見守り | 一部介助 | 全介助 | 移動手段 | □ 杖　□ 歩行器　□ 車いす　□ その他 | | | | |
| | 更　衣 | 自立 | 見守り | 一部介助 | 全介助 | 起居動作 | 自立 | 見守り | 一部介助 | 全介助 | |
| | 整　容 | 自立 | 見守り | 一部介助 | 全介助 | | | | | | |
| | 入　浴 | 自立 | 見守り | 一部介助 | 全介助 | | | | | | |
| | 食　事 | 自立 | 見守り | 一部介助 | 全介助 | | | | | | |

| | | | | | |
|---|---|---|---|---|---|
| **食事内容** | 食事回数 | ・朝：＿＿＿時頃　・昼：＿＿時頃　・夜：＿＿時頃 | 食事制限 | □ なし　□ あり（　　　　　） | |
| | 食事形態 | □普通　□きざみ　□嚥下障害食　□ミキサー | 水分制限 | □ なし　□ あり（　　　　　） | |
| | 摂取方法 | □経口　□経管栄養 | 水分とろみ | □ なし　□ あり | UDF等の食形態区分 |
| **口腔** | 嚥下機能 | むせない　ときどきむせる　常にむせる | 義　歯 | □ なし　□ あり | |
| | 口腔清潔 | 良　不良　著しく不良 | 口　臭 | □ なし　□ あり | |
| **排泄※** | 排　尿 | 自立　見守り　一部介助　全介助 | ポータブルトイレ | □ なし　□ 夜間　□ 常時 | |
| | 排　便 | 自立　見守り　一部介助　全介助 | おむつ／パッド | □ なし　□ 夜間　□ 常時 | |

| 睡眠の状態 | 良　不良（　　　　　　） | 眠剤の使用 | □ なし　□ あり | 睡眠時間 | 時間／日 |
|---|---|---|---|---|---|
| 喫煙量 | 本くらい／日あたり | 飲酒量 | | | 合くらい／日あたり |

| | | | | | |
|---|---|---|---|---|---|
| **コミュニケーション能力** | 視　力 | 問題なし　やや難あり　困　難 | メガネ | □ なし　□ あり（　　　　　） | |
| | 聴　力 | 問題なし　やや難あり　困　難 | 補聴器 | □ なし　□ あり | |
| | 言　語 | 問題なし　やや難あり | コミュニケーションに関する特記事項： | | |
| | 意思疎通 | 問題なし　やや難あり　困　難 | | | |

| 精神面における療養上の問題 | □なし<br>□幻視・幻聴　□興奮　□焦燥・不穏　□妄想　□暴力／攻撃性　□介護への抵抗　□不眠<br>□昼夜逆転　□徘徊　□危険行為　□不潔行為　□その他（　　　　　　） |
|---|---|
| 疾患歴※ | □なし<br>□悪性腫瘍　□認知症　□急性呼吸器感染症　□脳血管障害　□骨折<br>□その他（　　　　　　　　） |
| **入院歴※** 最近半年間での入院 | □なし　□あり（　　年　　月　　日　～　　　年　　月　　日）　□不明 |
| **入院歴※** 入院頻度 | □ 頻度は高い／繰り返している　　□ 頻度は低いが、これまでにもある　　□ 今回が初めて |
| 医療処置※ | □なし<br>□点滴　□酸素療法　□喀痰吸引　□気管切開　□胃ろう　□経鼻栄養　□経腸栄養　□褥瘡<br>□尿道カテーテル　□尿路ストーマ　□消化管ストーマ　□痛みコントロール　□排便コントロール<br>□自己注射（　　　　　　）　□その他（　　　　　　　） |

### 7. お薬について　※必要に応じて、「お薬手帳」（コピー）を添付

| 内服薬 | □なし　□あり（　　　　　） | 居宅療養管理指導 | □ なし　□ あり（職種：　　　　） |
|---|---|---|---|
| 薬剤管理 | □自己管理　　□他者による管理（・管理者：　　　　　・管理方法：　　　　　） | | |
| 服薬状況 | □処方どおり服用　　□ときどき飲み忘れ　　□飲み忘れが多い、処方が守られていない | | |
| お薬に関する特記事項 | | | |

### 8. かかりつけ医について

| かかりつけ医機関名 | | 電話番号 | |
|---|---|---|---|
| 医師名 | （フリガナ） | 診察方法・頻度 | □ 受診　　□ 訪問診療<br>・頻度＝（　　　）回　／　月・週 |

※＝退院支援者スクリーニング必要項目　　　　　　　　（記入日：　　　年　　　月　　　日　現在の状況）

出典：日本能率協会総合研究所「入退院時におけるケアマネジャーと医療機関等職員との多職種連携を踏まえたケアマネジメントの質の向上に関する調査研究事業報告書」より作成（図表1も同様）

**図表2** ジェノグラム(家族関係図)の例

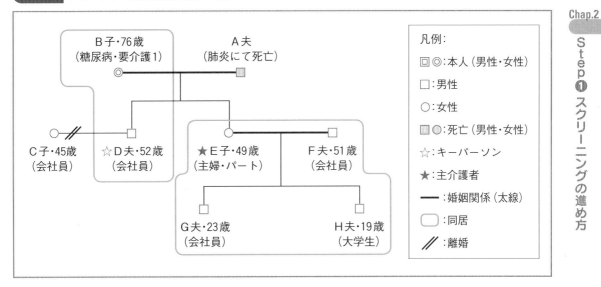

凡例:
- ▣ ◎:本人(男性・女性)
- □:男性
- ○:女性
- ▨ ●:死亡(男性・女性)
- ☆:キーパーソン
- ★:主介護者
- ━━━:婚姻関係(太線)
- ☐:同居
- ∥:離婚

在宅担当者が入院時の情報を提供する際の書面は、厚生労働省から様式例が示されていますが、法律で定められた全国共通の様式はなく、事業所ごとに決められているのが実情です。そのため、提供される情報にはばらつきがあります。入手した情報を活用し、さらに**患者・家族等への聞き取り**にて、入院前のケアや生活状況、入院に至った経緯、在宅での支援状況などを把握します。

入院時に集める情報は、利用者の入院日、心身の状況(疾患・病歴、認知症の有無や徘徊等の行動の有無等)、生活環境(家族構成、生活歴、介護者の介護方法や家族介護者の状況等)、サービスの利用状況などです。集め

た情報は書面にまとめ、院内チームで共有し、地域の在宅チームに引き継いでいくことが大切です。

**図表1**に示した「入院時情報提供書の様式例」は、ケアマネジャーが使用するものです。この様式例を病院で使用している患者プロファイル情報などの書面と照らし合わせ、集めた情報をどのようにまとめるとより良いかたちになるかを考えましょう。

たとえば、必要に応じて住環境の見取り図や写真、ジェノグラム(家族関係図)(**図表2**)などを添付すると、雑多な情報を視覚化でき、介入方法などを考える際の有力なツールになります。

## 話を聞くことが退院支援の第1歩

患者・家族から入院前の生活状況を聞き取る際に、集めなければいけない情報の項目を埋めることに気をとられ、患者・家族に杓子定規な質問ばかりしていては、せっかくの交流の機会を逸してしまいます。

退院後の生活をイメージしながら、ていねいに話を聞くことが大切です。表情を見て、対話を進めていくと、**患者・家族のちょっとした言葉遣いや表情**から、問題点に気づくこともあります。

**図表3** 退院支援スクリーニングシートの様式例

# 退院支援スクリーニングシート

患者氏名:　　　　　　　　　　　　　　（　　歳）　　　　　　性別:　男　　女

ＩＤ（診察券番号）:

入　　院　　日:　　　年　　　月　　　日

スクリーニング日:　　　年　　　月　　　日

実施者:　　　　　　　　　　　　　　　（部署:　　　　　　　　　　　　　）

| 入院形態 | □緊急入院である　　　　　　　　　　□入退院を繰り返している |
|---|---|
| 疾患<br>（右のいずれか<br>である） | □悪性腫瘍<br>□認知症<br>□誤嚥性肺炎等の急性呼吸器感染症 |
| 退院後の医療処置 | □必要（胃ろう等の経管栄養法を含む） |
| ＡＤＬ | □入院前に比べＡＤＬが低下し、退院後の生活様式の再編が必要である（必要と推測される） |
| 排　泄 | □介助を要する |
| 栄養状態 | □入院治療を行っても長期的な低栄養状態になることが見込まれる |
| 介護力 | □必要な介護または養育を十分に提供できる状況にない（同居者の有無は問わない） |
| 要介護・要支援認定 | □介護保険の被保険者で、退院後、介護サービスが必要にもかかわらず未申請 |
| 虐待の有無 | □家族または同居者から、虐待を受けているまたはその疑いがある |
| 経済面 | □医療保険未加入者または生活困窮者である |
| 児童等 | □家族に対する介助や介護等を日常的に行っている<br>□家族から介助や介護等を日常的に受けている |
| その他 | □患者の状況から判断して、上記に準ずると認められることがある（具体的内容は備考欄に記入する） |

備考欄:

可能であれば、一緒に病状をどのように受け止め、退院後の生活をどのように考えているのかも聞き取りましょう。

患者・家族が感じている不安や、退院後の療養生活に対する希望がわからなければ、退院支援は決して前には進まないのです。

## 退院支援の必要性を考える

入院前の生活状況を把握したら、患者の病状や治療方針、入院治療が退院後の生活に与える影響の見通しを医師に確認し、退院支援が必要かどうかを考えます。

退院支援の出発点となるスクリーニングは、入院してきた全患者を対象に、できるだけ早い段階で行うのが基本です。原則として入院から3日以内に行いますが、患者の状態によってはなかなか治療方針が決まらないこともあります。その場合は、治療方針決定後に必要に応じ再スクリーニングします。**図表3**のスクリーニングシートに1つでもチェックが入った場合は、退院支援が必要と判断します。

施設から入院してきた場合、施設によっては要介護状態になると入居できないなどの要件があるため、備考欄に記入し、できるだけ早く元の施設に戻れるかを確認しましょう。

スクリーニングの結果から、次の3つに振り分けて対応します。

- ◆ 退院支援が必要
- ◆ 退院支援が必要になる可能性があり、経過を見て判断する
- ◆ 現段階では退院支援の必要はない

「退院支援が必要」と判断したら、すぐにStep❷のアセスメントに移ります。在宅担当者が決まっている場合は、患者・家族の同意を得て連携を始めます。「退院支援は必要ない」と判断した患者も、状態に変化が生じ、退院支援が必要になることもあります。退院支援漏れがないよう、必要に応じて再スクリーニングを行いましょう。

## このStepの手順を Check！

### ① 入院前の患者の生活状況を把握する

- □介護保険証を確認したか？
- □介護保険サービスを利用している患者の場合、在宅担当者から情報提供を受けたか？
- □患者・家族からの聞き取りにて、十分な情報が得られたか？
- □入院や病状の受け止め方、退院後の生活に対する思いを聞き取れたか？

### ② 退院支援の必要性を考える

- □医師と、治療方針や退院時の状態像の見通しについて話し合ったか？
- □スピード感をもってスクリーニングに取りかかれたか？

# Step❷ アセスメントの進め方

スクリーニングで退院支援が必要と判断された患者に対し、アセスメントシートを使って、現在の状態を評価し、退院時の状態を予測します。その過程で、退院後の生活をイメージすることも大切です。

## 課題はカテゴリー別に整理して考える

退院支援が必要な患者は、解決しなければならない課題をいくつも抱えていることが多いものです。情報をいくつかのカテゴリーに分けてアセスメントすると、たくさんの課題があっても、整理して考えられるようになります。

**図表1**の退院支援アセスメントシートは、「医療面」「ＡＤＬ・ＩＡＤＬ」「コミュニケーション」「社会資源」「経済面」の5つのカテゴリーに分けてあります。

この5つのカテゴリーについて、アセスメントシートに記入する際のポイントを以下に紹介します。

### 1.医療面について

「医療面について」の欄は、現在行われている「医療処置等」にチェックを入れ、そのなかから退院後も継続するものは何かを予測します。そして、それを患者本人が管理できそうか、できそうにない場合は見守りまたは声かけがあればできそうか、介助が必要なのかを予測します。

これにより、自己管理ができない場合、生活の場でどんなサポートが必要で、それを誰が行うのかに焦点をあてて考えることができるようになります。そして、家族で管理するのが難しい医療処置を、「退院支援が必要とな

る内容」欄に記入します。

医療依存度の高い患者の場合は、患者・家族の同意を得て、できるだけこの時期から**訪問看護師**と連携を始めるようにします。訪問看護師は医療と介護の両方の視点をもっているため、早期からかかわることにより、入院医療から在宅医療へと質を落とさずスムーズに移行することができます。また、患者・家族の退院に対する不安をやわらげることができるようになる点もメリットです。

### 2.ADL・IADLについて

ＡＤＬの現在の状況については、病棟やベッドサイド、リハビリテーション室での状態からアセスメントします。とくに、地域から得た情報や聞き取りによって得た入院前の状況に比べて、低下した機能に焦点をあてて考えることが大切です。

食事については、水分の摂取量や摂取時のむせの有無も確認したうえで、摂食動作や嚥下機能についても評価します。摂食動作や嚥下機能の低下がみられるときは、食事形態や姿勢保持のためのポジショニング、自助具の工夫などを検討します。また、体重が減少していないか、栄養状態に問題はないかなどにも注意を払います。栄養状態に問題が生じると生命を脅かす結果となります。栄養状態が

**図表1** 退院支援アセスメントシートの様式例

# 退院支援アセスメントシート

患者氏名： 　　　　　　　　　　　　　　　（　　　歳）　　　　　性別： 男　女

ＩＤ（診察券番号）：　　　　　　　　　　　　　　　実施日：　　　年　　　月　　　日

実施者：　　　　　　　　　　　　　（部署：　　　　　　　　　　　　）

| 1.医療面について | | |
|---|---|---|
| 現在行われている医療処置等 | 退院後に予測される必要な医療処置等 | 退院支援が必要となる内容 |
| □内服管理 | □自己管理可　□見守りまたは声かけが必要　□介助が必要 | |
| □インスリン療法 | □自己注射可　□不可：実施者（　　　　　　　　　　　） | |
| □食事療法【□カロリー制限 □塩分　□蛋白】 | □自己管理可　□見守りまたは声かけが必要　□介助が必要 | |
| □胃ろう管理 | □自己管理可　□見守りまたは声かけが必要　□介助が必要 | |
| □経管栄養 | □自己管理可　□見守りまたは声かけが必要　□介助が必要 | |
| □ＨＯＴ（在宅酸素療法） | □自己管理可　□見守りまたは声かけが必要　□介助が必要 | |
| □痰吸引（口腔） | □自己管理可　□見守りまたは声かけが必要　□介助が必要 | |
| □点滴管理 | □自己管理可　□見守りまたは声かけが必要　□介助が必要 | |
| □ストーマ管理 | □自己管理可　□見守りまたは声かけが必要　□介助が必要 | |
| □透析療法【□血液 □腹膜】 | □自己管理可　□見守りまたは声かけが必要　□介助が必要 | |
| □気管切開管理 | □自己管理可　□見守りまたは声かけが必要　□介助が必要 | |
| □人工呼吸器 | □自己管理可　□見守りまたは声かけが必要　□介助が必要 | |
| □膀胱留置カテーテル | □自己管理可　□見守りまたは声かけが必要　□介助が必要 | |
| □自己導尿 | □自己管理可　□見守りまたは声かけが必要　□介助が必要 | |
| □人工膀胱瘻 | □自己管理可　□見守りまたは声かけが必要　□介助が必要 | |
| □腎ろう | □自己管理可　□見守りまたは声かけが必要　□介助が必要 | |
| □褥瘡処置 | □自己管理可　□見守りまたは声かけが必要　□介助が必要 | |
| □その他（　　　　　　） | □自己管理可　□見守りまたは声かけが必要　□介助が必要 | |

| 2.ＡＤＬ・ＩＡＤＬについて | | | | |
|---|---|---|---|---|
| 項　目 | | 入院前の状況 | 現在の状況 | 退院時に目指す状態像 |
| 食事 | 摂 取 方 法 | □自立　　□全介助 □見守り　□一部介助 | □自立　　□全介助 □見守り　□一部介助 | |
| | む せ の 有 無 | □無　　□ときどき　□常時 | □無　　□ときどき　□常時 | |
| | 義　　　歯 | □無　　□有(□部分 □全義歯) | □無　　□有(□部分 □全義歯) | |
| 起居・移動 | 起 き 上 が り | □自立　□一部介助　□全介助 | □自立　□一部介助　□全介助 | |
| | 立 ち 上 が り | □自立　□一部介助　□全介助 | □自立　□一部介助　□全介助 | |
| | 移　　　　動 | □自立　□一部介助　□全介助 □杖歩行　□つたい歩き □歩行器　□車いす　□その他 | □自立　□一部介助　□全介助 □杖歩行　□つたい歩き □歩行器　□車いす　□その他 | |
| 排泄 | 排 泄 場 所 | □トイレ　□ポータブルトイレ | □トイレ　□ポータブルトイレ | |
| | 用　　　具 | □尿器 □おむつ □留置カテーテル □ストーマ　□ウロストーマ | □尿器 □おむつ □留置カテーテル □ストーマ　□ウロストーマ | |
| | 排 泄 行 為 | □自立　□一部介助　□全介助 □失禁（有）　□失禁（無） | □自立　□一部介助　□全介助 □失禁（有）　□失禁（無） | |
| 清潔 | 入　　　浴 | □自立　□一部介助　□全介助 □シャワー浴　　□入湯 | □自立　□一部介助　□全介助 □シャワー浴　　□入湯 | |
| | 更　　　衣 | □自立　□一部介助　□全介助 | □自立　□一部介助　□全介助 | |
| | 歯 磨 き | □自立　□一部介助　□全介助 | □自立　□一部介助　□全介助 | |
| （手段的日常生活動作）ＩＡＤＬ | 調　　　理 | □自立　□家族の支援　□その他 | □自立　□家族の支援　□その他 | |
| | 掃 除・洗 濯 | □自立　□家族の支援　□その他 | □自立　□家族の支援　□その他 | |
| | 買 い 物 | □自立　□家族の支援　□その他 | □自立　□家族の支援　□その他 | |
| | ゴ ミ 出 し | □自立　□家族の支援　□その他 | □自立　□家族の支援　□その他 | |
| | 火 器 管 理 | □自立　□家族の支援　□その他 | □自立　□家族の支援　□その他 | |
| | 金 銭 管 理 | □自立　□家族の支援　□その他 | □自立　□家族の支援　□その他 | |
| | 電 話 の 利 用 | □自立　□家族の支援　□その他 | □自立　□家族の支援　□その他 | |
| | 交通機関の利用 | □自立　□家族の支援　□その他 | □自立　□家族の支援　□その他 | |

**図表1** 退院支援アセスメントシートの様式例（つづき）

**3.コミュニケーション・精神症状について**

| 項　目 | 入院前の状況 | 現在の状況 | 退院時に予測される状態像 |
|---|---|---|---|
| 視 力 障 害 | □有　　□無 | □有　　□無 | |
| 聴 力 障 害 | □有　　□無 | □有　　□無 | |
| 会 話 障 害 | □有　　□無 | □有　　□無 | |
| 意 思 伝 達 | □できる　□できない | □できる　□できない | |
| 精 神 症 状 | □幻覚・妄想　□徘徊<br>□暴言・暴力　□異食<br>□不安・焦燥　□不潔行為<br>□性的問題行為　□火の不始末<br>□その他（　　　　　） | □幻覚・妄想　□徘徊<br>□暴言・暴力　□異食<br>□不安・焦燥　□不潔行為<br>□性的問題行為　□火の不始末<br>□その他（　　　　　） | |

**4.社会資源について**

| 項　目 | 入院前の状況 | 退院支援が必要となる内容 |
|---|---|---|
| 医　療 | □かかりつけ医（　　　）<br>□訪問看護（　　　）<br>□訪問歯科医（　　　）<br>□訪問薬剤師（　　　）<br>□その他（　　　） | |
| 介　護 | □訪問介護（　　　）<br>□福祉用具貸与（　　　）<br>□デイサービス（　　　）<br>□ショートステイ（　　　）<br>□有料介護サービス（　　　）<br>□その他（　　　） | |
| 行　政 | □保健所（担当者：　　　）<br>□地域包括支援センター（担当者：　　　）<br>□市町村（担当者：　　　）<br>□その他（　　　） | |

**5.経済面について**

| 項　目 | 入院前の状況 | 現在の状況 | 退院支援が必要となる内容 |
|---|---|---|---|
| 生 活 資 金 | □給与　□年金（国民・厚生・障害）<br>□配偶者の扶養　□資産活用<br>□子の収入　　□生活保護 | □給与　□年金（国民・厚生・障害）<br>□配偶者の扶養　□資産活用<br>□子の収入　　□生活保護 | |
| 介 護 保 険 | □未申請　□準備中　□申請中<br>□利用中（要介護度：　　） | □未申請　□準備中　□申請中<br>□利用中（要介護度：　　） | |
| 障 害 者 手 帳 | □有　□無　□準備中　□申請中<br>□肢体　□療育　□精神　□内部 | □有　□無　□準備中　□申請中<br>□肢体　□療育　□精神　□内部 | |

**病状・治療方針・今後の予測**

**本人・家族の疾患の理解、退院後の生活への不安・希望など**

**患者・家族の望む退院後の生活場所**

本人：□自宅　□施設入所　□転院（一般病院・リハビリ病院・療養型病院）　□その他（　　　）
家族：□自宅　□施設入所　□転院（一般病院・リハビリ病院・療養型病院）　□その他（　　　）

備考欄：

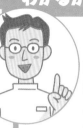

わかるかな？　ＡＤＬとＩＡＤＬの違い

　　ＡＤＬはActivities of Daily Livingの略で、日常生活動作と訳されます。寝た状態から起き上がり、立ち上がって歩くまでの動作を基本動作といい、寝返り、座位、立位、歩行なども基本動作に含まれます。ＡＤＬは、この基本動作に右の動作を加えた6動作を指します。

　　ＩＡＤＬは、Instrumental Activities of Daily Livingの略で、手段的日常生活動作と訳されます。ＡＤＬを応用した動作のことで、炊事、洗濯、掃除などの家事をはじめ、右の活動が含まれます。

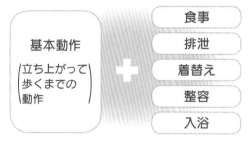

ＡＤＬ（日常生活動作）

基本動作

立ち上がって歩くまでの動作

＋

食事
排泄
着替え
整容
入浴

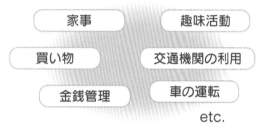

ＩＡＤＬ（手段的日常生活動作）

家事　　　　趣味活動
買い物　　　交通機関の利用
金銭管理　　車の運転
　　　　　　　　　　etc.

低下しているときは、補助栄養食の活用なども検討しましょう。歯周病や義歯が合わないなどが原因で、食事の摂取に問題が生じることもあります。

　長期間にわたって安静状態を続けると、筋力が低下し、身体能力を低下させるばかりでなく、やる気の減退やうつ状態を引き起こすなど精神面にも悪影響を及ぼします。起居・移動動作が入院前と大きく変わっているときは注意が必要です。

　医師やリハビリテーションスタッフと連携して早期離床に努めるとともに、ベッドサイドで行う起居・移動動作を徐々に拡大していけるようにサポートします。入院生活の中でできることはかぎられていますが、できることを少しずつ増やし、ＡＤＬの低下を最小限に防ぐように努めましょう。

　排泄について退院支援が必要になりそうな場合は、アセスメントの結果と患者・家族の希望から、退院時に目指す状態像を書き込みます。

　現在のＩＡＤＬの状況は病院の中では把握できないため、入院前の状況や現在のＡＤＬの状況から予測して記入します。

　その際、入院前の暮らしぶりを詳しく尋ねてみると、予測が立てやすくなります。起床時間、就寝時間、食事時間など、規則正しい生活をしていたのか、不規則な生活だったのか、1日の生活リズムを把握します。家事をどのくらいやっていたのか、日中はどんなことをして過ごしていたのか、外出の頻度など1日の活動量も重要な情報です。また、家庭内での役割、身だしなみにどれほど気をつかっていたか、興味をもっていること、どんな

趣味があるのかなどは、生活に対する意欲のバロメーターになります。次に、患者・家族が退院時にＩＡＤＬについてどのような状態になっていたいと思っているか、どのような生活を望んでいるかを確認します。

入院前の生活状況と患者・家族の希望から、リハビリテーションなどによって退院時にどこまで回復できそうかを予測し、その結果を、退院時に目指す状態像に書き込みます。

### 3.コミュニケーション・精神症状について

コミュニケーション障害がある場合については、医師と相談のうえ、退院時の状態像を予測し、どのような支援が必要かを考えます。

入院によって精神症状に大きな変化がみられるようになった場合は、家族が退院に対する不安を強くするのは当然です。入院前の生活にどのようなケアをプラスすれば、安心して療養生活を送ることができるのか、患者・家族とともによく話し合い検討します。

### 4.社会資源について

入院前に利用していた社会資源をチェックし、1〜3のアセスメントの結果から新たに必要となりそうな社会資源を含め、具体的に書き込んでいきます。

入院前の担当者を引き継ぐ場合は□に「レ」点でチェックを入れ、新規に担当者を決めなければならないときは□を黒く塗りつぶすなどして、次のStepにつなげるように記入方法を工夫してください。

### 5.経済面について

生活の場に戻るにあたり、新たにサービスの利用や施設入所を検討する場合は、経済的に可能か否かの評価が重要になります。

フォーマルサービスの利用を考える場合は、介護保険の要介護・要支援認定を受けているか、障害者手帳をもっているかなどを確認し、手続きが行われていない患者については、速やかに必要なサポートを行います。

## 患者・家族の意思が退院支援の核となる

**図表1**の退院支援アセスメントシートには、前項で紹介した5つのアセスメント項目のほかに、退院支援の核となる「病状・治療方針・今後の予測」「本人・家族の疾患の理解、退院後の生活への不安・希望など」「患者・家族の望む退院後の生活場所」という3つの記入欄があります。

記入の際には以下の点に気をつけましょう。

### 病状・治療方針・今後の予測

入院治療が入院後の生活にどんな影響を与えるかは、退院支援を行うにあたって、とても重要になります。

地域包括ケア病棟（病床）では、患者が入院してから7日以内に、医師、看護師、在宅復帰支援担当者、その他必要に応じ関係職種が協働して、新たに診療計画を作成することとされています。

**図表2**は入院診療計画書の様式例ですが、このような文書により、病名、症状、治療計画、検査内容とその日程、手術内容とその日程、推定される入院期間等について、患者に対して説明を行い、交付するとともに、その写しを診療録に添付します。

なお、同一保険医療機関のほかの病室から地域包括ケア病棟（病床）へ移動した場合は、すでに交付されている入院診療計画書に記載された診療計画に変更がなければ、在宅復帰支援に係る文書（**図表3**）のみを患者に交付し、その写しを診療録に添付すればよいとされています。

**図表2** 入院診療計画書の様式例

# 入院診療計画書

患者氏名:＿＿＿＿＿＿＿＿＿＿＿＿＿殿

令和　　　年　　　月　　　日

| | |
|---|---|
| 病　棟（病　室） | |
| 主治医以外の担当者名 | |
| 在宅復帰支援担当者名＊ | |
| 病　　　　　名<br>(ほかに考え得る病名) | |
| 症　　　　　状 | |
| 治　療　計　画 | |
| 検査内容および日程 | |
| 手術内容および日程 | |
| 推定される入院期間 | |
| 特別な栄養管理の必要性 | 有　・　無　　(どちらかに○) |
| その他<br>・看護計画<br>・リハビリテーション等の計画 | |
| 在宅復帰支援計画＊ | |
| 総合的な機能評価◇ | |

注1)　病名等は、現時点で考えられるものであり、今後検査等を進めていくにしたがって変わり得るものである
注2)　入院期間については、現時点で予想されるものである
注3)　＊印は、地域包括ケア病棟入院料 (入院医療管理料)を算定する患者にあっては必ず記入すること
注4)　◇印は、総合的な機能評価を行った患者について、評価結果を記載すること
注5)　特別な栄養管理の必要性については、電子カルテ等、様式の変更が直ちにできない場合、その他欄に記載してもよい

主治医氏名:＿＿＿＿＿＿＿＿＿＿＿＿＿＿＿＿＿印

本人・家族:＿＿＿＿＿＿＿＿＿＿＿＿＿＿＿＿＿

出典:平成30年3月5日付　厚生労働省保医発0305第2号 「基本診療料の施設基準等及びその届出に関する手続きの取扱いについて」より作成

**図表3** 在宅復帰支援に係る文書の様式例

# 地域包括ケア病棟入院診療計画書
## （在宅復帰支援に関する事項）

患者氏名：＿＿＿＿＿＿＿＿＿＿＿殿

令和　　　年　　　月　　　日

| 病 棟 （ 病 室 ） | |
|---|---|
| 在宅復帰支援担当者名 | |
| 病　　　　　　名<br>（ほかに考え得る病名） | |
| 推 定 さ れ る 入 院 期 間 | |
| 在 宅 復 帰 支 援 計 画 | |

注1) 病名等は、現時点で考えられるものであり、今後の状態の変化等に応じて変わり得るものである

注2) 入院期間については、現時点で予想されるものである

主治医氏名：＿＿＿＿＿＿＿＿＿＿＿＿印

出典：平成30年3月5日付 厚生労働省保医発0305第2号 「基本診療料の施設基準等及びその届出に関する手続きの取扱いについて」より作成

この入院診療計画書等の内容に沿って、アセスメントシートの「病状・治療方針・今後の予測」欄に記入します。このなかで重要なのは、**治療がいつまで必要なのか**という点です。退院後にも継続的に治療が必要な場合、外来通院ができるか、訪問診療や訪問看護などのサポートが必要なのかがポイントになります。

また記入の際に、主疾患に隠れて見落としている疾患がないかについても、よく確認することが大事です。

### 本人・家族の疾患の理解、退院後の生活への不安・希望など

医師が行うインフォームド・コンセントの機会にはできるだけ立ち会い、患者・家族が疾患についてどれくらい理解し、どのように受け止めているかを確認することが大切です。

医師が病状や治療内容などをていねいにわかりやすく説明したつもりでも、病気について知識のない患者・家族が、短い時間ですべてを理解するのは難しいものです。どのような治療が受けられ、その治療によってどこまで回復できるのか、退院後に外来医療や在宅医療で受けられる治療法、今後予測される症状の変化など、患者・家族が理解できていないと感じたら、看護師が患者・家族にかわって医師に質問したり、ときには医師の説明を違う言葉に変えて補足したりするなどのサポートをします。

また、バイタルサインの測定時やケアを行う機会を利用して、患者・家族の思いを聞くようにします。

機会あるごとにコミュニケーションをとっていると、ついおろそかにしてしまいがちですが、別途、患者・家族との面談の機会を設けて話し合うことも大切です。

地域包括ケア病棟（病床）が請求できる入退院支援加算1には、退院困難な要因を有する患者について、「**入院後7日以内に患者および家族と病状や退院後の生活も含めた話し合いを行う**」ことが規定されています。面談により、退院後に起こり得る生活の変化を説明し、退院後の生活にどんな不安を感じているか、どのような療養生活を送りたいと考えているのかを聞き取り、アセスメントシートに記入します。

### 患者・家族の望む退院後の生活場所

患者・家族が退院後どこで生活したいと考えているかにより、支援方法は変わってきます。そのため、5つのカテゴリーに分けたアセスメントの結果を説明したうえで、退院後にどこで生活したいか、患者・家族の希望を確認する必要があります。

しかし、患者と家族の希望が必ずしも一致しているとはかぎりません。患者・家族はお互いの希望が違うことを感じると、どちらも相手の気持ちを考えて本心を語れないこともあります。できれば**患者と家族それぞれ別の場所**で、退院後の生活場所についての希望を確認するようにしましょう。

希望が異なる場合は、家族間の意見の調整が必要になります。患者・家族が意見交換する機会をつくっても、意見が折り合わず、調整が難しいこともあります。そのようなときは時間をかけて話し合いを重ね、最終的にお互いに納得のいく決定になることが大切です。

患者・家族が一致して「自宅以外の退院先」を希望し、新たに転居先を見つけなければならない場合は、選定に時間がかかることが多いため、転居先探しを優先して検討しなければなりません。

経済的に余裕があれば、有料老人ホームなど選択肢は広がりますが、経済的な余裕がない場合は選択肢がかぎられ、空室待ちをしなければならないことが多く、転居先を見つけるのは時間がかかるものです。

患者・家族が「自宅」を退院先として希望した場合は、できれば患者宅を訪問し、住宅の状況を確認します。段差など危険と思われる場所の写真をとり、簡単な間取り図をメモしておくと、日常生活の動線を確認して対応を考えることができ、住環境の整備を考える際にとても役立ちます。住環境と照らし合わせ、自宅に戻った場合の問題点を1つ1つ検討することが大切です。

退院後の生活場所の希望は、病状の変化や家族状況の変化、経済的な負担などにより変わることがよくあります。希望が変わった場合は、日付を入れて備考欄などに記入しておきましょう。

## ケアマネジャーが決まっていない患者への支援

入院前に介護保険サービスを利用していない患者で、退院後に利用が見込まれる場合は、患者・家族に介護保険サービスの利用手続きについて説明し、要介護・要支援認定の申請をするように勧めましょう。65歳以上の人は**介護保険証**を、介護保険証の交付を受けていない40歳以上64歳未満の人は**医療保険証**をもって市町村の担当課へ行くよう案内します。

介護保険サービスを利用できるのは、介護保険の被保険者である40歳以上の人で、要介護・要支援認定を受けた人にかぎられます。

要介護・要支援認定が受けられるのは、65歳以上の場合は、退院時におおよそ次のような状態にある患者です。

❶立ち上がりや歩行などに介助が必要
❷食事に介助が必要
❸排泄に介助が必要あるいはポータブルトイレを使用
❹認知症の周辺症状や理解の低下など、日常生活に支障をきたすような症状がみら

**図表4** 特定疾病

| | |
|---|---|
| (1)がん（がん末期） | (10)早老症 |
| (2)関節リウマチ | (11)多系統萎縮症 |
| (3)筋萎縮性側索硬化症 | (12)糖尿病性神経障害、糖尿病性腎症および糖尿病性網膜症 |
| (4)後縦靱帯骨化症 | |
| (5)骨折をともなう骨粗しょう症 | (13)脳血管疾患 |
| (6)初老期における認知症 | (14)閉塞性動脈硬化症 |
| (7)進行性核上性麻痺、大脳皮質基底核変性症およびパーキンソン病 | (15)慢性閉塞性肺疾患 |
| | (16)両側の膝関節または股関節に著しい変形をともなう変形性関節症 |
| (8)脊髄小脳変性症 | |
| (9)脊柱管狭窄症 | |

れる

❺医療処置が必要

　40歳以上64歳未満の患者の場合は、上記のような状態になった原因が特定疾病（**図表4**）であることが要介護・要支援認定を受けられる要件となります。

　要介護・要支援認定申請と並行して、居宅介護支援事業所あるいは地域包括支援センターに連絡して、在宅担当者を決めてもらい、今後の対応を協議しましょう。居宅介護支援事業所と地域包括支援センターのどちらに相談するかは、次の基準で判断します。

◆前記❶〜❺に該当し、明らかに要介護状態と思われる場合

　　　➡ 居宅介護支援事業所

◆患者が独居かそれに近い状態で、食事の準備や掃除、洗濯などの生活援助が必要で、要支援状態と思われる場合

　　　➡ 地域包括支援センター

◆要介護状態なのか要支援状態なのか判断に迷う場合

　　　➡ 地域包括支援センター

　在宅担当者が決まったら、「これまでの経過と入院理由」「在宅療養に向けての課題」「家族や支援者の状況」などの情報を提供します。

　すでに要介護・要支援認定を受けている場合は、認定の有効期間を忘れずに確認してください。更新認定の手続きができるのは、**有効期間60日前から満了日まで**です。退院時には有効期限を過ぎてしまう、あるいは退院後すぐに有効期限がきれる場合は、家族に更新認定の手続きをするよう伝えます。家族が手続きできないときは、患者・家族の同意を得てケアマネジャーに連絡し、手続きの代行をしてもらいます。また、入院によって状態が悪化し、要介護度が重くなりそうなときは、要介護等状態区分変更申請が必要です。必要なサービスの内容が固まったら、ケアマネジャーに相談しましょう。

## このStepの手順を Check！

**❶ 退院に向けた検討課題を明確にする**

□退院後に必要となる医療処置・ケアが確認できたか？

□ＡＤＬ・ＩＡＤＬについて、退院時に目指す状態像を確認できたか？

□コミュニケーション・精神症状について、退院時の状態像を予測できたか？

□患者をサポートするために活用できそうな社会資源を把握できたか？

□経済力を把握できたか？　要介護・要支援認定、障害者手帳の有無を確認したか？

**❷ 患者・家族と面談する**

□患者・家族が疾患について正しく理解できているか確認したか？

□患者・家族は退院後の生活に不安を感じていないか？

□患者・家族がどんな療養生活を希望しているかを把握できているか？

# Step❸ 退院支援計画書の作成

課題が明確になったら、退院に向けた目標と、その目標を達成するための支援内容を検討し、退院支援計画書を作成します。退院支援計画の内容は看護計画の中に位置づけ、退院に向けた準備を進めていきましょう。

## 退院準備カンファレンスを開く

アセスメントで検討課題が明確になったら、**入院後7日以内**を目安に、退院準備カンファレンスを開きます。退院準備カンファレンスは、関係する職種がそれぞれの専門的な知識をもとに意見交換し、退院についての課題や目標を話し合い、その結果を共有する場となります。

**1.退院準備カンファレンスの参加メンバー**

退院準備カンファレンスには、病院で退院支援にかかわるメンバーだけでなく、患者・家族にも加わってもらいます。

支援の核となるのは、患者・家族の思いや希望です。患者・家族を置き去りにしてしまわないように、退院準備カンファレンスの席でも患者・家族の意向を確認し、方向性を共有することが大切です。

また、病棟で働いている医療職は、患者の退院後の生活をイメージするのはなかなか難しいものです。患者が入院前に在宅サービスを受けていた場合は、在宅のメンバーにもできるだけ参加してもらいましょう（**図表1**）。在宅でどのような生活を送っていたかを知っている訪問看護師やケアマネジャーなどがこの段階から参加することにより、より詳細な目標を設定することができます。

仕事を抱えている家族や外部からの関係者に退院準備カンファレンスに参加してもらうためには、スクリーニングで退院支援が必

**図表1** 退院準備カンファレンスの参加メンバー

| 病院の参加者 | 患者・家族 | 在宅からの参加者 |
| --- | --- | --- |
| ◆医師<br>◆病棟看護師<br>◆病棟専任の退院支援担当者<br>◆入退院支援部門の看護師、社会福祉士等<br>◆リハビリテーション職員　など | ＋　＋ | ◆かかりつけ医<br>◆訪問看護師<br>◆ケアマネジャー<br>◆保健師　など |

要とわかったら、すぐに退院準備カンファレンスの日程調整に取りかかることが大事です（P.39図表1）。

## 2.退院準備カンファレンスでの検討内容

退院準備カンファレンスの場で、退院支援が必要な内容1つ1つについて参加メンバー全員が意見を出して検討していくと、時間ばかりを消費して何も決められないという結果になってしまいます。あらかじめ病棟看護師で話し合いをもち、看護の方向性をまとめてから、退院準備カンファレンスに臨みましょう。退院準備カンファレンスの場では、院内でまとめた方向性について在宅のメンバーの意見を聞き、方向性が一致したら、患者・家族に説明し、選択してもらいます。

退院準備カンファレンスを始めるにあたり、まず治療がいつまで続き、治療を終えたときの患者の状態像を確認します。また、**退院時に目指す状態像を明確にし、目標を達成するためにはどのようなアプローチをすべきか**を検討することが大切です。

さらに、入院前の生活状況や退院後の住環境、患者・家族の退院後の生活に対する希望、介護力などを確認し、アセスメントで抽出された課題から、退院するために必要なサポートを検討し共有します。

退院するために必要な支援について、以下のように検討していきましょう。

### 1. 医療面について

◆退院後も継続する医療処置等がある ➡➡ ◆生活の場で継続できるように、簡素化したケアの方法を考える
◆必要に応じ、症状悪化時等の緊急時の医療提供体制を整える

◆新たに導入された ➡ ◆患者・家族への教育・指導を行う（詳細は**Chapter5**参照）

◆入院前から行われていた ➡ ◆必要に応じて再指導を行う

◆退院後に患者・家族だけでは薬の管理ができない ➡ ◆在宅患者訪問薬剤管理指導や訪問看護、訪問介護の導入を検討する

◆通院ができない ➡ ◆訪問看護、訪問診療、在宅患者訪問薬剤管理指導、訪問リハビリテーションの導入を検討する

### 2.ADL・IADLについて

◆食事に家族以外の見守りや介助が必要 ➡ ◆訪問介護、訪問リハビリテーションの導入を検討する

◆飲み込みに問題がある、体重が減少している ➡ ◆摂食・嚥下機能評価、栄養学的評価を行い、その結果に基づき回復を目指すが、退院時までに十分に回復できなかったときは、在宅患者訪問薬剤管理指導、訪問看護などの導入を検討する

◆起居・移動に家族以外の見守りや介助が必要 ➡ ◆訪問介護、訪問リハビリテーションの導入を検討する

## 2.ADL・IADLについて（つづき）

- ◆ 起居・移動に家族以外の見守りや介助が必要 ➡ ◆ 杖歩行やつたい歩きが退院後も続く ➡ ◆ 段差の解消、手すりの設置を検討する
  - ◆ 退院後の住まいの階数およびエレベーターの有無を確認し、継続居住可能かを検討する
- ◆ 新たに歩行器や車いすの導入が必要 ➡ ◆ 退院後の住まいで使用できるかを確認し、必要であれば住宅改修を検討する
  - ◆ 退院後の住まいの階数およびエレベーターの有無を確認し、継続居住可能かを検討する

- ◆ 排泄に家族以外の見守りや介助が必要 ➡ ➡ ◆ 訪問介護の導入を検討する
  - ◆ トイレの扉の形状、便器は和式か洋式か、トイレ内の手すりの有無などを確認し必要な環境を整える
- ◆ おむつや尿器を利用している ➡ ◆ 日中・夜間の排泄パターンを評価し、可能であればトイレでの排泄ができるような環境を整える
- ◆ 失禁や頻尿、便秘や下痢などがみられる ➡ ◆ 薬の副作用を含め原因を探り、状態の改善に努めるとともに、尿器やおむつなど排泄用具についても検討する

- ◆ 入浴に家族以外の見守りや介助が必要 ➡ ➡ ◆ 訪問介護の導入を検討する
  - ◆ 浴室の扉の形状確認、浴室内の手すりの有無、浴槽の高さなどを確認し、必要な環境を整える
- ◆ 自宅の浴槽では入浴が困難 ➡ ◆ 訪問入浴介護の導入を検討する

- ◆ 買い物、調理、掃除、洗濯に家族以外の介助が必要 ➡ ➡ ◆ 訪問介護の生活援助注：下欄外の導入を検討する

## 3.その他

- ◆ 精神症状がみられる ➡ ➡ ◆ 精神保健福祉士などの専門職に相談し、支援方法を検討する

　そのほか、必要に応じ、障害福祉サービスや生活保護制度などの導入も検討します。フォーマルサービスだけでなく、近隣やボランティアなどの活用も検討しましょう。

　**図表2**は、ケアマネジャーの課題把握が十分でないことから開発された課題整理総括表です。ケアマネジャーが利用者の状態等を把握し、情報の整理・分析などを通じて課題を導き出した過程について、多職種協働の場面等で説明する際に、適切な情報共有ができる

注：訪問介護の生活援助の利用は、1人暮らしであるか、家族等が障害や疾病などにより家事を行うことが困難な場合、あるいは障害や疾病などがない場合であってもやむを得ない事情により家事が困難な場合にかぎられる

**図表2** 課題整理総括表の様式

## 課題整理総括表

利用者名　　　　　　　　殿

| 自立した日常生活の阻害要因（心身の状態、環境等） | ① | ② | ③ |
| --- | --- | --- | --- |
| | ④ | ⑤ | ⑥ |

| 状況の事実※1 | | 現在※2 | 要因※3 | 改善・維持の可能性※4 | 備考（状況・支援内容等） |
| --- | --- | --- | --- | --- | --- |
| 移動 | 室内移動 | 自立　見守り　一部介助　全介助 | | 改善　維持　悪化 | |
| | 屋外移動 | 自立　見守り　一部介助　全介助 | | 改善　維持　悪化 | |
| 食事 | 食事内容 | 自立　見守り　一部介助　全介助　支障なし　支障あり | | 改善　維持　悪化 | |
| | 食事摂取 | 自立　見守り　一部介助　全介助 | | 改善　維持　悪化 | |
| | 調理 | 自立　見守り　一部介助　全介助 | | 改善　維持　悪化 | |
| 排泄 | 排尿・排便 | 自立　見守り　一部介助　全介助　支障なし　支障あり | | 改善　維持　悪化 | |
| | 排泄動作 | 自立　見守り　一部介助　全介助 | | 改善　維持　悪化 | |
| 口腔 | 口腔衛生 | 自立　見守り　一部介助　全介助　支障なし　支障あり | | 改善　維持　悪化 | |
| | 口腔ケア | 自立　見守り　一部介助　全介助 | | 改善　維持　悪化 | |
| 服薬 | | 自立　見守り　一部介助　全介助 | | 改善　維持　悪化 | |
| 入浴 | | 自立　見守り　一部介助　全介助 | | 改善　維持　悪化 | |
| 更衣 | | 自立　見守り　一部介助　全介助 | | 改善　維持　悪化 | |
| 掃除 | | 自立　見守り　一部介助　全介助 | | 改善　維持　悪化 | |
| 洗濯 | | 自立　見守り　一部介助　全介助 | | 改善　維持　悪化 | |
| 整理・物品の管理 | | 自立　見守り　一部介助　全介助 | | 改善　維持　悪化 | |
| 金銭管理 | | 自立　見守り　一部介助　全介助 | | 改善　維持　悪化 | |
| 買物 | | 自立　見守り　一部介助　全介助 | | 改善　維持　悪化 | |
| コミュニケーション能力 | | 支障なし　支障あり | | 改善　維持　悪化 | |
| 認知 | | 支障なし　支障あり | | 改善　維持　悪化 | |
| 社会とのかかわり | | 支障なし　支障あり | | 改善　維持　悪化 | |
| 褥瘡・皮膚の問題 | | 支障なし　支障あり | | 改善　維持　悪化 | |
| 行動・心理症状（BPSD） | | 支障なし　支障あり | | 改善　維持　悪化 | |
| 介護力（家族関係含む） | | 支障なし　支障あり | | 改善　維持　悪化 | |
| 居住環境 | | 支障なし　支障あり | | 改善　維持　悪化 | |

作成日　　　／　　　／

| 見通し※5 | 生活全般の解決すべき課題（ニーズ）【案】※6 |
| --- | --- |
| 利用者および家族の生活に対する意向 | |

※1　本書式は総括表でありアセスメントツールではないため、必ず別に詳細な情報収集・分析を行うこと。なお「状況の事実」の各項目は課題分析標準項目に準拠しているが、必要に応じて追加しても差し支えない
※2　ケアマネジャーが収集した客観的事実を記載する。選択肢に○印を記入する
※3　現在の状況が「支障あり」以外の場合に、そのような状況をもたらしている要因を、横式上部の「要因」欄から選択し、該当する番号（丸数字）を記入する（複数の番号を記入可）
※4　今回の認定有効期間における状況の改善・維持・悪化の可能性について、介護支援専門員の判断として選択肢に○印を記入する
※5　「要因」および「改善・維持の可能性」を踏まえ、「要因」を解決するための援助内容と、それが提供されることによって見込まれる事後の状況（目標）を記載する。本計画期間における優先順位を数字で記入する。ただし、解決が必要だが本計画期間に取り上げることが困難な課題には「-」印を記入
※6　解決が必要だが本計画期間に取り上げることが困難な課題として選択肢に○印を記入する

出典：厚生労働省 第57回社会保障審議会介護保険部会（平成28年4月22日）「ケアマネジメントのあり方（参考資料）」より作成

**図表3** 退院支援計画書の様式例

# 退院支援計画書

患者氏名：＿＿＿＿＿＿＿＿＿＿＿殿

入　院　日：　　　年　　　月　　　日
計画着手日：　　　年　　　月　　　日
計画作成日：　　　年　　　月　　　日

| | |
|---|---|
| 病棟（病室） | |
| 病　名<br>（ほかに考え得る病名） | |
| 退院に関する患者<br>以外の相談者 | 家族・その他関係者（　　　　　　　　　　　　　　　　　　　　　　　　　） |
| 退院支援計画を<br>行う者の氏名<br>（下記担当者を除く） | |
| 退院困難な要因 | |
| 退院に係る問題点、<br>課題等 | |
| 退院へ向けた目標設定、<br>支援期間、支援概要 | |
| 予想される退院先 | |
| 退院後に利用が予想<br>される福祉サービス<br>等 | |
| 退院後に利用が予想<br>される福祉サービス<br>の担当者 | |

注）上記内容は、現時点で考えられるものであり、今後の状態の変化等に応じて変わり得るものである。

説明・交付日：　　　　年　　　月　　　日

病棟の退院支援担当者：＿＿＿＿＿＿＿＿＿＿＿＿＿＿＿印

入退院支援部門の担当者：＿＿＿＿＿＿＿＿＿＿＿＿＿印

本人：＿＿＿＿＿＿＿＿＿＿＿＿＿＿＿＿＿＿＿＿＿

出典：平成30年3月5日付　厚生労働省保医発0305第1号様式（医科）「診療報酬の算定方法の一部改正に伴う実施上の留意事項について」より作成

ようにと策定されたものです。注意書きに記載されているとおり、この課題整理総括表はアセスメントツールではなく、アセスメント後の情報を整理するためのもので、情報収集や分析は別途詳細に行う必要があります。

このような課題整理表を自分なりにアレンジして作成すると、課題を導き出したプロセスを可視化することができ、退院準備カンファレンス等の席で説明がしやすくなり、多職種からの的確な助言も得やすくなります。

## 退院支援計画書を作成する

退院準備カンファレンスを経て、退院の見通しとおおまかなスケジュールを把握したら、退院支援計画書の作成に着手します（**入院後7日以内**）。

退院支援計画書の様式の規定はありませんが、厚生労働省から**図表3**のような様式例が示されています。

退院へ向けた目標は、患者・家族の意向を尊重しながら、退院準備カンファレンスで検討した内容を記入します。障害が残るような場合は、元どおりの生活を保証するのではなく、カンファレンスで新しい生活の再編を提案し、**達成可能な目標**を設定しましょう。

退院・転院後の療養生活を担う保険医療機関などとの連絡や調整、介護サービスや障害福祉サービス導入の際の基本となるのが、この退院支援計画書です。

退院支援計画書を作成したら、患者・家族に説明を行い、交付して、その内容を診療録等に貼付または記載します。

退院支援計画書を交付した後に、計画内容が変更となった場合は、患者・家族に説明を行い、必要があれば変更となった計画書を交付します。

---

## このStepの手順を Check！

**❶ 支援の目標と方向性を共有する**

☐アセスメントの結果から抽出された課題について、誰でも把握できるようにわかりやすく整理できたか？

☐退院準備カンファレンスの前に、病棟看護師で話し合いをしたか？

☐退院準備カンファレンスでは、患者・家族が十分理解し納得したうえで、達成可能な目標を設定し、方向性を共有できたか？

**❷ 具体的な支援計画を立てる**

☐退院支援計画書の作成は、入院7日以内に着手したか？

☐退院支援計画書を作成したら、患者・家族に説明し、交付したか？

☐退院支援計画書を診療録に貼付あるいは計画の内容を診療録に記載したか？

# Step④ 社会資源の調整

患者・家族と院内の医療チームが目標を共有したら、いよいよゴールに向かってスタートです。治療やリハビリテーションを行いながら、退院後に必要になるサービスの準備を始めましょう。

## 社会資源の調整は、随時スタート

社会資源とは、患者のニーズを充足したり、課題解決のために活用される制度、施設、機関、設備、資金、技能、知識などの総称です。社会資源には、公的機関が行う制度に基づいた**フォーマルサービス**と、近隣や地域社会、ボランティアが行う互助に基づいた**インフォーマルサポート**があります。

社会資源を導入する際は、次の手順で進めるのが一般的です。

❶ニーズを明確にする
❷既存のサポートを把握する
❸利用可能な社会資源を把握する

社会資源を使って、在宅療養の環境を整える必要がある（ニーズが明確になった）場合は、保険医療機関等との連絡・調整、介護サービス、障害福祉サービスなどの導入に係る支援が必要になります。このような調整を行うためには、患者がすでに利用しているサービスがあるかを把握し、新たに生じたニーズに対してどのような社会資源が活用できるのかを検討します。そのためには、日頃から高齢者のみでなく、小児や若年層の在宅療養者に対する訪問診療、訪問看護、在宅患者訪問薬剤管理指導などに対応できるような体制を整えておくことが大切です。

社会資源の調整は、退院支援計画を作成した後でなければならないということはありません。アセスメントやカンファレンスなどで**社会資源の必要性が明らかになったら、随時、調整を始めます**。また、患者の状態の変化により退院支援計画を変更した場合は、必要に応じて調整し直します。

地域包括ケア病棟（病床）には入退院支援および地域連携業務を担う部署が設置され、それらの業務を専門に行う看護師または社会福祉士が配置されているでしょう。そういった専門部署等に引き継ぐ場合も、病棟看護師は社会資源調整のための大まかな知識を備えておく必要があります。

## 医療面の課題を在宅につなぐ

退院後も医療処置・ケアが必要で、通院できるような状態でない場合は、各種サービスが導入できるように、患者が退院後に居住する地域の医療機関等と連絡をとり、患者の病

状とともに、必要と考えているサポート内容を説明し、療養生活につなげていきます。

通院可能であっても、自院の外来やかかりつけ医など退院後に通院する医療機関への情報提供が必要です。訪問診療が必要な場合は、かかりつけ医で対応可能かどうかを確認し、対応できない場合はほかの在宅医を探します。

訪問看護が必要な場合、患者・家族でできる範囲を見極め、サポートが必要な部分を明確にして引き継ぐことが大切です。がん患者など進行する疾患を抱えながら在宅療養に移行する場合は、早い段階から訪問看護を利用しておくと、症状が悪化したときにも在宅療養の継続、在宅看取りまでの対応がスムーズにできます。

また、急変時の対応先として、患者の居宅の近くで、24時間往診できる体制をとっている、あるいは24時間連絡体制をとっている医療機関を確認し、患者・家族に情報提供します。

そのほか、必要な医療処置の材料などの物品調達を誰がどこで行うのかを確認しておくことも重要です。退院後もリハビリテーションの継続が必要で通院や通所が困難な場合は、訪問リハビリテーションや訪問看護によるサポートを検討します。

## 介護面の課題を在宅につなぐ

介護保険の要介護・要支援認定を受けている患者、あるいは申請中の患者であれば、退院後の訪問介護やデイサービスなどの介護サービスの調整、ケアプランの立案は、**ケアマネジャー**（要支援者は地域包括支援センターの担当職員）の仕事になります。病院側は、アセスメント結果、病状や治療経過、患者・家族の意向といった、ケアプランを立案する際に必要となる情報をケアマネジャーまたは担当職員に提供し連携します。介護保険制度が利用できない場合は、医療保険制度や障害福祉サービスの利用を検討します。

どの制度に引き継ぐ場合も、利用者が自立を目指していけるように、アセスメントの結果や患者・家族の意向などから検討した病院側の考えを伝えるようにしましょう。

## このStepの手順を Check ！

**❶ 退院後の生活の準備を整える**

☐日頃から活用可能な社会資源の情報を集めているか？
☐社会資源の必要性が明確になったら、すぐにその調整を始めたか？

**❷ 医療面・介護面の課題を在宅につなぐ**

☐ケアマネジャー等と連携し、ケアプランを立てるのに必要な情報を提供したか？

# Step❺ 医療処置・ケアの指導

退院後も継続して医療処置・ケアが必要な患者に対し、生活の場で本人・家族が自立して実施できるように指導します。予想される退院時、退院後の状態に沿って、必要なサポートを考えることがポイントです。

## 患者・家族の理解度に沿って指導する

退院支援のすべてのStepに共通していえることですが、医療処置・ケアの指導を行うにあたって基礎となるのは、やはり**患者・家族との信頼関係**です。

顔を合わせるたびに声をかけ、相手の話に耳を傾け、ときには明るく冗談を言い、ときには負担をねぎらうなどして、患者・家族の気持ちを支えるようなかかわりをしていくようにします。そして、折にふれ、退院後に必要になる医療処置について話します。最初は現状をさりげなく伝え、そして徐々にその大変さを伝え、退院後の生活をイメージしてもらいます。このようにして、**少しずつ医療処置・ケアに対する意識を高めていく**ことが大切です。

実際の指導に入る前に、本人・家族が病状や医療処置・ケアの必要性をどの程度理解しているかを把握しましょう。

たとえば、慢性疾患では食事療法を継続することが大切ですが、疾患に対する理解が十分でないと、食事療法を行うことの負担感から中断してしまうこともあります。在宅療養を成功させるには、患者・家族の疾患に対する理解と医療処置・ケアの必要性への理解が不可欠なのです。なかなか理解してもらえないときも、内容をかみ砕いてわかりやすく伝える努力を怠ってはなりません。

病状や医療処置などについての理解度により、患者・家族にまかせられるケア範囲が変わってきます。誤解している点等に気づいたら、説明を補足して理解をうながしますが、それでも難しいときは、患者・家族の理解度に合わせて療養生活での医療処置・ケアの役割分担を検討します。

## QOLを落とさない医療処置・ケアを！

家庭で行う医療処置・ケアの指導のポイントは、次のとおりです。

**1.サービスの提供は問題解決にはならない**

医療処置・ケアの内容によっては、訪問看護等のサービスを導入することはできます。

しかし、訪問看護師等が医療処置・ケアをすべて行えば問題が解決するわけではありません。

訪問看護師等は、患者の自立を目指す患者・家族のセルフケア能力の足りない部分をサポ

ートする存在であって、**患者・家族がセルフケアに取り組み、患者が自立できてはじめて問題解決につながるのです。**

患者・家族のセルフケア能力を的確にとらえ、最大限に引き出し、自立支援につなげていける方法を考えて指導しましょう。

患者・家族にかわって看護を行うだけがサポートではありません。治療環境を整えたり、目標を立て計画し実践に導くための指導をしたりすることもサポートの1つです。

### 2.患者の日常生活を把握する

入院中の患者は、食事時間や消灯時間などの病院の規則、感染管理、栄養士による栄養管理や配薬管理など、さまざまなかたちで管理されています。

しかし退院すれば、医療者による管理はなくなり、患者は入院前の日常生活に戻ることになります。

自宅で長い間、繰り返し行ってきた習慣は簡単には変えられないもので、病院で行ってきた医療や管理を、退院後もそのまま継続するのは難しいものです。病院での医療をそのまま継続しようとすると、医療のための生活になってしまい、**QOLの低下**を招くことにもなりかねません。

そこで、まずは患者・家族の入院前の生活を把握し、退院後の生活をイメージしてみましょう。患者の日常生活を意識し、医療処置・ケアを日常生活の中に組み込めるように工夫し、患者・家族が自己管理できるようにすることが大切です。

### 3.指導内容はできるだけ簡単に！

医療処置は、病院では設備が整ったなかで複数の医療職により行われるもので、これを療養場所で行うとなると、環境が劇的に変化することになります。そのため医療的ケアは、患者・家族の生活に合った方法に変更するだけでなく、家庭で行えるようにできるだけ簡素化することが大事です。

QOLを低下させている医療処置・ケアがないか、よく見直し、患者・家族の負担を軽減できるように余分なものはできるだけ削ぎ落とし、**シンプルな方法**にしましょう。

医療処置・ケアの指導を行ったら、指導内容を患者・家族が十分に理解し、実施できるかどうかを確認します。そして、その指導内容と患者・家族の理解度を、在宅チームに引き継ぎます。

疾病別の詳しい指導のポイントについては、**Chapter5**で紹介しています。

---

## このStepの手順を Check！

**❶ 医療処置・ケアに対する認識を高める**

□患者・家族と良好なかかわりができているか？
□医療処置・ケアの必要性に対する患者・家族の理解度を把握したか？

**❷ 工夫した方法を指導する**

□患者の生活スタイルに合わせ、かつシンプルな医療処置・ケアにしたか？
□患者・家族が十分に理解し、実施できることを確認したか？

# Step❻ 退院前合同カンファレンスの進め方

退院前合同カンファレンスは、最終的なサービスの調整期間を考慮して、退院の1週間から10日くらい前に開催します。できるだけ多くのメンバーに参加してもらえるよう、早めに日程を調整します。

## 退院前合同カンファレンスが必要な患者を抽出する

退院前合同カンファレンスは、患者・家族と院内チーム、在宅チームが集まって、患者・家族が安心して在宅療養生活に移行する方法を検討する場です。退院前合同カンファレンス開催には、次のような目的があります。

◆ 患者・家族の希望、総合的な援助の方針を共有できる

◆ 患者・家族およびかかわる専門職が、退院に必要な準備やそのプロセスを確認できる

◆ 退院後の療養生活に向けて解決すべき課題を共有し、検討できる

◆ 退院後に必要となるケアの方法を確認できる

◆ 在宅チームのメンバーが、それぞれの役割を確認できる

しかし退院前合同カンファレンスは、退院支援を行った患者全員に行わなければならな

**図表 1** 退院前合同カンファレンスが必要な例

| | |
|---|---|
| 医療機器を使用 | 人工呼吸器、在宅酸素、栄養注入ポンプ、鎮痛剤注入ポンプ、腹膜透析器 など |
| 症状コントロールが必要 | 心・腎・肝不全、糖尿病、がん、難病 など |
| 看取りの可能性がある | がん末期、高齢者 など |
| 医療ケアが必要 | 痰吸引、経管栄養、ストーマ、バルーン、留置・導尿、自己注射 など |
| 心身機能が低下 | ＡＤＬの低下、認知症状 など |
| 療養環境に問題がある | 独居、キーパーソン不明（方針の確認・決定が困難）、家族の介護力不足、住環境（バリア・階段・不潔等）など |
| 経済的問題がある | 自己負担金支払い困難、家族の支援なし、後見等の必要性 など |

出典：東京都福祉保健局「平成28年3月改訂版 東京都退院支援マニュアル」より作成

いわけではありません。病院からの情報をもとに、ケアマネジャーがサービス担当者会議を開催して検討するほうが、スムーズにケアプランが作成できるようなケースでは、退院前合同カンファレンスを開催する必要はありません。

退院前合同カンファレンスの必要性が高いのは、症状が不安定、医療依存度が高い、経済的な問題を抱えているなど**図表1**にあげたようなケースです。ただし、地域の社会資源などの状況によっても必要性は異なります。それぞれの病院でどのようなケースに開催が求められるのかについて、検討しておくようにしましょう。

## 検討課題を明確にする

退院前合同カンファレンスの準備は、患者・家族の退院後の生活についての希望を確認することから始まります。入院時から何度も確認しているかもしれませんが、気持ちに変化がないか、退院前合同カンファレンスの前にも確認しておきましょう。

患者・家族の希望を把握したうえで、課題を整理し、事前にカンファレンスで話し合うポイントを明確にしておくことが大切です。

多くの課題を抱えている患者の場合、退院前合同カンファレンスですべての課題を解決することは困難です。課題についての共通認識をもつことを目標とし、退院までに解決しなければならない課題を洗い出し、優先して検討することが大切です。

退院前合同カンファレンスは、すべての課題を解決するための話し合いではなく、課題を抱えながらも、患者が希望するより良い療養生活を実現するための課題解決の場です。時間をかけて解決できる課題については、在宅チームに引き継いでもらいます。

静岡県訪問看護ステーション協議会では、病棟看護師と訪問看護師の連携を促進強化するためのツールとして、「入退院連携シート（退院時共同指導説明書）」を作成し、ＨＰ（http://www.shizuoka-vnc.jp/sheet.html）で公開しています（**図表2**）。ある程度記入したものをカンファレンス前に配布し、カンファレンスで合意した事項は、当日、各自で記入します。そして最後に、患者・家族に説明して確認の署名をしてもらいます。欄外に、診療報酬請求要件となる職種の参加者名を記入しておくと、診療報酬請求時に使用することもできます。在宅医やＰＴ（理学療法士）などの職種も適宜書き込みます。詳しい記載方法についてはＨＰに掲載されています。

確認のし忘れをなくし、検討課題を整理しやすくするためにも、病院ごとにこのような退院前合同カンファレンスのためのシートを用意しておくとよいでしょう。

## キーパーソンに合わせて日程調整をする

次に、患者・家族を含め、退院前合同カンファレンスの参加メンバーをリストアップし、日程の連絡・調整をします。参加者は、**P.30**～**31**で紹介したように退院支援にかかわった院内チームと、退院後の療養生活を支える在宅チームのなかから、検討課題に沿ってメ

図表2 入退院連携シート（退院時共同指導説明書）

# 入退院連携シート（退院時共同指導説明書）

ＩＤ

| 病棟 | 入院日 令和　　年　　月　　日 | 感染症 HBs抗原（　　） |
|---|---|---|
| 診療科 | アレルギー □有　□無 | HCV（　　） TPHA（　　） |
| 主治医 | 担当Ns | MRSA（　　） |

氏名　　　　　　　　　様　　生年月日　　　年　　月　　日　　　□男　□女
住所　　　　　　　　　　　　　　　　　　　　　　　　　TEL

| 病　　名 | | 〈既往歴〉 |
|---|---|---|
| 入院中の 経　　過 | | |
| 病状説明 と 受け止め | 医師からの病状説明: 本人: 家族: | |
| 保険・社 会福祉等 | □障害者手帳　　　　　　　　　　級　□療育手帳 □特定疾患受給者証 介護保険：要支援　１　２　　要介護　１　２　３　４　５　　□未　□申請中［新規・更新・変更］ ケアマネジャー氏名：　　　　　　　　　　　　事業所名： □入浴サービス　　□訪問介護　　　□ショートステイ　　□デイサービス | |

| 利用者の状態 | | （左記の詳細） |
|---|---|---|
| 身体状況 | 寝たきり度　□J（自立）□A（外出要介助）□B（座位可）□C（寝たきり） 認知症高齢者の日常生活自立度　□自立　□Ⅰ　□Ⅱ　□Ⅲ　□Ⅳ　□M 麻痺　□無　□左上肢　□右上肢　□左下肢　□右下肢 拘縮　□無　□左上肢　□右上肢　□左下肢　□右下肢 褥瘡　□無　□有（部位　　　　　　　）（□D3　□D4　□D5） □視力障害（□右　□左）　□聴力障害（□右　□左）　□言語障害 睡眠障害　□無　□有（睡眠薬：　　　　　　　　　） | |
| 療養生活 にかかわ る動作 （ＡＤＬ） | ①食事　　□自立　□一部介助　□介助　□見守り　□経管栄養※ 　　　形態　□普通　□粥　□きざみ　□ペースト　□とろみ 　　※□経鼻　□胃ろう　　栄養剤名： 　　　　（1日量　栄養：　　　　　　kcal　水分：　　　　　　mL） 　　　　（Fr：　　　製品名：　　　　　　）　最終交換日　　／ | |
| | ②排泄　　□自立　　□介助（□おむつ　□ポータブル　□尿器） 　　　　　□尿道留置カテーテル（Fr：　　）最終交換日　　　／ 　　下剤の使用　□無　□有（　　　　　）最終排便日　　　／ | |
| | ③清潔　　□入浴　□シャワー　□清拭　□口腔ケア 　　更衣　　□自立　□部分介助　□全介助 | |
| | ④歩行　　□自立　□杖　□歩行器　□車いす（□操作可　□介助） 　　　　　□体位変換介助　□起座介助　□移乗介助 | |

| 家族の状況 | | 介護者： (続柄) 家族構成： |
| :--- | :--- | :--- |
| | | キーパーソン： |
| | | 緊急時連絡先： |
| | | □独居 □昼間独居 |
| 共同指導内容 | 医療的処置 | 薬・注射 □服薬管理 □インシュリン □ＢＳ測定 □中心静脈栄養<br>□ＣＶポート □ペインコントロール<br>医療機器 □人工呼吸器 □在宅酸素療法 □ポンプ<br>医療処置 □褥瘡 □ストーマ □経管栄養 □吸引 □尿道留置カテーテル<br>その他 □<br><br>必要な医療物品（製品名）・調達先： |
| | 身体援助 | □清潔 □食事・栄養<br><br>□排泄 □その他 |
| 今後の治療課題生活課題 | | |
| | | 退院直後、特別指示書での訪問看護の必要性 □有 □無 |
| 退院予定日 | | 退院予定日： 月 日（ ） 時<br>退院後の主治医：<br>  在宅医：<br>訪問看護指示書 □不要 □要（ 年 月 日～ か月間）<br>看護サマリー □不要 □要（ 通）／搬送方法 □自力 □車いす □ストレッチャー |
| 緊急時対応 | | |
| 病院 ⇔ ステーション | | □1週間～ 1か月の間に、別紙にて情報の返信をお願いします |

令和 年 月 日

以上の内容で、（入院中・入所中）の主治医・看護師等と共同で退院指導を行いました。

病院名：

医師名：＿＿＿＿＿＿＿＿＿＿＿＿ 看護師名：＿＿＿＿＿＿＿＿＿＿＿＿

：＿＿＿＿＿＿＿＿＿＿＿＿ ：＿＿＿＿＿＿＿＿＿＿＿＿

訪問看護ステーション名：

管理者名：＿＿＿＿＿＿＿＿＿＿＿ 担当者名：＿＿＿＿＿＿＿＿＿＿＿

居宅介護支援事業所名：

ケアマネジャー名：＿＿＿＿＿＿＿＿＿

：＿＿＿＿＿＿＿＿＿

私は、上記の内容の退院指導を受けました。

ご利用者・ご家族等名：＿＿＿＿＿＿＿＿＿＿＿＿＿＿＿＿＿

出典：静岡県訪問看護ステーション協議会中部支部「入退院連携シート」より作成

ンバーを決定します。

リストアップしたすべてのメンバー全員が集まることができる日程の調整は困難です。患者・家族、それに在宅を支えるケアマネジャーや地域包括支援センターの担当職員、訪問看護師などキーパーソンとなる人のスケジュールを優先して日程を決めたうえで、ほかのメンバーに連絡します。ケアマネジャー等がいる場合は、在宅チームへの連絡をケアマネジャー等に依頼してもよいでしょう。

退院前合同カンファレンスに参加する在宅チームの職種に合わせて、院内チームのメンバーに出席してもらえるように工夫をしているところもあります。たとえば、在宅チームのかかりつけ医、訪問看護師、かかりつけ薬局の薬剤師が参加するのであれば、院内からも主治医、看護師、薬剤師が参加できるように調整します。同じ職種どうしで話をしてもらうことで、より引き継ぎがスムーズになるからです。

## 退院前合同カンファレンスの運営のポイント

退院前合同カンファレンスの参加者に、あらかじめ入退院連携シートのような検討課題に係る情報をまとめた書類を配り、事前に情報を共有し、質問を用意しておいてもらうことが、短時間で質の高いカンファレンスを行うコツです。参加できないメンバーには、事前に意見を聞いておきます。

そのほか、退院前合同カンファレンスでは次のことに気をつけましょう。

- 出席者全員が理解できるように、専門用語は使用しない
- 他職種の意見を非難することなく、なごやかな雰囲気で話し合う
- 発言するときは、要点をまとめて手短に話す

## 退院前合同カンファレンスの流れ

退院前合同カンファレンスは30分間を目途に、次のように進行します。

### 1.出席者の紹介

司会者（院内チームから選出する）が出席者とカンファレンス開催の目的を紹介します。また、1人の発言時間は1〜2分間程度にまとめてもらえるようにお願いします。同時に、終了時間のおおよその目安を確認しておくことも大切です。

患者・家族が参加している場合は、情報が共有される範囲と守秘義務についても、きちんと伝えるようにします。

### 2.入院後のおもな病状の経過

入院してからの主疾患の経過と治療内容、それに疾病管理についての注意点を医師（出席できない場合は看護師）から説明します。

病状の変化が予測される疾患については、今後の大まかな見通しについても説明し、共有することが大事です。

### 3.患者の疾患についての受け止め方・退院後の生活についての意向

患者に「ご自身の疾患について、どのようにお聞きになっていますか」「退院後はどのような生活を望んでいらっしゃいますか」と

尋ねて、本人の言葉で話してもらいます。

　ただし、患者自身が大勢の前では緊張してうまく説明できないこともあります。そのようなときは、担当看護師が患者の代弁者となって、事前に聞き取った話の内容を伝えます。

## 4.家族の疾患についての受け止め方・退院後の生活についての意向

　患者に尋ねたときと同様の質問をして、本人の言葉で話してもらうようにしましょう。

## 5.現在の日常生活の自立度

　看護師から、患者の入院中のＡＤＬや服薬管理、栄養状態、精神状態などについて説明します。病院から居宅へ生活の場を移した際に、それぞれどのように変化する可能性があるかを考えて説明すると、よりわかりやすくなります。

## 6.専門職からみた現状と退院後の目標

　入院中にかかわったリハビリテーション担当者や管理栄養士、薬剤師などの専門職から現状の評価と退院後の課題、目標について説明します。

## 7.在宅療養における課題

　看護師から、運動や口腔ケア、精神面（セルフケア能力）、介護負担など、主疾患のケアにかかわる課題を伝えます。

　また、在宅療養におけるリスクとその予防策についても説明します。容体の急変や家族の健康問題、医療機器のトラブル、災害時などの緊急事態が発生した場合の連絡先や連絡方法などを、患者・家族と在宅チームが確認し、共有しておくことも大切です。

## 8.医療処置・ケアの指導状況

　看護師から、医療処置やケア方法について患者・家族にどのような指導を行ったかを説明します。患者・家族が十分に習得できていない場合は、そのことについても伝え、在宅チームに引き継いでもらいます。

## 9.居宅生活の目標と必要なサービス

　担当のケアマネジャーから、居宅生活での総合的な援助の方針と介護サービスの概略について説明してもらいます。

## 10.医療機関への質問と医療機関からの要望

　カンファレンスの内容について疑問点がないかを在宅チームに確認し、最後に院内チームのスタッフから在宅チームへの要望があれば伝えます。

---

## このStepの手順を Check！

**1** 退院前合同カンファレンス開催に向けて準備する

- □退院前合同カンファレンスが必要な患者を抽出したか？
- □事前に、カンファレンスでの検討課題を整理したか？
- □事前に、患者の情報や検討課題を参加者に伝えたか？
- □カンファレンスに参加できないメンバーの意見を聞いたか？

**2** 短時間で質の高いカンファレンスを行う

- □退院前合同カンファレンスを簡潔にわかりやすい言葉で進行できたか？
- □なごやかな雰囲気の中で、短時間で必要な課題について検討できたか？

# Step❼ モニタリングの進め方

療養生活に慣れてきた退院後2週間から1か月を目安に、外来や在宅チームから情報収集し、患者・家族の様子を把握します。モニタリングの結果から、提供した退院支援の評価を行いましょう。

## 退院先別情報のフィードバック

自宅へ退院し、介護保険を利用している場合はケアマネジャーや地域包括支援センターの担当職員から、訪問診療や訪問看護などを受けている場合は医師や看護師から、次のような情報をフィードバックしてもらいます。

❶病状に大きな変化が生じていないか
❷情報の提供不足、アセスメントの不足により問題が生じていないか
❸医療処置・ケアは問題なく対応できているか
❹患者・家族が希望していた生活を送れているか
❺患者・家族が不安なく過ごせているか

❻介護者の負担が増えていないか
❼在宅チームの連携が図れているか
❽施設入所や再入院になっていないか

退院後、施設に入所した患者の場合は、上記の❶〜❹の情報を提供してもらいます。

退院後、ほかの病院に転院した患者の場合は、❶❷のほかに以下のような情報をフィードバックしてもらいましょう。

◆患者が希望していたリハビリテーションが受けられ、希望した療養生活を送ることができているか
◆ケア内容に大きな変化が生じていないか

## モニタリング結果を次の退院支援に生かす

フィードバックしてもらった情報を、次の視点からモニタリングします。

◆退院支援計画に基づいたサービスが適切に実施されているか
◆退院支援計画に位置づけた目標が達成されたか
◆退院支援計画に位置づけたサービスが適切だったか
◆新しい生活課題が生じていないか

このモニタリング結果を院内チームで共有し、行った退院支援の内容を評価し、その結果を次に生かすことで、退院支援の質の向上に役立てましょう。退院支援には、退院後のモニタリングまでが含まれます。

# Chapter 3

# 意思決定支援について学ぼう

令和 2 年度診療報酬改定時に、地域包括ケア病棟は「適切な意思決定支援に関する指針を定めていること」との要件が施設基準とされました。その意思決定支援のポイントを学びます。

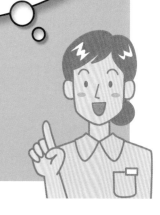

# 医療現場での意思決定の必要性

意思決定支援は、がん看護をはじめ老年看護、在宅看護などさまざまな分野で、これからの看護に欠かせない視点となっているものです。まずは、意思決定支援が必要とされた背景を学びましょう。

## 治療方針の決定パターン

治療方針の決定パターンには、大きく以下の3つがあり、それぞれ次のような特徴があります。

### ◆パターナリズム(Paternalism)

**権威者の指示に従って行動すること**をパターナリズムといいます。

医療におけるパターナリズムとは、複数の選択肢のなかから医療者が望ましいと判断した結果を、患者に話し決定するというもので、患者には多くの情報が提供されることはなく、選択の機会も与えられません。父親が子供にとってよかれと思う方法を選択するのと同様の行動で、**父権主義**とも呼ばれます。

かつて医療の現場では、専門的知識をもつ医療者に治療法の選択をまかせるパターナリズムが主流で、患者の意思や主体性より医学の専門性が優先されていました。

### ◆インフォームド・ディシジョン (Informed Decision)

パターナリズムが医療者本位モデルであるのに対し、インフォームド・ディシジョンは**患者本位モデル**です。

インフォームド・コンセント(説明と同意)という言葉は、一般にもすっかり定着しています。しかしインフォームド・コンセントは、患者に十分に理解してもらうことよりも同意を得ることのほうに重きが置かれがちで、患者が拒否しにくいという側面が問題になりました。そこで、インフォームド・ディシジョンが重要視されるようになってきたのです。

インフォームド・ディシジョンは、医療者側から十分な情報の提供を受け、自分自身でも情報を収集し、患者が主体的に意思決定して選択する方法です。

この考え方の背景にあるのは、アメリカで展開された消費者運動で、コンシューマリズム(消費者第一主義)により、医療においては次のような権利が得られました。

◆ 健康状態に対する自己決定権の保障
◆ 医療における主体的存在としての医学的決定参加の保障

### ◆シェアード・ディシジョン・メイキング (Shared Decision Making)

シェアード・ディシジョン・メイキングは、**医療者と患者間で情報を共有したうえで、結論も共有する**という意思決定の方法で、対話を通じて共に熟慮・判断するため、**共有型意思決定**とも呼ばれます。

医療者は患者が意思決定するために必要な情報をすべて提供します。考えられる治療の選択肢と、それぞれのメリットやデメリット

について説明します。一方、患者も独自に情報を収集した場合は、患者から医療者にその内容を伝え、情報を共有し、話し合いを重ねて治療法を決定します。

患者と医療者はコミュニケーションを深めて、互いに相手が何を重要と考えているかを理解したうえで、情報だけでなく、目標や責任も共有します。

## どの決定パターンが良いかを選んでもらう

近年、人権擁護の観点から、本人の意思を尊重し、本人の選択による治療法で治療を行い、患者の尊厳を守ることが大事だという考え方が主流になってきました。そのようななかから生まれたのがインフォームド・ディシジョンの考え方でした。しかし、患者の自己決定権を重視するあまり、責任までも患者に押しつけてしまう傾向がみられることが問題になり、近年ではシェアード・ディシジョン・メイキングが良いという考え方が多数を占めるようになってきています。

本人が選択するために必要なサポートを十分に行い、医療者と患者が対話するなかで信頼関係を深めて、決断を共有し、結果にともなう責任も共有するのが、シェアード・ディシジョン・メイキングの考え方です。

しかし、医療現場では新しい治療法がつぎつぎに開発され、複雑になってきています。そのうえ、医療機関も多様化し治療法によっ

ては受けられる病院と受けられない病院があったりもします。自分自身でより良い治療法を選択するためには、これらの医療情報を理解・把握する力が必要になります。そのため、高齢で説明を受けてもよく理解できないと、医師の指示に従うパターナリズムが良いと考えるかもしれません。このようなことにならないように、**看護師は医師から情報提供される前から常に患者・家族に寄り添い、患者・家族が納得のゆく意思決定ができるように支援していくことが大切です。**

また、できれば意思決定支援の最初に、治療方針を決める方法として「インフォームド・ディシジョン」「シェアード・ディシジョン・メイキング」という2つがあるという情報を提供し、その特徴をよく説明したうえで、患者・家族に治療方針をどうやって決めたいかを選択してもらうことから始めたいものです。

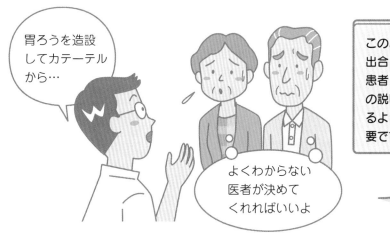

胃ろうを造設してカテーテルから…

よくわからない医者が決めてくれればいいよ

このような場面に出合ったら、患者・家族が医師の説明を理解できるような支援が必要です

# 意思決定に必要な要素と進め方の基本

意思決定には、さまざまな要素が関係して、結果に影響を及ぼします。意思決定にかかわる要素を理解し、それらの要素に配慮することが、より良い意思決定支援につながります。

## 意思決定にかかわる要素

治療方針などの意思決定の際には、次のような要素がかかわります。

◆**エビデンス（科学的根拠）に基づいた情報**

医療現場において、後悔のない意思決定をしてもらうために欠かせないのは、**エビデンス（科学的根拠）に基づいた十分な情報**を提供することです。

エビデンスとは、ある治療法が病気に対して効果があるかどうかの裏づけといえます。しかし残念なことに、エビデンスに基づく情報といっても、あくまでも過去のデータからはじき出された確率から、効果がある、リスクが高いという予測を立てているだけのものです。治療効果が高いといっても、せいぜい

90〜95％くらいのもので、個人差も関係し、結果には不確実性をともなうことになります。その治療法を選択した人が、悪い結果をもたらす残りの5〜10％に入るかは、実際に治療をしてみなければわからないのです。

それでも、確率が示されているとリスクを認識しやすく、いくつかの選択肢から1つを決める際の大きな手がかりになることは間違いありません。ただし、得た情報の意味を受け取る側が正しく理解できなければ、情報は意味をなしません。相手が理解し、役立てられるような情報提供のしかたが求められます。

また、同じ手術の説明であっても、安全性に焦点をあてた説明と、リスクに焦点をあて

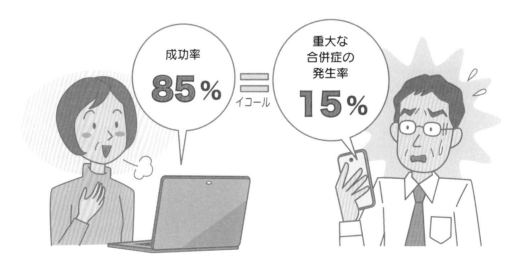

た説明では、受け取る側の印象は大きく変わります。いいかえると、**表現の違いにより認知のしかたは変わる**ものです。

看護師は、医師が適切な表現を選んで説明できるように、患者の性格特性・理解力、家族の性格特性、患者・家族の関係性などの「意思決定支援にかかわる要素」を医師に伝えます。そして、医師が患者に説明する際には立ち会って、患者・家族が納得のいく意思決定ができるように支援しましょう。

◆**病状や環境**

病状には、病気の進行度や合併症の有無、ＡＤＬの自立度などの要素が含まれます。環境には、住環境、退院後にサポートしてくれる人の有無とその人の介護力、収入や保険の有無等の経済状況、それに病院へのアクセスなどの要素を含みます。

意思決定する際、日本人は自分よりも相手の意向を優先して考え、自分の欲求を抑える傾向があります。自分の意思よりも家族の意向を優先したり、入院生活・療養生活にかかわる家族の介護負担、金銭的負担などへの配

慮から治療法を選択したりする人もいます。

◆**患者の意向や価値観**

本人の意向や価値観は、意思決定をする際の重要な要素となります。

たとえば、「非常に高い効果が見込まれるけれど、副作用も強い治療法」と「ある程度の効果が見込まれ、副作用は出にくい治療法」があった場合、治療効果を優先するのか、副作用の低さを優先するのかは、その人の考え方、価値観によって異なってきます。

実際、進行した喉頭がんは喉頭全摘手術をするのが一般的だった時代にも、声が出なくなると仕事ができなくなるからと、手術はしないという選択をする芸能人もいました。

◆**医療者の技術・専門性**

医療者の役割は、エビデンスに基づいた情報を提示することだけではありません。臨床現場の状況や環境、患者の意向や価値観などを総合的にとらえ、経験を踏まえて、状況を整理し説明できる技量が求められます。

こういった医療者の技術・専門性も、意思決定を左右する大きな要素となります。

## 意思決定の進め方の基本

医療現場での意思決定支援においては、エビデンスのみを重視するのではなく、病状や環境、患者の意向をよく知ったうえで、意思決定すべき課題を整理することが大事です。そして、患者と医療者がお互いの経験や価値観を踏まえ、十分に話し合い、本人が納得できる方法を選択してもらいましょう（**図表1**）。

同じ情報を受け取り、正しく理解しても、決断は本人の価値観によって変わるものです。本人が十分に納得して下した決断であれば、たとえ良くない結果となっても、後悔は少なくて済むといわれています。

**図表1** より良い意思決定のためのポイント

1. 意思決定能力を評価する
2. 患者の目標と不安に感じていることを知り、意思決定が必要な課題を明確にする
3. 可能性のある選択肢を抽出し、それぞれのメリット・デメリットを検討する
4. 患者の理解度の確認、実行能力の推定とともに、患者の認識を整理する
5. 患者の価値観を再確認する
6. 意思決定における葛藤やジレンマを解決する

# 信頼関係を築く

意思決定支援では、患者の退院後の生き方を決定づけるような大きな選択にもかかわります。後悔のない意思決定をしてもらうためには、患者・家族にうそ偽りのない話をしてもらうことが大切です。

## 「本音」を話せる関係をつくる

　医療現場では、治療や介護の選択、退院後の療養場所の選択など、繰り返し意思決定をしなければならない場面が訪れます。しかし、患者・家族のなかには、自ら健康回復に向けて努力したり、自分たちの力だけでは適応的な生き方を選択したりすることが難しい人が多くいます。

　そんな患者・家族に退院後どのような生活をしたいと考えているのかを話してもらい、できるかぎり希望に沿った生活を実現できるように支えるのが意思決定支援です。

　Chapter2でもふれましたが、意思決定支援を行うための土台となるのは、患者・家族との間の**信頼関係**です。

　初対面の相手に心を開いて何でも話せる人はなかなかいません。相手がどんなパーソナリティの人かがわからなければ、「こんな話をすると気分を害するのではないか」「受け入れてもらえないのではないか」といった警戒心が働くからです。しかし、相手が自分のことをわかってくれる、何を言っても受け入れてくれると感じられるようになると、少しずつ心を開いて話ができるようになります。

　このような関係を築き、患者・家族が信頼を寄せ、本音を語り、心の内を表出して、はじめて意思決定支援が動き出します。

　患者が抱えている課題の本質は、本音のなかに隠されています。その本質を明らかにすることで、意思決定支援の方向性を見定めることができるのです。

## 話を聴くことから信頼関係が生まれる

　信頼関係を築くために重要なのは、「傾聴」する態度です。傾聴は、相手が口にした言葉をただ聞くのではなく、本当に伝えたいことは何か、本心はどこにあるのかなど、相手の気持ちを推し量りながら話を聴くことです。

　看護職にとっては、今さら言われなくても、ごく当たり前のことかもしれません。

　しかし業務に追われ、精神的なゆとりをもてないなかで、実践するのはなかなか難しいことです。患者が本音を口にしているのに気づかず無視したり、知らず知らずのうちにその言葉をさえぎってしまっていることもあるかもしれません。

　「心配」「不安」「つらい」といった感情を

あらわす言葉を聞き逃さないようにすることが大事です。ただ、患者・家族は心配事や不安な気持ちを、そのまま言葉にして「心配」「不安」と表現しないこともあります。**患者・家族の小さな表情の変化から話し手の気持ちに気づくことも傾聴です。**

傾聴することで、話し手の心の奥に押し込められた思いを知ることができるだけでなく、話し手自身も気づいていなかった真の思いに気づくこともあります。口では「大丈夫」と言っていても、本当はつらくて心の中では「助けて！」とＳＯＳの声をあげていることもあります。そんなときに、「大丈夫」という言葉を鵜呑みにしていては、相手の本当の気持ちを汲み取ることはできません。真の思い

は、言葉よりも声のトーンや口調、表情やしぐさなどの**非言語的コミュニケーション**により多くあらわされます。傾聴していれば、非言語的コミュニケーションを通して、言葉にできない思い、心の中に押し込めてしまった思いに気づくことができるのです。

時間をかけてていねいに説明することも大切ですが、患者・家族にとって「**わかってくれる看護師**」になることのほうが、より大切なことなのです。

相手の話を傾聴していると、関心を向けていることが話し手に伝わります。話し手は、相手が自分に関心を向けてくれていることに気づくと、その人に好感をもち、信頼を寄せるようになっていきます。

## 傾聴に求められる基本的態度

傾聴に大切なのが、「受容的態度」と「共感的理解」です。

「受容」とは、批判や非難の目を向けることなく、相手のことをあるがままに受け止めることです。どんな人にも、それまで生きてきたなかで培われた世界観や価値観があります。その世界観や価値観を否定せず、善悪の評価、好き嫌いの評価を入れず、肯定的な関心をもって話を聴くのが**受容的態度**です。

一方、相手の主観的世界を自分のことのように感じ、肯定的に受け止めることが**共感的理解**です。

受容的態度も共感的理解も、知識としては身についていると思いますが、実際に実行するのはなかなか難しいものです。

たとえば、話している相手に対し、なんとなく「大雑把な人だ」「神経質な人だ」と感じることがあります。それは「楽しい人」「落ち着きのある人」といった肯定的な印象であ

っても同じです。このような印象が頭をよぎるときは、**相手をあるがままに受け止めることができていません。**「○○な人だ」と感じるのは、あなたの主観的な価値観に照らし合わせて相手を評価している結果なのです。しかも、「○○な人だ」という印象は、「きっと○○だろう」という先入観にすり替わることもよくあります。こうなると、まったく妥当性のない誤った考えであることに気づかず、先入観にとらわれて、物事を見誤ってしまうといったことも多くなります。

簡単に理解できない相手を受け止めようとするときも、同じような過ちを犯しやすいものです。理解できないと、「なぜ、そう考えるのか」「こういう反応をするのはなぜか」などと思考を巡らせます。思考する作業は、価値観に照らし合わせて判断する作業で、価値観を抜きにしてはできません。こうしていつの間にか、自分の価値観というものさしを使

いはじめることが多いのです。相手のことを理解できないと感じたときは、**自分の価値観**をものさしに理解しようとしていないか、十分に注意しましょう。

## ねぎらいの言葉が意欲を引き出す

退院支援が必要とされた患者・家族は、多くの場合、退院後の生活に不安を抱えています。強い不安があると、考えることに危険を感じ、自分の身を守るために、思考停止状態に陥ってしまうことがあります。

そんな様子がみられたら、不安要因を明らかにして、1つ1つ取り除き、心を健全な状態に戻すことから始めます。

不安な心に養分を注ぎ込むのは、**ねぎらいの言葉やほめ言葉**です。どんな小さなことでも、ねぎらいやほめ言葉をかける話に出合ったら、その機会を逃さず、「いろいろ大変だったんですね」「ご苦労されたんですね」「頑張っていらっしゃるんですね」「すごいですね」などと声をかけましょう。

ねぎらいの言葉やほめ言葉をかけられると、努力が認められ、報いられた喜びに心が満たされます。これらの言葉を繰り返しかけられると、しだいに自信を取り戻し、前向きに取り組もうという意欲がわいてくるものです。

不安感が強い、あるいは治療がうまく進まず医療者に不信感を抱いているといった人の場合は、コミュニケーションをとるのが難しいこともあります。このようなケースでは、受け持ち看護師がいても、担当する看護師により日ごとに対応が異なっていては、なかなか信頼関係を築くことはできません。**医療チームで対応方法を検討し、どの受け持ち看護師が担当しても一貫した対応をとれるようにすることが大切です。**

## 客観的事実と主観的事実を組み合わせる

退院支援は多くの情報がなければ前に進んでいきません。「入院前はどのような生活をしていたのか」「どのようなことに興味があり、どのような価値観をもっているのか」「元の生活に戻れない患者の場合、そのことを受け入れているのか」「退院後の生活に不安を感じているのか」「退院後にどのような生活を送りたいと考えているのか」など、把握しておきたいことがたくさんあります。そのため、かぎられた短い時間でたくさんの情報を得ようと、次から次へと尋ねたくなります。

しかし、**質問する側の焦る気持ちは患者や家族に伝わります。**すると、患者や家族は質問に答えることに追われて、**本当に話したかったこと、不安に感じていること**を口にすることができなくなってしまうのです。

質問を重ねて、たくさんの客観的事実で情報収集シートが埋まると、なんとなく相手のことがわかったような気持ちになりがちです。すると、患者・家族のことを理解したいという欲求は満たされます。しかし、患者・家族が本当に話したかったことを聴くことができていないのですから、患者・家族の思いを理解できているわけではありません。

信頼関係を築くために大切なのは、**客観的事実と主観的事実を組み合わせて相手を理解**

**図表1** 「良い話の聴き方」と「良くない話の聴き方」

| 良い話の聴き方 | 良くない話の聴き方 |
| --- | --- |
| ◆ 話し手が話したいことを話す<br>◆ 話し手のペースで会話が進む<br>◆ 話し手の体験から話し手の主観を理解する<br>◆ 沈黙の意味を模索する | ◆ 聴き手が知りたい情報を優先的に尋ねる<br>◆ 話の内容を聴き手がリードする<br>◆ 話し手の体験談の客観的事実のみをつかむ<br>◆ 沈黙の意味を理解しようとしない |
| 話し手の話の内容・ペースについてゆく | 聴き手が話の内容をコントロールする |

出典:『プロカウンセラーが教える はじめての傾聴術』（古宮昇著、ナツメ社）より作成

することです。

　相手のペースに合わせて質問し、相手が話し終えたら1拍おいて次の質問に移るようにしましょう（**図表1**）。

　また、情報収集シートなどの足りない情報を埋めるためだけの質問は、患者・家族との心の交流を遮断してしまいます。患者・家族の真の思いを知りたいという気持ちで話を聴いていれば、自然に話の流れに沿った質問が頭に浮かんでくるものです。

## 心の中の葛藤を感じたら

　患者・家族が質問の答えに困って、沈黙してしまうことがあります。すると、沈黙の気まずさに負けて、つい話しかけたい衝動に駆られます。しかし自ら沈黙を破る前に、その沈黙に込められたメッセージをよく考えて行動することが大切です。

　もしも話し手が気持ちの整理をして考えをまとめている様子なら、考えがまとまるまでじっと待ちます。そんなときに声をかけると、せっかく整理しかかっていた気持ちが途切れてしまいます。**沈黙に耐えることも、傾聴の基本**の1つです。

　自分の思いを語ることへの抵抗やためらい、不安、迷いなどがあって、話す決心がつかない様子であれば、「ご自分の思いを話すことに抵抗がおありですか」「何か不安があって、話すことをためらわれているんですか」などと話しかけると、自分の葛藤に気づき、話しやすくなることもあります。

　一方で、こういった声かけを頻繁に行うと、相手は責められているように感じてしまうことがあるため注意が必要です。

　**話の内容と態度が違うときや、話に矛盾があるときは、患者の心に葛藤があるとき**です。

　そんなときに、「なぜ」「どうして」と尋ねるのは避けたほうがよいでしょう。「なぜ」「どうして」と質問されると、患者は責められていると感じ、ときには、適当な答えを探して、その場をやり過ごそうとしてしまうこともあるからです。こうなってしまうと、葛藤の核心を知る機会を失ってしまうことになります。

# 意思決定能力を
# 評価する

意思決定支援を行う際には、患者本人が自己決定できる状況なのかを判断しながら、慎重に進めていく必要があります。意思決定能力を評価する意義と方法を学びましょう。

## 意思決定能力の評価が必要な理由

医療者は患者と会話をしながら、それまでの経験から直感的に意思決定能力の有無を査定しています。

しかし、実際には意思決定能力があるのに、能力が不十分と評価されてしまうと、自らの生き方を選択する機会を奪われ、他者からの命令に従って生きることになります。一方、意思決定能力が欠けているにもかかわらず、十分にあると評価されてしまうのも問題で、「権利擁護」の支援を受ける機会を奪われ

てしまうことになります。そのため、意思決定能力を直感に頼るのではなく、きちんとした方法で評価することは、とても重要な意味をもちます。

また、病気や治療にともなう痛みやつらい症状などによって、一時的に意思決定能力が低下することもあります。このようなケースにあっては、心身の変化を素早く読み取り、患者の心身状態の回復を待って意思決定能力を評価し、適切な支援を行うことが大切です。

## 意思決定能力を示す要素

意思決定能力をあらわす要素として、次のようなものがあげられます。

◆ **情報の理解**——意思決定に関連する医療情報を理解することができる
◆ **状況の把握・認識**——自分の問題として認識し、状況を把握できる
◆ **論理的思考**——論理的思考に基づいて自ら決定し、その決定がもたらす結果をイメージすることができる
◆ **選択の表明**——自分の意思で決定した内容を他人に伝達することができる

そのほか、記憶を正しく保持する力や、情報を比較検討する力、自らの意思決定に責任をもつことができるといったことも、意思決定能力の構成要素となります。

患者が上記にあげた要素を満たし、さらに選択内容が下記の条件を満たす場合に、患者の意思が確認できることになります。

◆ 本人の価値観・信念に一致している
◆ 本人にとって合理性がある
◆ 抑うつや幻覚、妄想など精神症状の影響を受けていない

# 意思決定能力の評価方法

前項で紹介した意思決定能力の構成要素を、患者がどの程度備えているかを1つ1つ検証していくことで、意思決定能力を評価することができます。評価は医師が行いますが、その方法を知っておくことが大切です。

次のように検証していきましょう。

## 1.情報の理解度

情報の理解度を評価するために、医師は最初に、次のような情報を開示します。

- ◆ 病名、病状、病期、経過
- ◆ 治療しない場合に予想される経過
- ◆ 推奨される治療法（そのメリット・デメリット）
- ◆ 代替となる治療法（そのメリット・デメリット）　など

看護師は説明場面に立ち会い、説明された内容を把握し、患者・家族が理解できていないようであれば、わかりやく説明します。

病気の内容や代替案も含め治療法のメリット・デメリットなどをどのように説明されたか質問し、患者が回答できるかを確認します。

誤解している点などがあれば、再度説明し、同様の質問をして理解の再評価を行います。

## 2.状況の把握度

状況の把握度は、病状や治療法について、患者本人の言葉で語ってもらい、医師が評価します。病気や治療方針、その治療方針によるメリット・デメリット、意思決定を行う必要性などを理解しているかを確認します。

## 3.論理的思考ができるか

治療法の選択肢のなかから、患者にとって一番良いと思う方法を選んでもらい、選択した理由を語ってもらって、論理的に考えられているかを医師が評価します。

選択肢のメリット・デメリットの両方に考えが及んでいることや、選択した方法が日常生活に与える影響についても含めて考えているかなどが評価のポイントとなります。

## 4.選択の表明ができるか

最後に、自分の意思決定を口頭または手話その他の手段で表現できるかを評価します。提示された選択肢のなかから選んでいるかもあわせてチェックします。

# 意思決定能力の判定

医師は、上記のような評価結果から意思決定能力を判定しますが、次のような状態が認められるときは、意思決定能力に影響を及ぼすため、慎重な判定が求められます。

- ◆ 意思決定の内容が複雑
- ◆ 意思決定により深刻な結果が訪れる
- ◆ 患者が決める意思決定内容が、話す相手によって異なる

- ◆ 自分に危害を及ぼすような決定を繰り返し行う　など

意思決定能力が不十分と考えられる場合は、本人保護、自立の尊重の観点から、代理の人に意思決定してもらうこともあります。ただし、代行決定は本人の意思とは異なる選択になってしまう可能性があるため、最終手段として慎重に検討しなければなりません。

# 課題解決のための選択肢を抽出する

課題解決のための選択肢を抽出するには、まず患者がどのような課題を抱えているのかを洗い出す必要があります。そのなかから意思決定が必要な課題を明確にして、各課題の選択肢を抽出します。

## 患者が抱えている課題を抽出する

　退院支援が必要な患者・家族は、生活や介護にかかわる課題を解決し、さらに医療の課題を解決して、ようやく安心して病院から地域へ療養生活を移行することができます。

　退院支援では、スクリーニングで退院支援が必要とされた患者・家族に対し、早い段階で退院後の生活の中で起こり得る課題について検討します。アセスメントの際に、退院後の生活への不安や悩み、気になっていること、希望を語ってもらい、その話のなかから退院後の課題を抽出していきます。

　患者は1人1人まったく違う生活を送って、今に至っています。その生活史の延長線上に退院後の生活があります。人生は過去から未来につながっているもので、過去から切り離された未来はありません。**ありきたりの常識や固定観念に縛られたステレオタイプの考え方にとらわれず、その患者固有の退院後の生活をイメージして課題を抽出することが大切**です。

**図表1** 患者の生活史を知るための要素

| | |
|---|---|
| 人間関係 | ◆家族間の関係（夫婦関係、親との関係、子供との関係）<br>◆友人関係（親友と呼べる友がいるか、友だちとはどういうつきあい方をしているかなど）<br>◆近隣の人とのつきあい方（あいさつを交わす程度か、一緒に何かをしたりするかなど） |
| 文化的背景 | ◆週に何回くらい外出するか<br>◆地域活動をしているか（しているなら具体的にどんな活動か）<br>◆趣味は何か（今はなくても、かつて夢中になったことはあるかなど）<br>◆信仰があるか<br>◆家族や地域のしきたりはあるか、あるとしたら具体的にどんなしきたりか<br>◆家訓はあるか、あるとしたら具体的にどんな家訓か |
| 経済状態 | ◆生活の継続に不安を感じているか（介護保険、年金の状況など）<br>◆生活資金を誰かから援助してもらっているか（その相手との関係など） |

患者の生活史を知るためには、**図表1**のような情報が役に立ちます。患者の生活史を知ることで、潜在的に抱えている課題に気づくこともあります。

たとえば、誰かから金銭的な援助を受けている患者であれば、援助してくれている人への遠慮があって、費用面を最優先に考えてしまうのはごく自然の成り行きです。このような場合は、経済的な課題についてもあわせて検討する必要があります。

地域活動に生きがいを感じている患者であれば、治療よりも社会的役割を大切にしたいと考える可能性もあります。こういった場合も、できるかぎり本人の願いがかなえられるように、外出時のサポート体制などを課題として加え、検討してみましょう。**患者がこれから何を大切に、どう過ごしたいかによって、検討すべき課題は変わる**ものなのです。

## 意思決定が必要な課題を明確にする

複数の課題がある場合は、それぞれの課題の関係性を整理することが大事です。

たとえば、「ここ数日、お食事を召しあがる量が減っていますが、何かあったのでしょうか」と尋ね、病気のせいなのか、薬のせいなのか、精神的なものなのかなどをアセスメントします。病気が原因で食欲が低下しているのであれば、病気の治療により食欲不振を解決できる可能性が高くなります。このように、元となっている課題を解明することで解決できそうであれば、2つの課題を1つの課題にして考えることができます。

また、課題の関係性を整理しながら、**意思決定が必要な課題**と意思決定には**直接関係しない課題**に分けます。たとえば、家族関係がうまくいっていない場合、家族間トラブルは医療者が解決できる課題でもなければ意思決定も必要としない課題です。しかし、医療ケア等が必要で家族間にトラブルがある場合は、療養場所をどこにするか、ケアを誰が担うかなど、いくつかの別の課題がでてきます。

課題を整理したら、意思決定が必要な課題に**優先順位**をつけていきます。患者の言葉や表情、間合いなどの情報も考えあわせて、患者が抱える多くの不安のなかから真の課題を見つけます。そして、その内容を掘り下げて優先順位を確認します。また、合併症がでたり、薬の副作用がでたりと、状態は日々変化していくものです。新しい課題が出てきたら、柔軟に対応することが求められます。

## 課題解決のための選択肢を抽出する

意思決定を迫られる場面には、解決しなければならない課題があり、課題解決のための選択肢があります。その複数の選択肢のなかから課題を解決するための手段として、最良の1つを選択することが、意思決定です。

課題を明確にしたら、次は患者がどれを選ぶかは考えずに、**思いついた選択肢をすべて抽出**します。選ばれる可能性はないと勝手に判断して、消去してはいけません。

選択肢のリストができたら、選択するときの参考になるように、それぞれのメリット・デメリットを書き出していきます。

# 患者の理解をうながす

退院支援における良い意思決定とは、患者が自分の病気についてきちんと理解し、そして意思決定すべき選択肢のメリット・デメリットのすべてを正しく把握していることが基本となります。

## 病気についての理解をうながす

意思決定の重要な判断材料となるのは情報で、その**情報を正しく理解できている**ことが意思決定支援の基本となります。退院支援における意思決定支援では、患者が自分の病気について正確に理解できていないと、意思決定した後に予期せぬ結果に見舞われることになります。

そのような結果を引き起こさないように、選択肢の説明に入る前に、意思決定能力の評価をしたときと同様の質問をして、患者が自分の置かれている状況についてどのくらい理解しているかを確認します。

**人は、理解していることは認識できても、理解していないことには気づかない**ものです。そのため、「○○について理解していらっしゃいますか」と尋ねても、あまり意味はありません。たとえば、次のように質問をしてみましょう。

◆ 病気について、どのように説明を受けていらっしゃいますか
◆ ご自身の病状を、ご自身の言葉でお話しいただけますか

このような質問をして対話を進めていくなかで、矛盾している点や誤解している点を見つけたら、情報を正しい方向へ軌道修正していきます。

医療者にとってはごく普通に使っている言葉であっても、初めて聞く人にとっては、その医学用語が何を意味するのかを正確にとらえられるようになるまでには時間がかかるものです。とくに、医学的判断の根拠やプロセスを理解するのは難しいでしょう。なかなか理解が進まないときは、図などを使って説明すると理解してもらえる可能性もあります。

また、情報網が発達し、現在では病気や治療に関する情報を、医療者からだけでなくインターネットなどから簡単に入手することができます。そうやって入手した情報が信頼できるものかまでは考えずに鵜呑みにしてしまったり、情報が正しくても、受け取り手が誤解したまま思い込んでしまうこともあり、**医療者が気づかないうちに誤解が生じている**こともあります。

何か誤解しているのではないか、正しく認識されていないのではないかと感じたときは、「そのように思われた理由を教えていただけますか」と率直に尋ねてみましょう。あるいは「○○だと感じられているようですが、そのことについてお話しさせていただいてもよろしいですか」と前置きして、正しい情報を提供するようにします。

# 選択肢についての理解をうながす

病気についての理解度を確認したら、選択肢についての説明に入ります。

たとえば治療法を選ぶには、まずそれぞれの選択肢の医学的特徴を知ることが基本となります。医師がどのような治療法があるかと、各治療法の特徴を説明します。患者・家族が理解できていない様子であれば、理解しやすいように情報を整理して説明します。できれば**各種情報を比較しやすいように、表などにして提供する**と、よりわかりやすくなります。

**図表1**は、治療方法を選択するにはどのような情報が提供されているとよいかを、乳がんの治療方法を例にあげたものです。治療方法の選択の場合、エビデンスに基づいた情報は欠かせませんが、医学的観点からの情報だけでなく、手術後の生活への影響も考えて情報を提供することが大切です。

さらに、提供された情報を患者自身で**図表2**のような表に整理してもらうと、選択肢の特徴を鮮明にすることができます。

**図表1** 乳がんの治療方法についての情報提供例

| | 選択肢1 | 選択肢2 | 選択肢3 |
|---|---|---|---|
| 生存率 | | | |
| 再発のリスク | | | |
| がんの取り残しのリスク | | | |
| 放射線治療の有無 | | | |
| 入院期間 | | | |
| 回復までの期間（通院期間） | | | |
| 費用（治療費用と治療後にかかる費用） | | | |
| 痛みの程度 | | | |
| 姿勢への影響 | | | |
| ほかに起こり得る問題 | | | |
| キズの大きさ、位置 | | | |
| 胸のふくらみ、乳輪、乳頭 | | | |
| 乳房の皮膚の感覚 | | | |

**図表2** 選択肢のメリット・デメリットを整理する表

| | メリット | デメリット |
|---|---|---|
| 選択肢1 | | |
| 選択肢2 | | |
| 選択肢3 | | |

# 患者の価値観を明確にする

患者が情報を正しく認識したら、次は、本人の価値観に合ったものを選択できるように支援します。本人が何を基準にして選択すればいいかがわからない場合は、価値観を明確にする支援が必要になります。

## 患者の生活史から患者の価値観を探る

「価値観」とは、何に価値を認めるかという基準になるもので、善悪や好悪など何かを判断するときに無意識に用いているものです。価値観は、人生の中で出会った多くの人や出来事の影響を受けて形成され、人はその価値観に沿って判断し行動しています。

しかし、普段から自分の価値観に意識を向けている人は、それほど多くはいません。そのため「あなたの価値観は何ですか」と尋ねられて、即答できる人は少ないでしょう。

価値観は、その人が**生きてきた人生の中で大きな選択をしたときの判断基準にあらわれる**ものです。また、その人が大切にしていることも、価値観のあらわれです。

バイタルサインの測定時などに、次のような質問をして、対話のなかから患者の価値観を探っていきましょう。

- ◆○○系の仕事を選ばれたのはどうしてなんですか
- ◆奥さま（ご主人）のどんなところがお気に召されて結婚なさったんですか
- ◆好きなもの（こと）、嫌いなもの（こと）は何ですか（その理由も）
- ◆これまで一番大切にしてきたことは何ですか

- ◆これまで経験した一番大きな出来事は何ですか
- ◆その大きな体験をしたことで、何か考え方が変わりましたか
- ◆どんなときに幸せだと感じますか
- ◆今、一番解決したい問題は何ですか
- ◆将来の希望を1つあげるとしたら何ですか

このような対話をしていると、患者が大事にしていることがわかってきます。もしも患者が自身の価値観と異なる選択をしていると感じたときは、情報を間違って理解している可能性があります。そんなときは、「先日、○○は嫌いとおっしゃっていましたが、○○でよろしいですか」などと確認してみるようにしましょう。

このとき、必要以上に好奇心を働かせないように注意することが大事です。患者の価値観を知りたいと思って質問しているうちに、好奇心が刺激され、つい根ほり葉ほり尋ねてしまうことがあります。**患者が話したがらないことを聴きたいと思ったら、好奇心が働いている**と考えて間違いありません。関心をもって話を聴くことと、好奇心を満たすために話を聴くことはまったく違う行為です。

# 選択肢の重要度を把握する

いくつかの選択肢のなかから1つを選ぶには、本人にとってそれぞれの選択肢のメリット・デメリットのうち、**どれが重要なのか**を明確にする必要があります。

そこで、前項で患者に書き出してもらった各選択肢のメリット・デメリットを1つずつに分けて表にし、その1つずつについて患者にとってどれくらい大事なことなのか重みづけをしてもらうと、選択肢のメリット・デメリットに対する患者の価値観を浮き彫りにすることができます。

**図表1**は、退院後の療養場所の選択を例としてあげたものです。わかりやすくするために、選択肢は自宅と介護付き有料老人ホームの2つとし、メリット・デメリットをあげてあります。そのメリット・デメリットのそれぞれについて、自分にとってどれくらい大事なことなのかを患者に5段階で評価してもらいます。とても大事にしていることは「5」、それほど大事でないことは「1」と評価します。すべて同じ数字の評価では選択できなくなる

ため、自分の価値観に照らし合わせ、差がつくように1つ1つの項目に数字を入れてもらいます。

頭の中だけで考えようとすると、1つのメリットやデメリットばかりが頭から離れなくなって、誤った判断をしてしまうことがあります。たとえば、「住み慣れた居心地のよさ」ばかりに目が向くと、寒暖差や段差など自宅に潜む危険について意識することができなくなります。反対に、有料老人ホームの「24時間体制のケア」に対する安心感ばかりに心を奪われて決めてしまうと、ホームに入居した後に「規則に縛られ、窮屈でしかたがない」という思いをすることになります。

このような後悔をしないためにも、選択肢のメリット・デメリットを表に整理して、自分にとってどれくらい重要なことかを1つ1つ吟味し、**数値化**してみることが大切なのです。そして、患者にとってメリットの重要度は高い選択肢、デメリットの重要度は低い選択肢を選ぶようにします。

**図表1** 選択肢のメリット・デメリットの重要度を知る（「オタワ意思決定ガイド」を参考に作成）

| 選択肢 | メリット | 重要度 | デメリット | 重要度 |
|---|---|---|---|---|
| 自　宅 | 住み慣れているので居心地がよい | | 介護する家族の負担が大きい | |
| | 自分の生活リズムを守れる | | 居室とトイレの寒暖差、段差など危険が多い | |
| 介護付き有料老人ホーム | 入居者同士の交流があり孤立感が少ない | | 規則に縛られ、行動の自由度が少ない | |
| | 専門スタッフによる24時間体制のケアを受けられる | | 金銭的な負担が大きい | |

こうして選ぶ選択肢を決めたら、次にその選択肢を選んだことにより訪れる結果を想像してもらいます。メリット・デメリットを含めて将来の自分の姿を頭に描き、実際に思ったとおりの生活が送れそうかをイメージしてもらうのです。

価値観は絶対的なものさしではありません。その選択肢がどれほど重要かに迷いがあるときは、一旦は重要度を「3」と決めても小さな出来事で「2」になったり、また「3」に戻ったりと、気持ちは揺れ動くものです。選択肢を選んだ結果をイメージしてみて、思いどおりの生活を描くことができないなら、再度、よく考えてもらいましょう。

このとき、**いつまでに決断しなければならないことなのかを、きちんと患者に伝える**ことが大事です。期限が示されていないと、考え直そうとしても気持ちばかりが焦ってしまいます。もしも時間が少ないとしても、期限がわかっていれば心づもりができます。時間に余裕があるなら、一度リセットして落ち着いて考え直すこともできます。

\* \* \*

退院支援では、意思決定しなければならない場面が繰り返しやってきます。1つ1つの意思決定支援をこのような工程をたどって行うのは、時間がかかりすぎて現実的ではないと感じた人もいるかもしれません。

しかし、患者のその後の人生を左右するような大きな決断の意思決定支援をしなければならない局面もしばしば訪れます。知恵をしぼり、患者や家族にやってもらえることはまかせて、後悔のない決定ができるように、ていねいに対応したいものです。

## 療養生活の目標を明確にする

**P.31**で紹介したように、退院支援は目標指向型アプローチをとります。患者の状態に合わせた目標を設定し、その目標を達成することで、より良い状態にしようという働きかけをしていきます。

医療処置など、なんらかの課題を抱えて退院することになる患者に、より良い療養生活を実現するための目標を設定します。その目標を達成するために抽出された各選択肢は、**患者が望む生活を実現するための手段**となる

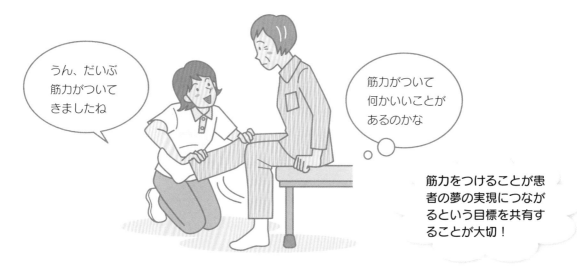

うん、だいぶ筋力がついてきましたね

筋力がついて何かいいことがあるのかな

筋力をつけることが患者の夢の実現につながるという目標を共有することが大切！

ものです。

しかし選択肢を選ぶ過程で、あるいは選択肢を選んだ途端に目標を見失ってしまうことがよくあります。そうなると、意思決定の結果は大きく異なってきます。

リハビリテーションにおける意思決定を例にあげると、わかりやすいでしょう。

たとえば、「地域活動をするために1人で外出できるように筋力トレーニングを受けて下肢の筋力をつける」のであれば、目標は「1人で外出できるようになること」であり、ひいては「地域活動をするため」と、はっきりしています。

これを「下肢の筋力をつけるために、筋力トレーニングを受ける」という意識だけで取り組んだ場合と比較してみましょう。「筋力

トレーニングを受けて下肢の筋力をつける」という点は前者と同じですが、後者の目標は「下肢の筋力をつける」ことになります。この目標では、どれくらい筋力がつけばゴールなのかがわかりません。漠然とした目標に向かって努力するのは虚しいもので、モチベーションを維持するのが難しくなります。

たとえ下肢の筋力をつけるという数値目標を設定できたとしても、目標を達成したのに望む人生は実現できていないという結果になりかねません。これでは、目標達成に向けた努力が水の泡になってしまいます。

意思決定は、**患者が希望する生活を実現することが目標であり、その目標を達成するための手段の選択**であるという認識を見失わないように支援していくことが大切なのです。

## 自分の価値観を知る

すでに説明しましたが、意思決定支援をするにあたって、自分の価値観は横に置いておく必要があります。しかし、私たちは常に価値観に基づいて判断し行動しています。価値観は自分の行動の源泉となるもので、自分の価値観に合わないことをしようとすると、心に抵抗が生じます。

そのため、頭ではわかっていても、無意識のうちに自分の価値観に基づいて患者を説得しようとしたり、自分の価値基準で目標を設定し、その目標に患者を誘導してしまうということが起こります。

このような価値観の押しつけを避けるには、「**自分をよく知る**」ことが重要になります。自分を見つめ直し、客観的に自分を評価することを「**自己覚知**」といいますが、自己覚知するためには自分自身の殻を破る必要があり、なかなか難しいものです。

しかし、自分の性格や考え方の傾向を知ることで、**自分の感情や態度をコントロールして冷静な対応ができる**ようになります。相手との価値観の違いを認識でき、相手を受容し、相手の価値観に寄り添うことができるようになるのです。

自分自身を知るには、**P.88**で患者の価値観を知るためにした質問を自分に投げかけてみるとよいでしょう。その答えを書き出し、自分が大切にしているものが何かを探っていきます。書き出した答えの横に、それが自分にとってどれくらい大事なことか、その重要度を数値であらわして優先順位をつけてみると、何かを判断するときに使う自分の考え方の傾向を知ることができます。

**価値観はいろいろな出来事に接して変化していくもの**です。折にふれて自分の内面を見つめ直すことが求められます。

# 意思決定時における葛藤を解決する

どんなときにも迷いは生じるものです。迷ってあいまいな気持ちのまま決定したことには、後悔が多くなります。患者の心の中に生じた葛藤を、できるだけ解決してから決定できるように支援しましょう。

## 葛藤の原因による対応法

　葛藤とは、「心の中に相反する方向の欲求が生じて、どの選択にするかを迷うこと」です。とくに医療現場での意思決定は不確かさをともなうことが多く、葛藤をなくすのは難しいものです。

　意思決定の過程を患者と共有してきたにもかかわらず、葛藤が大きいときは、次の点を確認してみましょう。

### 1.情報が十分でないと感じていないか

　もしも患者が十分な情報を得られていないと感じているようなら、気になっていることを書き出してもらいます。答えられることは情報提供したうえで、本人自ら情報を集められるように、参考図書を紹介するなど情報収集のしかたをアドバイスします。

### 2.自分の価値基準に自信がもてずにいないか

　選択肢のメリット・デメリットの1つ1つが自分にとってどれくらい重要なことかを評価した結果に自信がもてなければ、そのまま自問自答を続けても結論を出すことはできません。そんなときには、家族や親しい友人と、何が重要かについて話し合ってみることを勧めてみます。また、同じような意思決定をした人が、何を重要と考え、どういう決定をしたのかを知ることも役に立ちます。

### 3.ほかの人からのプレッシャーがないか

　意思決定するにあたって、誰かほかにかかわっている人がいて、その人が異なる選択を選ぶことを期待していると、そのことがプレッシャーとなって、なかなか決められないこともあります。こういった場合は、本人と異なる選択を希望している人との話し合いの場を設けて、それぞれの意見を出し合ってもらい、折り合いをつけられるように支援します。

## 葛藤の大きさを測る

　意思決定時に感じている葛藤を知るためのツールとして、オタワ大学のO'Connor博士が開発した「Decisional Conflict Scale」（図表1）が知られています。患者が選択しようとしている選択肢についての16の質問に対する回答から、何にどれくらいの葛藤を感じているかを知ることができるというものです。

　「とてもそう思う」にチェックを入れた場合は0点、「そう思う」なら1点、「どちらでもない」は2点、「そう思わない」は3点、「まった

**図表1** 意思決定時の葛藤スケール

治療を受けるかどうかを決めることについて、あなたの今のお気持ちをお尋ねします。
以下の質問1つ1つについて、ご自分の気持ちに最もあてはまると思うもの1つにチェックを入れてください。

| | とてもそう思う [0] | そう思う [1] | どちらでもない [2] | そう思わない [3] | まったくそう思わない [4] |
|---|---|---|---|---|---|
| ❶私にとってどの選択肢が利用可能であるか知っている | ☐ | ☐ | ☐ | ☐ | ☐ |
| ❷各選択肢の有益性を知っている | ☐ | ☐ | ☐ | ☐ | ☐ |
| ❸各選択肢の危険性と副作用を知っている | ☐ | ☐ | ☐ | ☐ | ☐ |
| ❹どの有益性が自分にとって最も重要であるのかはっきりしている | ☐ | ☐ | ☐ | ☐ | ☐ |
| ❺どの危険性と副作用が自分にとって最も重要であるのかはっきりしている | ☐ | ☐ | ☐ | ☐ | ☐ |
| ❻有益性、危険性と副作用のどれがより重要であるかはっきりしている | ☐ | ☐ | ☐ | ☐ | ☐ |
| ❼選択をするための十分な支援を他者から受けている | ☐ | ☐ | ☐ | ☐ | ☐ |
| ❽他者からの圧力を受けることなく選択している | ☐ | ☐ | ☐ | ☐ | ☐ |
| ❾選択をするための十分な助言を得ている | ☐ | ☐ | ☐ | ☐ | ☐ |
| ❿どの選択肢が自分にとって最良であるのかはっきりしている | ☐ | ☐ | ☐ | ☐ | ☐ |
| ⓫何を選択すべきかについて自信がある | ☐ | ☐ | ☐ | ☐ | ☐ |
| ⓬この決定をするのは、私にとっては容易である | ☐ | ☐ | ☐ | ☐ | ☐ |
| ⓭十分な情報を得て選択をしたと感じている | ☐ | ☐ | ☐ | ☐ | ☐ |
| ⓮私の決定は自分にとって何が重要かを示している | ☐ | ☐ | ☐ | ☐ | ☐ |
| ⓯私の決定は変わることはないと思う | ☐ | ☐ | ☐ | ☐ | ☐ |
| ⓰自分の決定に満足している | ☐ | ☐ | ☐ | ☐ | ☐ |

出典：The Ottawa Hospital Research Institute-Patient Decision Aids「Decisional Conflict Scale（日本語版）」より作成

くそう思わない」は4点とカウントします。

16項目の総得点を16で割った点数に25をかけ、0に近ければ近いほど「葛藤は少ない」、100に近ければ近いほど「高い葛藤状態にある」と知ることができます。

また、16項目を5つに分けて得点を出し、以下の状態を把握することもできます。いずれも合計点を項目数で割った点数に25をかけて0〜100点で状態を評価します。

◆ 項目 ❿⓫⓬——決定に対する不確かさ
◆ 項目 ❶❷❸——情報が得られているか
◆ 項目 ❹❺❻——自分の価値観を明確に把握しているか
◆ 項目 ❼❽❾——他者からのサポートについて
◆ 項目 ⓭⓮⓯⓰——有効な決定であるかどうかの感覚

# アドバンス・ケア・プランニングを学ぼう

アドバンス・ケア・プランニング（ＡＣＰ：Advance Care Planning）は、最期まで本人の意思が尊重された医療やケアを提供するために行うもので、人生の最終段階での選択をするための意思決定支援です。

## 最期まで本人らしい生き方をするためのサポート

誰にでも訪れることとはいえ、「死」は生きているすべての人にとって未知の世界で、「死」についての考え方や価値観は人により大きく異なります。

かつて日本では「死」を不吉なものとしてタブー視し、死から目をそらし日常から遠ざけようとする考え方が多くを占めていました。しかし、近年では、元気なうちから死について考え、死に備えて「終活」をする人も増えてきています。

「死」という命の本質的な問題に向き合い準備することは、決して後ろ向きの行動ではありません。自分の人生の終わりを考えることは、「今をどう生きるか」を考えることにつながり、**残された時間を充実させる**ことができます。さらに、残される家族にとっても、人生の最終段階で治療を始めるか否かなどの難しい選択を、患者にかわって決定する**精神的負担が軽減**されることになります。

人生の終わりがいつ訪れるかを予測するのは困難です。誰でも大きなけがや病気によって、突然、命の危険にさらされる可能性があります。そんな重大な局面を迎えたときに、自分で医療やケアの選択をしたり、意思を人に伝達できなかったりする状態になっていることが多いのが現実です。だからこそ、意思を伝えられるうちに、人生の最終段階における医療やケアについて自ら考え、家族や周囲の信頼する人たちと話し合い、その意思を共有しておくことがとても大切なのです。

このような意思決定を支援するプロセスをアドバンス・ケア・プランニング（以下、ＡＣＰ）と呼びます。ＡＣＰは、患者が自分の人生を全うできるように、**最期まで本人の意思を尊重し、本人が望む最善の医療やケアを提供できることを目標**としています。ただし、あくまでも**本人の主体的な取り組みを支援する**ものであって、「死」について考えたくない人への配慮も忘れてはなりません。

また、心身の状態に応じて意思が変わる可能性は十分にあります。何度でも繰り返し考え、話し合いをもち、意思を共有することが大切です。その場で決まらない場合も含め、話し合いの内容は、その都度、文書にまとめておくようにします。

まずは、話し合いのきっかけをつくり、「本人の状況」や「本人が大切にしたいこと」、そして「医療およびケアについての希望」など、人生の最終段階を迎えた時期に寄り添うために必要なことを話し合います。日本医師会では、この話し合いの具体例として、**図表1**のような内容をあげています。

**図表1** ACPにおける話し合いの内容

**患者の状況**
- ◆ 家族構成や暮らしぶりはどのようなものですか？
- ◆ 健康状態について気になる点はありますか？
- ◆ ほかにかかっている医療機関（治療内容）や介護保険サービスの利用はありますか？　など

**患者が大切にしたいこと（人生観や価値観、希望など）**
- ◆ これまでの暮らしで大切にしてきたことは何ですか？
- ◆ 今の暮らしで、気になっていることはありますか？
- ◆ これからどのように生きたいですか？
- ◆ これから経験してみたいことはありますか？
- ◆ 家族等の大切な人に伝えておきたいことは何ですか？（会っておきたい人、最期に食べたいもの、葬儀、お墓、財産など）
- ◆ 最期の時間をどこで、誰と、どのように過ごしたいですか？
- ◆ 意思決定のプロセスに参加してほしい人は誰ですか？
- ◆ かわりに意思決定してくれる人はいますか？　など

**医療およびケアについての希望**
「可能なかぎり生命を維持したい」「痛みや苦しみを少しでも和らげたい」「できるだけ自然なかたちで最期を迎えたい」などの希望が考えられますが、病状等も含め状況はさまざまです。医療関係者より適切な情報提供と説明がなされたうえで、患者やそのご家族等と話し合いを重ねていくことが重要です。

出典：日本医師会「終末期医療　アドバンス・ケア・プランニング（ACP）から考える」より作成

## 診療報酬に位置づけられたガイドライン

　厚生労働省は2018年3月に、ACPの概念を取り入れた**「人生の最終段階における医療・ケアの決定プロセスに関するガイドライン」**を発表しました。このガイドラインは、2007年に発表された「終末期医療の決定プロセスに関するガイドライン」の改訂版です。

　「終末期医療の決定プロセスに関するガイドライン」が作成された当時、人生の最終段階を迎えたときのことを考えたり、家族間で話し合ったりすることの必要性を理解している患者はほとんどおらず、医療現場において、人生の最終段階で治療を始めるか否か、あるいは中止するかといった選択をどのように進

めればよいかが重要な課題となっていました。その対応策として、厚生労働省がガイドラインを作成したものの、医療現場における認知度は低く、ほとんど活用されませんでした。

　そこで、改訂版のガイドラインを発表するにあたって、認知度を高めるために診療報酬に位置づけることが検討され、平成30年度の診療報酬改定時に適用されました。

　続いて令和2年度の診療報酬改定時に、地域包括ケア病棟入院料の施設基準において、**「人生の最終段階における医療・ケアの決定プロセスに関するガイドライン」**等の内容を踏まえ、適切な意思決定支援に関する指針を

定めていることが要件とされました。訪問診療や訪問看護などの診療報酬のターミナルケア加算でも、本ガイドライン等の内容を踏まえ、患者・家族等と話し合いを行い、患者・家族等の意思決定を基本に、ほかの関係者と協働のうえ対応することとされました。

## 人生の最終段階における医療・ケアの決定プロセスの流れ

「人生の最終段階における医療・ケアの決定プロセスに関するガイドライン」は、人生の最終段階を迎えた患者・家族等（親しい友人を含む）と医療・介護従事者が、最善の医療・ケアをつくりあげるためのプロセスを示すもので、おおまかな方針決定の流れは**図表2**のようになります。

人生の最終段階における最善の医療・ケアをつくりあげるためには、医師だけでなく、看護師やソーシャルワーカー、ケアマネジャー（介護支援専門員）等の介護従事者などが連携し、医療・ケアチームが一丸となったサポート体制を整えなければなりません。

そして、人生の最終段階においては、できるかぎり早期から身体的・心理的な苦痛等を緩和するためのケアを行い、**緩和が十分に行**

**図表2** 「人生の最終段階における医療・ケアの決定プロセスに関するガイドライン」による意思決定支援や方針決定の流れ

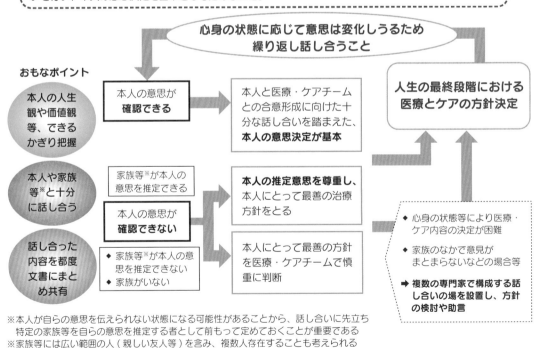

出典：平成30年度厚生労働省委託事業「在宅医療関連講師人材養成事業 研修会資料」より作成

われた状態で、医療・ケア行為の開始・不開始、内容の変更、中止等について本人の意思を確認することが大事です。

その際、選択肢となる医療・ケアのそれぞれのメリット・デメリットなど、適切で十分な情報に基づいて意思決定が行われる必要があります。

また、本人が自らの意思を伝えられない状態になる可能性があることを踏まえ、医療・ケアチームは患者・家族等とともに繰り返し話し合いを行い、本人のこれまでの人生観や価値観、どのような生き方をしたいかといった希望をできるかぎり把握しておきます。ただし、繰り返し話し合うといっても、「週に1回、30分間行う」などと、ルーティーン化することは本来の趣旨を損なう可能性があるた

め、留意する必要があります。

本人の意思が明確でない場合には、本人が望むこと、本人にとって最善なことを、家族等と医療・ケアチームで話し合います。話し合いで合意に至った場合は、それが本人にとっての最善のケアだと考えられます。

もしも意見が分かれるような場合は、複数の専門家からなる話し合いの場を設け、専門家からの助言を受けて、合意形成に努めることとされています。

以下に、厚生労働省の「人生の最終段階における医療・ケアの決定プロセスに関するガイドライン」（2018年3月改訂）の全文を掲載しました。ガイドラインの各項目の下に書かれている「＊注」は、厚生労働省が同時に発表した解説編の内容です。

## 人生の最終段階における医療・ケアの決定プロセスに関するガイドライン

### 1. 人生の最終段階における医療・ケアの在り方

❶ 医師等の医療従事者から適切な情報の提供と説明がなされ、それに基づいて医療・ケアを受ける本人が多専門職種の医療・介護従事者から構成される医療・ケアチームと十分な話し合いを行い、本人による意思決定を基本としたうえで、人生の最終段階における医療・ケアを進めることが最も重要な原則である。

また、本人の意思は変化し得るものであることを踏まえ、本人が自らの意思をその都度示し、伝えられるような支援が医療・ケアチームにより行われ、本人との話し合いが繰り返し行われることが重要である。

さらに、本人が自らの意思を伝えられない状態になる可能性があることから、家族等の信頼できる者も含めて、本人との話し合いが繰り返し行われることが重要である。この話し合いに先立ち、本人は特定の家族等を自らの意思を推定する者として前もって定めておくことも重要である。

＊注1　より良い人生の最終段階における医療・ケアには、第一に十分な情報と説明（本人の心身の状態や社会的背景に鑑み、受ける医療・ケア、今後の心身の状態の変化の見通し、生活上の留意点など）を得たうえでの本人の決定こそが重要です。ただし、❷で述べるように、人生の最終段階における医療・ケアとしての医学的妥当性・適切性が確保される必要のあることは当然です。

＊注2　医療・ケアチームとはどのようなものかは、医療機関等の規模や人員によって変わり得るものです。一般的には、担当の医師と看護師およびそれ以外の医療・介護従事者というのが基本形ですが、たとえばソーシャルワーカーなど社会的な側面に配慮する人が

（P.98へつづく）

参加することも想定されます。また、在宅や施設においては、担当の医師と看護師のほか、本人の心身の状態や社会的背景に応じて、ケアにかかわる介護支援専門員、介護福祉士などの介護従事者のほか、他の関係者が加わることも想定されます。

＊注3　医療・ケアチームは、ていねいに、本人の意思を汲み取り、関係者と共有する取り組みを進めることが重要です。また、本人の意思は、時間の経過や心身の状態の変化、医学的評価の変更などに応じて、大きく変化する可能性があることから、繰り返し話し合いを行うことが、本人の意思の尊重につながります。

❷　人生の最終段階における医療・ケアについて、医療・ケア行為の開始・不開始、医療・ケア内容の変更、医療・ケア行為の中止等は、医療・ケアチームによって、医学的妥当性と適切性をもとに慎重に判断すべきである。

＊注4　人生の最終段階には、がんの末期のように、予後が数日から長くとも2～3か月と予測ができる場合、慢性疾患の急性増悪を繰り返し予後不良に陥る場合、脳血管疾患の後遺症や老衰など数か月から数年にかけ死を迎える場合があります。どのような状態が人生の最終段階かは、本人の状態を踏まえて、医療・ケアチームの適切かつ妥当な判断によるべき事柄です。また、チームを形成する時間のない緊急時には、生命の尊重を基本として、医師が医学的妥当性と適切性をもとに判断するほかありませんが、その後、医療・ケアチームによって改めてそれ以後の適切な医療・ケアの検討がなされることになります。

＊注5　医療・ケアチームについては2つの懸念が想定されます。1つは、結局、強い医師の考えを追認するだけのものになるという懸念、もう1つは、逆に、責任の所在があいまいになるという懸念です。しかし、前者に対しては、医療・介護従事者の協力関係のあり方が変化し、医師以外の医療・介護従事者がそれぞれの専門家として貢献することが認められるようになってきた現実をむしろ重視すること、後者に対しては、このガイドラインは、あくまでも人生の最終段階の本人に対し医療・ケアを行う立場から配慮するためのチーム形成を支援するためのものであり、それぞれが専門家としての責任をもって協力して支援する体制をつくるためのものであることを理解してもらいたいと考えています。とくに刑事責任や医療従事者間の法的責任のあり方などの法的側面については、ガイドライン策定以降、このような側面から大きく報道されるような事態は生じていませんが、引き続き検討していく必要があります。

❸　医療・ケアチームにより、可能なかぎり疼痛やその他の不快な症状を十分に緩和し、本人・家族等の精神的・社会的な援助も含めた総合的な医療・ケアを行うことが必要である。

＊注6　緩和ケアの重要性に鑑み、2007年2月、厚生労働省は緩和ケアのための麻薬等の使用を従来よりも認める措置を行いました。

＊注7　人が人生の最終段階を迎える際には、疼痛緩和ばかりでなく、ほかの種類の精神的・社会的問題も発生します。可能であれば、医療・ケアチームには、ソーシャルワーカーなど、社会的な側面に配慮する人やケアにかかわる介護支援専門員などが参加することが望まれます。

❹　生命を短縮させる意図をもつ積極的安楽死は、本ガイドラインでは対象としない。

＊注8　疾患にともなう耐え難い苦痛は緩和ケアによって解決すべき課題です。積極的安楽死

は判例その他で、きわめてかぎられた条件下で認め得る場合があるとされています。しかし、その前提には耐え難い肉体的苦痛が要件とされており、本ガイドラインでは、肉体的苦痛を緩和するケアの重要性を強調し、医療的な見地からは緩和ケアをいっそう充実させることが何よりも必要であるという立場をとっています。そのため、積極的安楽死とは何か、それが適法となる要件は何かという問題を、このガイドラインで明確にすることを目的としていません。

## 2. 人生の最終段階における医療・ケアの方針の決定手続き

人生の最終段階における医療・ケアの方針決定は次によるものとする。

### (1)本人の意思の確認ができる場合

❶ 方針の決定は、本人の状態に応じた専門的な医学的検討を経て、医師等の医療従事者から適切な情報の提供と説明がなされることが必要である。

そのうえで、本人と医療・ケアチームとの合意形成に向けた十分な話し合いを踏まえた本人による意思決定を基本とし、多専門職種から構成される医療・ケアチームとして方針の決定を行う。

❷ 時間の経過、心身の状態の変化、医学的評価の変更などに応じて本人の意思が変化し得るものであることから、医療・ケアチームにより、適切な情報の提供と説明がなされ、本人が自らの意思をその都度示し、伝えることができるような支援が行われることが必要である。この際、本人が自らの意思を伝えられない状態になる可能性があることから、家族等も含めて話し合いが繰り返し行われることも必要である。

❸ このプロセスにおいて話し合った内容は、その都度、文書にまとめておくものとする。

＊注9　話し合った内容を文書にまとめるにあたっては、医療・介護従事者からの押しつけにならないように配慮し、医療・ケアについての本人の意思が十分に示されたうえで、話し合われた内容を文書として残しておくことが大切です。

＊注10　より良き人生の最終段階における医療・ケアの実現のためには、まず本人の意思が確認できる場合には本人の意思決定を基本とすべきこと、その際には十分な情報と説明が必要なこと、それが医療・ケアチームによる医学的妥当性・適切性の判断と一致したものであることが望ましく、そのためのプロセスを経ること、また合意が得られた場合でも、本人の意思が変化し得ることを踏まえ、さらにそれを繰り返し行うことが重要だと考えられます。

＊注11　話し合った内容については、文書にまとめておき、家族等と医療・ケアチームとの間で共有しておくことが、本人にとっての最善の医療・ケアの提供のためには重要です。

### (2)本人の意思の確認ができない場合

本人の意思確認ができない場合には、次のような手順により、医療・ケアチームのなかで慎重な判断を行う必要がある。

❶ 家族等が本人の意思を推定できる場合には、その推定意思を尊重し、本人にとっての最善の方針をとることを基本とする。

❷ 家族等が本人の意思を推定できない場合には、本人にとって何が最善であるかについて、本人にかわる者として家族等と十分に話し合い、本人にとっての最善の方針をとることを基本とする。時間の経過、心身の状態の変化、医学的評価の変更などに応じて、このプロセスを繰り

（P.100へつづく）

返し行う。

❸　家族等がいない場合および家族等が判断を医療・ケアチームに委ねる場合には、本人にとっての最善の方針をとることを基本とする。

❹　このプロセスにおいて話し合った内容は、その都度、文書にまとめておくものとする。

＊注12　家族等とは、今後、単身世帯が増えることも想定し、本人が信頼を寄せ、人生の最終段階の本人を支える存在であるという趣旨ですから、法的な意味での親族関係のみを意味せず、より広い範囲の人（親しい友人等）を含みますし、複数人存在することも考えられます（このガイドラインのほかの箇所で使われている意味も同様です）。

＊注13　本人の意思決定が確認できない場合には、家族等の役割がいっそう重要になります。とくに、本人が自らの意思を伝えられない状態になった場合に備えて、特定の家族等を自らの意思を推定する者として前もって定め、その者を含めてこれまでの人生観や価値観、どのような生き方や医療・ケアを望むかを含め、日頃から繰り返し話し合っておくことにより、本人の意思が推定しやすくなります。その場合にも、本人が何を望むかを基本とし、それがどうしてもわからない場合には、本人の最善の利益が何であるかについて、家族等と医療・ケアチームが十分に話し合い、合意を形成することが必要です。

＊注14　家族等がいない場合および家族等が判断せず、決定を医療・ケアチームに委ねる場合には、医療・ケアチームが医療・ケアの妥当性・適切性を判断して、その本人にとって最善の医療・ケアを実施する必要があります。なお家族等が判断を委ねる場合にも、その決定内容を説明し十分に理解してもらうよう努める必要があります。

＊注15　本人の意思が確認できない場合についても、本人の意思の推定や医療・ケアチームによる方針の決定がどのように行われたかのプロセスを文書にまとめておき、家族等と医療・ケアチームとの間で共有しておくことが、本人にとっての最善の医療・ケアの提供のためには重要です。

⑶複数の専門家からなる話し合いの場の設置

上記⑴および⑵の場合において、方針の決定に際し、

・医療・ケアチームのなかで心身の状態等により医療・ケアの内容の決定が困難な場合

・本人と医療・ケアチームとの話し合いのなかで、妥当で適切な医療・ケアの内容についての合意が得られない場合

・家族等のなかで意見がまとまらない場合や、医療・ケアチームとの話し合いのなかで、妥当で適切な医療・ケアの内容についての合意が得られない場合

などについては、複数の専門家からなる話し合いの場を別途設置し、医療・ケアチーム以外の者を加えて、方針等についての検討および助言を行うことが必要である。

＊注16　別途設置される話し合いの場は、あくまでも、本人、家族等、医療・ケアチームの間で、人生の最終段階における医療・ケアのためのプロセスを経ても合意に至らない場合、例外的に必要とされるものです。第三者である専門家からの検討・助言を受けて、あらためて本人、家族等、医療・ケアチームにおいて、ケア方法などを改善することを通じて、合意形成に至る努力をすることが必要です。第三者である専門家とは、たとえば、医療倫理に精通した専門家や、国が行う「本人の意向を尊重した意思決定のための研修会」の修了者が想定されますが、本人の心身の状態や社会的背景に応じて、担当の医師や看護師以外の医療・介護従事者によるカンファレンス等を活用することも考えられます。

# Chapter 4

## 地域の社会資源を
## 把握しよう

患者が安心して退院するためには、地域の社会
資源の活用がカギとなります。ここでは、全
国一律に利用要件が定められているフォーマル
サービスについて説明していきます。

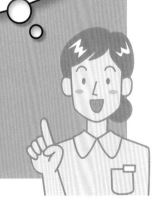

# 在宅生活を支えるフォーマルサービス

さまざまな課題を抱えたまま退院する患者・家族にとって、居宅で利用できるフォーマルサービスはなくてはならないものです。まずは、どのようなサービスがあるかを把握しましょう。

## 各種フォーマルサービスの特徴

日本の社会保障制度は、大きく「**社会保険方式**」と「**社会扶助方式**」に分けられます。

社会保険方式には、医療保険や介護保険、年金保険などがあり、被保険者要件に達すると**強制適用**され保険料を徴収されますが、保険事故（あらかじめ決められた要件）にあったときには給付が受けられます。一方の社会扶助方式には、障害者の日常生活及び社会生活を総合的に支援するための法律（以下、障害者総合支援法）や生活保護法などがあり、保険料のような負担を課すことなく、国の責任において該当者に対して給付を行います。

在宅での療養生活を支えるおもなフォーマルサービスには、**医療保険サービス、介護保険サービス、障害者総合支援法に基づくサービス**（以下、障害福祉サービス）があります。

医療保険サービスは医療保険の被保険者であれば誰でも利用できますが、介護保険サービスは介護保険の被保険者であっても、要介護・要支援認定を受けた人でなければ利用することができません。また介護保険は40歳以上にならなければ被保険者とならないため、40歳未満の人は状態にかかわらず利用することはできません。医療保険と同様に、障害福祉サービスには年齢要件はなく、身体障害者(児)、知的障害者(児)、精神障害者(児)(発

**図表1** 各種フォーマルサービスの自己負担割合

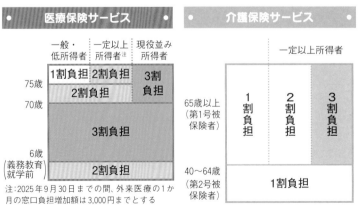

利用した**サービス量**に応じた利用者負担

| 障害福祉サービス | |
|---|---|
| 生活保護受給世帯 | 0円 |
| 市町村民税非課税世帯注1 | 0円 |
| 市町村民税課税世帯<br>（所得割16万円注2未満）<br>※入所施設利用者（20歳以上）、<br>グループホーム利用者を除く注3 | 9,300円 |
| 上記以外 | 37,200円 |

注1：3人世帯で障害基礎年金1級受給の場合、収入がおおむね300万円以下の世帯が対象
注2：収入がおおむね600万円以下の世帯が対象
注3：入所施設利用者（20歳以上）、グループホーム利用者は、市町村民税課税世帯の場合37,200円

収入に応じた利用者負担

達障害者を含む）、パーキンソン病など政令で定める難病等で一定程度の障害があり、支給決定を受けた人が利用できます。

　サービスを利用した場合、医療保険と介護保険では1か月に利用したサービスにかかった費用に対し、一定の割合が利用者負担となります。医療保険は年齢別で負担割合が決められていますが、70歳以上の人は所得により負担割合が変わります。介護保険サービス

はかかった費用の1割負担が基本となりますが、65歳以上の第1号被保険者は、所得に応じて2割または3割の負担となります。ただし、1か月の上限額を超えた場合の負担軽減制度が設定されています。障害福祉サービスでは、所得に応じて4区分の負担上限月額が設定され、1か月に利用したサービス量にかかわらず、それ以上の負担が生じることはありません（**図表1**）。

## 医療保険と介護保険で利用できるサービス

　**図表2**に示した医療保険で利用できるサービスには、介護保険にもほぼ同様のサービスがあるものもあります。同じサービス内容で

あれば、要介護・要支援認定を受けている場合は原則、**介護保険が優先**適用となり、利用者負担は利用した保険の割合が適用されます。

**図表2** 居宅で利用できるおもなフォーマルサービス

| 医療保険で利用できるサービス | |
| --- | --- |
| 訪問診療／往診 | **【利用対象者】** |
| 訪問歯科診療 | **医療保険被保険者** |
| 訪問歯科衛生指導 | |
| 在宅患者訪問薬剤管理指導 | |
| 在宅患者訪問栄養食事指導 | |
| 訪問および外来のリハビリテーション | |
| 訪問看護 (P.110で紹介)　　など | |

| 障害者総合支援法で利用できるサービス | |
| --- | --- |
| 自立支援医療 | |
| 居宅介護 | |
| 重度訪問介護 | **【利用対象者】** |
| 同行援護 | **支給決定を** |
| 行動援護 | **受けた人** |
| 短期入所 | |
| 重度障害者等包括支援 | |
| 補装具／日常生活用具 (P.114で紹介)　　など | |

| 介護保険で利用できるサービス | |
| --- | --- |
| 訪問介護 | |
| 訪問入浴介護 | **【利用対象者】** |
| 訪問看護 (P.110で紹介) | **要介護・要支援認定** |
| 居宅療養管理指導 | **を受けた** |
| 訪問リハビリテーション | **介護保険被保険者** |
| 通所介護 (デイサービス) | |
| 通所リハビリテーション (デイケア) | |
| 短期入所生活介護 (ショートステイ) | |
| 短期入所療養介護 (ショートステイ) | |
| 定期巡回・随時対応型訪問介護看護 | |
| 夜間対応型訪問介護 | |
| 地域密着型通所介護 | |
| 療養通所介護 | |
| 認知症対応型通所介護 | |
| 小規模多機能型居宅介護 | |
| 看護小規模多機能型居宅介護 (複合型サービス) | |
| 福祉用具貸与／特定福祉用具販売 (P.114で紹介) | |
| 住宅改修 (P.116で紹介)　　など | |

訪問看護はしくみが複雑なため次節で詳述することにし、ここではそのほかのサービスの概略を紹介します。

## 訪問診療／往診

往診も訪問診療も医療保険のサービスです。P.11で紹介したように、往診は利用者の要請を受けて行うもので、訪問診療は定期的かつ計画的に居宅を訪問して診療を行います。

訪問診療は、通院が困難な人を対象に、診療計画に基づき継続的に診療、治療、薬の処方、療養上の相談、指導等を行うだけでなく、急変時には緊急訪問したり入院の手配を行ったりするなど、臨機応変に対応します。

また、在宅医療の役割が大きくなるなか、24時間往診が可能な体制を確保している在宅療養支援病院・在宅療養支援診療所もあります。在宅療養支援診療所はほかの医療機関との連携可とされ、それ以外の医療機関でもほかの医療機関と連携して24時間体制を構築しているところもあります。

介護保険の「居宅療養管理指導」にも、医師が居宅を訪問するサービスがあります。しかし居宅療養管理指導で行われるのは、「介護サービスの利用上の留意事項や介護方法等についてのアドバイスや指導」で、実際の医療行為は行われません。また、利用できる回数は1か月に2回までとの制限が設けられています。

## 訪問歯科診療

訪問歯科診療では、通院が困難な人を対象に、居宅で義歯の不適合やむし歯にともなう歯の痛みの処置、歯周処置、咀嚼に関する指導などを行います。

抜歯、歯槽骨整形手術、歯槽膿瘍の口腔内消炎処置、口腔外科消炎処置などの簡単な手術は行いますが、高い技術度、正確性および厳密な滅菌処置を要求される手術については、必要な設備の整った施設に搬送して行うこととされています。

介護保険の歯科医師が行う「居宅療養管理指導」では、訪問診療と同様に医療行為は行われず、管理・指導のみが行われます。要介護・要支援認定の取得者は介護保険が優先となりますが、治療が必要な場合は医療保険の訪問歯科診療を併用するかたちになります。

## 訪問歯科衛生指導

訪問歯科衛生指導では、歯科医師の指示書および当該歯科医師の策定した訪問指導計画に基づいて、歯科衛生士等（保健師、看護師または准看護師）が訪問して口腔ケアや誤嚥のチェック、義歯の清潔・清掃にかかわる療養上必要な実地指導を患者・家族等に対して行います。

介護保険の歯科衛生士が行う「居宅療養管理指導」もサービス内容は同じです。

## 在宅患者訪問薬剤管理指導

医療保険の「在宅患者訪問薬剤管理指導」と、介護保険の薬剤師が行う「居宅療養管理指導」も指導内容は同じです。通院が困難で、医師が必要と認めた患者が対象となります。

薬剤師が居宅を訪問して、以下のようなサービスを提供します。

◆ 薬を療養先に届け、服薬方法、薬剤の内容・副作用、保管方法等の説明

◆ ほかの病院の処方薬や市販薬、健康食品等との飲み合わせの指導

◆ 患者に合った服用管理の提案（一包化、服薬カレンダーや日付と服用時間を書いた仕切り箱の利用など）

◆ 薬の飲みにくさを解消するため、剤形の変更等を医師に提案

◆ 注射針や残薬の調整・廃棄
◆ 介護用品や保険適用の医療処置材料な
　どの相談・配達

### 在宅患者訪問栄養食事指導

　医療保険サービスの在宅患者訪問栄養食事指導は、通院が困難な患者で、厚生労働大臣が別に定める糖尿病、腎臓病などの特別食が必要と主治医が認め、かつ要介護・要支援認定を受けていない療養者が対象となります。要介護・要支援認定を受けている人は、介護保険の**管理栄養士が行う「居宅療養管理指導」**を受けることになります。

　医療保険では、診療に基づき計画的な医学管理を行っている主治医の指示で、管理栄養士が居宅を訪問して指導を行います。

　介護保険では、医師、訪問看護師、ケアマネジャーなどの関連職種と共同作成した栄養ケア計画書に基づいて、管理栄養士が必要栄養量や食品構成などの具体的な栄養管理に係

る情報の提供、指導・助言を患者・家族等に行います。医療保険も介護保険も月に2回が限度で、1回30分間以上とされています。

### リハビリテーション

　居宅で療養する患者が医療保険や介護保険で利用できるリハビリテーション・サービスには、訪問リハビリテーション、通院あるいは通所リハビリテーション（デイケア）、訪問看護（リハビリテーション専門職の訪問）があります。介護保険では、そのほか短期入所療養介護でもリハビリテーションを行っています。訪問リハビリテーションは、原則、通院や通所ができない場合に利用が認められます。介護保険の訪問リハビリテーションは、通所ができる場合も、家の中でのADLの自立が困難で、ケアマネジメントの結果、必要と判断された場合は、家屋状況の確認を含めた訪問リハビリテーションを利用することができます。

　リハビリテーションは医療行為です。その

## 知っているかな？ 居宅療養管理指導に携わる専門職

　介護保険の居宅療養管理指導は、疾病の予防、再発予防、寝たきりによる合併症の早期発見、看取りなど、居宅療養者の医学的問題に対応する管理サービスです。

　居宅療養管理指導を行うことができるのは、病院・診療所または薬局に所属している以下の職種にかぎられます。本文でも紹介しましたが、職種により指導内容が異なります。

| 職　種 | 指導内容 | 職　種 | 指導内容 |
|---|---|---|---|
| 医師 | 医学的管理指導 | 管理栄養士 | 栄養指導 |
| 歯科医師 | 歯科医学的管理指導 | 歯科衛生士<br>(保健師・看護師・准看護師を含む) | 口腔衛生指導 |
| 薬剤師 | 薬学的管理指導 | | |

図表3 医療保険と介護保険のリハビリテーションの違い

| | 医療保険 | 介護保険 |
|---|---|---|
| 特 徴 | 専門職による充実したリハビリテーションを通じて、心身の機能回復を図る。おもに急性期・回復期のリハビリテーションを提供 | 現存機能を生かしてADLや社会参加等の回復を目指すとともに、実践的な活動を通じ心身機能の維持を図る。おもに維持期・生活期のリハビリテーションを提供 |
| 期 間 | 利用できる日数に制限がある | 主治医が必要と認めれば、長期にわたって利用できる |
| その他 | 疾患別のリハビリテーションが提供される | 疾患に制限はない |

ため、どちらの保険で利用する場合も医師の指示が必要となります。医療保険の通院リハビリテーションの提供時間は、1回につき20～40分程度ですが、介護保険の通所リハビリテーションは、レスパイト（介護者の休息）機能を備えているため、要介護者であれば1回最長14時間まで利用できます。

介護保険の通所リハビリテーションには、機能改善を図るための個別リハビリテーションのほか、グループで創作活動やレクリエーション活動などを行い、身体的活動性の維持等を図る集団リハビリテーションがあります。

そのほか、医療保険と介護保険のリハビリテーションの違いを図表3にまとめました。

## 介護保険で利用できるその他のサービス

介護保険サービスを利用できるのは、要介護・要支援認定を受けた被保険者のみで、要介護度により1か月の**支給限度額**が決められています。支給限度額を超えて利用する場合は、**全額自己負担**となります。

居宅療養患者が利用できる介護保険サービスのうち、すでに紹介したサービス、それに次項以降で紹介する訪問看護、福祉用具、住宅改修以外のサービスについて概略を紹介しておきましょう。

### 訪問介護

訪問介護では、介護福祉士等の訪問介護員が利用者の居宅を訪問し、介護や日常生活上の世話、生活等に関する相談・助言を行います。訪問介護には、大きく以下の3つのサー

ビスがあります。

- ◆ **身体介護**——入浴、排泄、食事など身体に直接接触して行う介助
- ◆ **生活援助**——掃除、洗濯、調理、買い物など、いわゆる家事援助
- ◆ **通院等のための乗降車の介助**——通院など、日常生活に必要な外出のための支援

上記のサービスのうち、生活援助を利用できるのは、単身者や同居家族が障害・疾病・高齢などにより家事を行うのが難しい場合等にかぎられます。また、介護予防サービスの設定がないため、要支援者は利用できません。

### 訪問入浴介護

訪問入浴介護は、デイサービス（通所介護）

## わかるかな? レスパイトケアとして提供されるサービス

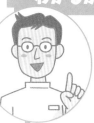

「レスパイト（Respite）」は「小休止」を意味します。介護は終わりが見えず、長く暗いトンネルの中を走り続けているようなものです。そんな状態で頑張りすぎると、積み重なる介護負担により精神を患ったり虐待に走ってしまったりすることがあります。

そこで介護保険サービスには、右のように、介護者の負担軽減を目的の1つとしているサービスが数多くあります。福祉用具や住宅改修もその1つで介護者のレスパイトにつながります。

```
通所介護
地域密着型通所介護
認知症対応型通所介護

訪問看護      短期入所生活介護
             短期入所療養介護

        レスパイトケア

通所リハビリテーション
訪問リハビリテーション

住宅改修
福祉用具          etc.
```

に通うのが困難で、自宅の浴槽で入浴をするのが難しい人が利用対象です。看護職員と介護職員が居宅を訪問し、持参した浴槽で入浴の介護を行います。

### 通所介護／療養通所介護

通所介護は、利用者の社会的孤立の解消や心身機能の維持、家族の介護負担の軽減などを目的にしたサービスです。利用者は通所介護事業所に通い、日帰りで食事や入浴などの日常生活上の支援や、生活機能向上のための機能訓練、口腔機能向上サービスなどの提供を受けます。通所介護に準じたサービスを、利用定員18人以下の小規模な事業所が提供するのが、地域密着型通所介護です。

これら一般的な通所介護は、医療行為が必要な人は利用できません。難病、認知症、脳血管疾患後遺症等の重度要介護者、ガンの末期患者などで医療行為が必要な人に提供されるのが、療養通所介護です。

訪問介護と同様、介護予防サービスの設定

がないため、要支援者は利用できません。

### ショートステイ

短期間一時的に施設に入所して、入浴や食事などの日常生活上の支援、機能訓練などを受けるサービスがショートステイです。

介護保険サービスには、短期入所生活介護と短期入所療養介護という2つのショートステイ・サービスが設定されています。短期入所療養介護は医療的管理が必要な人が対象となり、日常生活の世話のほかに、医療器具の調整・交換、リハビリテーション、疾病の経過観察なども受けられます。

ショートステイは、要介護者の居宅での自立支援とともに、介護者の負担軽減も目的としているため、次のような介護者の理由で利用することができます。

◆ **社会的理由**——疾病、出産、冠婚葬祭、出張、学校等の公的行事への参加など

◆ **私的理由**——休養、旅行など

### 定期巡回・随時対応型訪問介護看護 注：下欄外

定期巡回・随時対応型訪問介護看護は、日中・夜間を通じて訪問介護と訪問看護を一体的に提供するサービスです。短時間の定期巡回訪問と利用者からの通報による随時訪問サービス、訪問看護サービスを、24時間365日柔軟に提供します。

重度者の在宅生活を支えるためのサービスであるため、要支援者を対象にした同様のサービスの設定はありません。

### 夜間対応型訪問介護

夜間対応型訪問介護では、夜間の時間帯にホームヘルパー等が定期的に短時間巡回する定期巡回サービスと、利用者からの求めに応じて訪問する随時訪問サービスを提供します。

夜間対応型訪問介護も、要支援者を対象にした同様のサービスはありません。

### 認知症対応型通所介護

認知症対応型通所介護は、デイサービスと同様に、利用者の社会的孤立の解消や心身機能の維持、家族の介護負担の軽減などを目的としています。

異なるのは、認知症の利用者に専門的なケアを提供する点で、利用者は認知症のある人にかぎられ、要支援者を対象にしたサービスの設定もあります。

### 小規模多機能型居宅介護

小規模多機能型居宅介護は、「通い」を中心に、随時「訪問」「宿泊」の3つを組み合わせて介護等を受けることができるサービスです。

要支援者を対象にした同様のサービスの設定はありますが、小規模多機能型居宅介護を利用する場合は、訪問看護、訪問リハビリテーション、居宅療養管理指導、福祉用具、住宅改修を除く、ほかの介護保険サービスは利用できなくなります。

### 看護小規模多機能型居宅介護

看護小規模多機能型居宅介護は、医療ニーズに対応した小規模多機能型居宅介護サービスです。施設への「通い」を中心として、短期間の「宿泊」やホームヘルパー等による利用者の自宅への「訪問（介護）」に加えて、看護師等による「訪問（看護）」も組み合わせたサービスを一体的に提供します。

小規模多機能型居宅介護と異なり、看護小規模多機能型居宅介護には要支援者を対象にした同様のサービスの設定がありません。

以下のような利用者が対象となります。

◆軽度の要介護者——人工肛門・人工膀胱の管理、インスリン注射等が必要な人
◆重度の要介護者——痰の吸引、経管栄養、褥瘡の処置などが必要な人

## ▌障害者総合支援法で利用できるサービス

障害福祉サービスの支給決定を受けた障害者等が、介護保険の要介護・要支援認定を受け、介護保険により障害福祉サービスに相当するサービスを受けられる場合は、**介護保険給付が優先**適用となります。

ただし、介護保険サービスの支給制限により十分なサービス量を受けられない場合などには、障害福祉サービスの利用が認められます（**図表4**）。また、訪問入浴介護に相当するサービスを市町村が地域生活支援事業で実施

注：本ページで紹介している介護保険サービスは、保険者である市町村が指定・監督を行う地域密着型サービスのため、退院支援の対象者が住んでいる市町村によってはサービス事業所がないところもある

| 図表4 | 介護保険の被保険者の場合に優先適用となるサービス |

| 居宅介護 | ➡ | 介護保険サービス注1 | 行動援護 | ➡ 障害福祉サービス注2 |
|---|---|---|---|---|
| 重度訪問介護 | ➡ | 介護保険サービス注1 | 短期入所 | ➡ 介護保険サービス注1 |
| 同行援護 | ➡ | 障害福祉サービス注2 | 重度障害者等包括支援 ➡ 介護保険サービス注1 |

注1:介護保険サービスの利用が優先だが、精神疾患や知的障害、視聴覚障害等による障害の特性により、障害福祉サービスの利用が適当と市町村が認めた場合は、障害福祉サービスの利用が可能。また、要介護5の人は、所定の適用条件を満たす場合、介護保険サービスを利用したうえで、障害福祉サービスの上乗せ支給が可能
注2:通院等に係る支援や社会生活上必要不可欠な外出（生活必需品の買い物等）に係る支援を要するものは、介護保険サービスを優先する

している場合も、介護保険で対応することになります。

### 自立支援医療

　自立支援医療は、対象者ごとに分かれていた障害に係る公費負担医療の手続き等を共通化したもので、以下の3つがあります。

◆ 更生医療——18歳以上の身体障害者が対象
◆ 精神通院医療——精神障害者が対象
◆ 育成医療——18歳未満の児童が対象

### 居宅介護

　居宅介護は、居宅にホームヘルパー等が訪問し、入浴・排泄・食事の介護などの身体介護、調理・洗濯・掃除などの家事援助、通院等介助などを行います。そのほか、通院時の車両への乗降介助や、生活全般にわたる援助を提供します。

### 重度訪問介護 注:下欄外

　重度訪問介護は、重度の肢体不自由者または知的障害・精神障害により行動上著しい困難を有する障害者に対し、居宅での入浴・排泄・食事の介護および外出時の移動介護など

を総合的に提供します。

### 同行援護

　同行援護は、視覚障害により移動に著しい困難を有する障害者等の外出時に同行し、移動に必要な情報提供、援護などを行います。

### 行動援護

　行動援護は、知的障害・精神障害により行動上著しい困難を有する障害者等で常時介護が必要な人に、行動時に生じる危険を避けるための援護、外出時の移動介護などを行います。

### 短期入所

　短期入所は、居宅で介護をする人が病気になった場合等に、障害者等が短期間入所し、居宅の介護者にかわって施設にて夜間も含め、入浴・排泄・食事の介護などを行います。

### 重度障害者等包括支援

　重度障害者等包括支援は、常時介護を必要とする重度の障害者等に、居宅介護、重度訪問介護、同行援護、行動援護、生活介護、短期入所、共同生活介護などの障害福祉サービスを包括的に提供します。

注：障害児は対象外

# 訪問看護の制度

退院後に、胃ろうの管理や痰吸引などの医療処置を居宅で継続して行わなければならない患者にとって、訪問看護はなくてはならないサービスです。また、病院医療から在宅医療へ橋渡しをする役目も担います。

## 医療依存度が高い人に不可欠なサービス

訪問看護は、訪問看護ステーションや訪問看護事業所から保健師や看護師、准看護師、ＰＴ（理学療法士）等が居宅を訪問し、看護ケアを提供するサービスです。

訪問看護サービスの利用には、次のようなメリットがあります。

◆ 居宅で医療行為が受けられる
◆ 病状の不安定な人でも、居宅で安全に過ごすことができる
◆ 合併症や病状の悪化を予防できる
◆ 医学的視点に基づいた予後予測が受けられる
◆ 医学的根拠に基づいた介護予防や自立に向けた支援を受けられる
◆ 居宅生活における介護指導や医療ケアの指導が受けられる
◆ 居宅での看取りの支援が受けられる

そのほか、24時間連絡体制の届出をしている訪問看護ステーションでは、利用者の状態に変化等があった場合には、契約に基づいて365日24時間体制で緊急時訪問看護を提供しているため、さらに安心して療養生活を送ることができます。**P.34図表2**に示したように、訪問看護では療養上の世話からターミナルケアまで、医療ケアが必要な人に多岐にわたるサービスを提供します。

## 訪問看護の利用の流れ

訪問看護は医療保険でも介護保険でも利用でき、サービス内容は同じですが、利用する保険により自己負担割合が変わります。また、それぞれの保険で利用できる訪問回数や利用時間が決められており、その制限を超えて利用する場合は全額自己負担となります。

訪問看護は医師が必要と認めた場合に提供されるサービスのため、医療保険であっても介護保険であっても、サービス開始時には主治医が記載した「訪問看護指示書」が必要で、この指示書に基づいて看護師が居宅を訪問してサービスを提供します。

**図表1**は、訪問看護サービスを利用する場合のおおまかな流れを示したものです。介護保険の被保険者である40歳以上の人の場合、要介護・要支援認定を受けていれば、ほかの

**図表1** 訪問看護を利用するまでの流れ

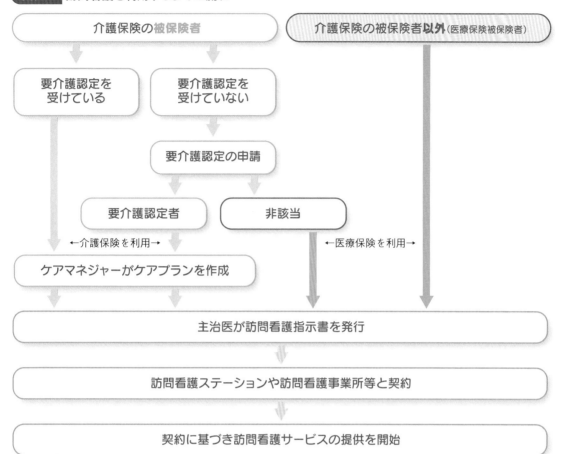

サービスと同様に、**介護保険が優先適用**となります。

　いいかえると、「**40歳未満の患者**」と「**40歳以上で要介護・要支援認定を受けていない患者**」が医療保険の対象となるわけです。

　しかし訪問看護サービスにはいくつかの特例があり、以下に該当する人は介護保険サービス利用中であっても医療保険により提供されます。

◆ 主治医から「特別訪問看護指示書」が発行された人
◆ **図表2**に示した「厚生労働大臣が定める疾病等」の患者
◆ 精神科訪問看護が必要な者（認知症のある人は除く）

## 特別訪問看護指示書による訪問看護

　訪問看護を医療保険で利用する場合は、**1か所**の訪問看護ステーションや訪問看護事業所から**1日1回90分間**まで、**看護師1人対応**で**週に3日**が基本とされています。

　介護保険で利用する場合は、ケアプランに位置づけられていることが要件になります

が、要介護度によって決められる**区分支給限度基準額**（詳細は**P.118**）という月間の利用限度額内であれば、**1日複数回**でも、**毎日**でも、**2か所以上の訪問看護ステーション等**からでも訪問看護を利用できます。唯一、制限されているのは、**看護師1人の対応**であることです。

　このように介護保険で利用したほうが自由度は高くなりますが、区分支給限度基準額は訪問介護などほかのサービスも含めて設定されているため、訪問看護サービスだけで区分支給限度基準額を使いきってしまうと、訪問看護以外のサービスを利用できなくなるというデメリットがあります。

　しかし、すでに説明したように、訪問看護の利用にはいくつかの特例が設けられ、該当者は**医療保険**での利用となり、利用枠が大幅に拡大されます。いいかえると、訪問看護サービスは必要であれば必要なだけ利用することができるようになっているのです。そのしくみをよく理解しておきましょう。

　特例規定のなかでもとくに上手に活用したいのが、**特別訪問看護指示書**です。特別訪問看護指示書が交付されると、介護保険を利用している人でも医療保険の扱いとなるだけでなく、医療保険で定められている訪問看護の利用枠が、以下のように拡大します。

- ◆14日間にかぎり毎日、複数回の利用可
- ◆2か所の訪問看護ステーションの併用可
- ◆看護師複数名の対応可
- ◆週に1回にかぎり、90分間を超えた長時間サービスの利用可

　特別訪問看護指示書は、主治医が診療に基づき、**急性増悪**、**終末期**、**退院直後**などの理由で週4回以上の頻回な訪問看護を一時的に必要と認めた場合に、患者の同意を得て交付されるものです。

　特別訪問看護指示書の交付を受けた場合、退院直後から訪問看護を毎日利用できるようになります。また、退院して14日間にわたり、実践で医療処置・ケアの方法の指導を受けることも可能です。そのほか、ポジショニングやおむつ交換などの介護ケアについても、集中的にサポートを受け、スムーズな居宅療養への移行が可能となります。

　特別訪問看護指示書は原則、月に1回までの交付とされているものですが、「**気管カニューレを使用している状態にある人**」「**真皮を越える褥瘡の状態にある人**」については**月2回まで交付**することができ、有効期間を**28日間**に延長できます。

## ▌その他、訪問看護に設けられた特例規定

　訪問看護には特別訪問看護指示書のほか、**図表2**に示した**厚生労働大臣が定める疾病等**の患者も医療保険の扱いとなり、基本の時間・回数を超えた訪問看護を利用することができるという、以下のような特例があります。

- ◆毎日の利用、主治医が必要と認めた場合は1日複数回の利用可

- ◆最多で3か所の訪問看護ステーションの併用可
- ◆看護師複数名の対応可

　このほか医療保険の訪問看護には、**厚生労働大臣が定める状態等**（**図表3**）に該当する患者には、厚生労働大臣が定める疾病等の患者とほぼ同様に利用枠が拡大し、さらに90

図表2 厚生労働大臣が定める疾病等

- 末期の悪性腫瘍
- 多発性硬化症
- 重症筋無力症
- スモン
- 筋萎縮性側索硬化症
- 脊髄小脳変性症
- ハンチントン病
- 進行性筋ジストロフィー症
- パーキンソン病関連疾患（進行性核上性麻痺、大脳皮質基底核変性症、パーキンソン病〈ホーエン・ヤールの重症度分類がステージ3以上であって生活機能障害度がⅡ度またはⅢ度の人〉）
- 多系統萎縮症（線条体黒質変性症、オリーブ橋小脳萎縮症およびシャイ・ドレーガー症候群をいう）
- プリオン病
- ライソゾーム病
- 副腎白質ジストロフィー
- 脊髄性筋萎縮症
- 球脊髄性筋萎縮症
- 慢性炎症性脱髄性多発神経炎
- 亜急性硬化性全脳炎
- 後天性免疫不全症候群
- 頸髄損傷
- 人工呼吸器を使用している状態

図表3 厚生労働大臣が定める状態等

1 在宅悪性腫瘍等患者指導管理もしくは在宅気管切開患者指導管理を受けている状態にある者または気管カニューレもしくは留置カテーテルを使用している状態にある者
2 以下のいずれかを受けている状態にある者
- 在宅自己腹膜灌流指導管理
- 在宅血液透析指導管理
- 在宅酸素療法指導管理
- 在宅中心静脈栄養法指導管理
- 在宅成分栄養経管栄養法指導管理
- 在宅自己導尿指導管理
- 在宅人工呼吸指導管理
- 在宅持続陽圧呼吸療法指導管理
- 在宅自己疼痛管理指導管理
- 在宅肺高血圧症患者指導管理

3 人工肛門または人工膀胱を設置している状態にある者
4 真皮を越える褥瘡の状態にある者
5 在宅患者訪問点滴注射管理指導料を算定している者

分間を超える長時間の訪問看護も利用できるという特例が設けられています。

　ただし、介護保険の対象者は**図表3**の状態等に該当しているだけでは、医療保険の適用にはならないので注意が必要です。

　また、**図表2・3**に該当する患者は、**外泊時**の訪問看護の利用が可能です。在宅療養に備えた一時的な外泊にあたり訪問看護が必要であると認められた患者に適用されるもので、居宅での療養生活にスムーズに移行するための「試験的な外泊」や、病気の末期で「数日

だけでも自宅で」と外泊を希望する場合などに利用できます。

　介護保険では、これまで退院当日の訪問看護は原則認められてきませんでしたが、令和3年度の介護報酬改定時に、医療保険と同様に、主治の医師が必要と認める患者は**退院当日**にも利用できるようになりました。そのため、退院に強い不安を抱いている医療依存度の高い患者には、退院に合わせ居宅で訪問看護師に待機していてもらい、患者が到着したら点滴等の医療処置を行うことも可能です。

# 福祉用具の制度

福祉用具は、疾病や加齢により低下した身体機能を補うもので、上手に活用すればＡＤＬを改善でき、介護者のレスパイトにもつながります。福祉用具の給付は、介護保険法と障害者総合支援法から行われます。

## 給付される福祉用具の種類

介護保険の福祉用具には、**レンタル（貸与）**と**購入（販売）**があります。レンタルの対象となるのは、要介護者の日常生活上の便宜を図るための用具や機能訓練のための用具です。高齢者は身体機能や生活状況が変化しやすいためレンタルを基本としていますが、入浴や排泄に用いる用具など、レンタルになじまないものは購入対象となります（**図表1**）。

介護保険の福祉用具は、車いすなど一部には個人に合わせて調整できるものもありますが、原則、標準的な既製品のなかから選択します。

障害者総合支援法の福祉用具には、「**補装具**」のほかに、地域生活支援事業として給付される「**日常生活用具**」があります。補装具は、障害者等の身体機能を補完または代替し、かつ長時間にわたり継続して使用されるものです。日常生活用具は、障害者等が日常生活をより円滑に送ることができるようにするための福祉用具で、給付と貸与があります。6つの品目がありますが、各品目に対応する具体的な対象品は市町村が決めます（**図表2**）。

## 福祉用具の給付のしくみ

介護保険の福祉用具は、**要介護・要支援認定を受けた被保険者で、ケアプランに位置づけられている**ことが利用の要件となります。レンタルする場合は、ケアマネジャー等にケアプランを作成してもらい、ケアプランに基づき、福祉用具専門相談員が福祉用具サービス計画を作成し、同意のうえ、レンタル契約を結び、毎月自己負担分を事業所に支払います。購入する場合は、福祉用具専門相談員が作成する福祉用具サービス計画に基づいて、福祉用具を選択し、指定事業所に代金の全額を支払って購入し、市町村に申請して、購入金額から自己負担分を引いた額の払い戻しを受ける「償還払い」を原則としています。

補装具は、**身体障害者手帳の交付を受けている人で、身体障害者更生相談所等の判定により「必要がある」と判断された場合**に、給付対象となります。

ただし、要介護・要支援認定を受けている人は、介護保険で給付される福祉用具と重複している「車いす」「歩行器」「歩行補助杖」については、標準的な既製品でよい場合

は、介護保険の給付が優先されます。更生相談所等により障害者の身体状況等に合わせて

個別に製作する必要があると判断された場合は、補装具費が給付されます。

**図表1** 介護保険で利用できる福祉用具

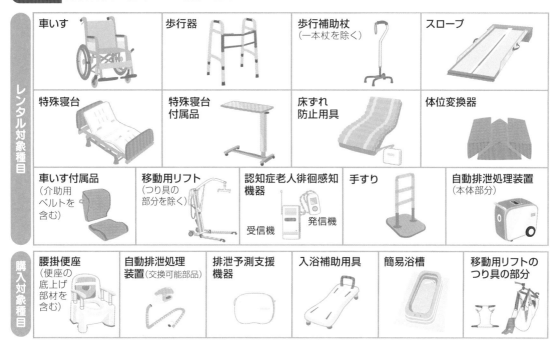

| | 車いす | 歩行器 | 歩行補助杖<br>（一本杖を除く） | スロープ |
| レンタル対象種目 | 特殊寝台 | 特殊寝台付属品 | 床ずれ防止用具 | 体位変換器 |
| | 車いす付属品<br>（介助用ベルトを含む） | 移動用リフト<br>（つり具の部分を除く） | 認知症老人徘徊感知機器　受信機　発信機 | 手すり | 自動排泄処理装置<br>（本体部分） |
| 購入対象種目 | 腰掛便座<br>（便座の底上げ部材を含む） | 自動排泄処理装置（交換可能部品） | 排泄予測支援機器 | 入浴補助用具 | 簡易浴槽 | 移動用リフトのつり具の部分 |

**図表2** 障害者総合支援法で利用できる福祉用具

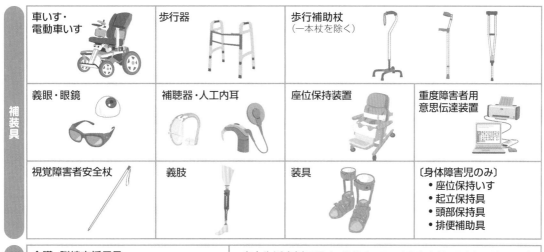

| | 車いす・電動車いす | 歩行器 | 歩行補助杖<br>（一本杖を除く） |
| 補装具 | 義眼・眼鏡 | 補聴器・人工内耳 | 座位保持装置 | 重度障害者用意思伝達装置 |
| | 視覚障害者安全杖 | 義肢 | 装具 | 〔身体障害児のみ〕<br>・座位保持いす<br>・起立保持具<br>・頭部保持具<br>・排便補助具 |

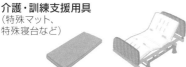

| 日常生活用具 | 介護・訓練支援用具<br>（特殊マット、特殊寝台など） | ・自立生活支援用具（入浴補助用具、聴覚障害者用屋内信号装置など）<br>・在宅療養等支援用具（電気式痰吸引器、盲人用体温計など）<br>・情報・意思疎通支援用具（点字器、人工喉頭など）<br>・排泄管理支援用具（ストーマ装具、紙おむつなど）<br>・居宅生活動作補助用具（居宅生活動作等を円滑にする用具で、設置に小規模な住宅改修をともなうもの） |

# 住宅改修の制度

段差の解消、手すりの取り付けなどの住宅改修を行うことにより、生活課題の解決を図り、安全で快適な療養環境を整えることができます。住宅改修費の給付も、介護保険法と障害者総合支援法から行われます。

## 自宅の療養環境を整える

退院後、自宅に戻る患者の場合は、本人・家族の同意を得たうえで、住宅内の写真を入手し、自立した生活を維持・継続してもらうための住環境を整えることが大切です。入院により廃用症候群の症状がみられるようになった患者は、とくに転倒や転落事故によるけがの予防に配慮する必要があります。

まず最初に検討するのは、**動線に合わせた部屋の配置や家具の配置**です。タンスや棚などにつかまって移動する習慣がある人も多いので、つかまるところがなくなってしまわないように、動線とともに移動の際にどのような動きをしているかを確認します。

部屋や家具の配置を整え、カーペットのめくれや電化製品のコードなどのつまずきやすいものを取り除きます。階段には滑り止めをつけ、お風呂に滑り止めマットを置くなどして危険を除去したうえで、必要な場合は住宅改修を検討します。

介護保険や障害福祉サービスにおける手続きや改修期間などを考え、**家屋評価は早めに行う**ことが大切です。

住宅改修業者を選ぶポイントは、大きく2つあります。1つは、要介護者や障害者の住まいの改修についての経験と実績を積んだ工務店を選ぶことです。本人の生活状況や身体状況を確認して、生活動作に支障きたす原因を把握し、どのような工事をすれば課題を解決できるかということをきちんと説明してくれるかどうかがポイントとなります。2つ目は、実際に使用してみて不都合な箇所がでてきたとき、困ったことが起きたときに、気軽に来てもらえるアフターフォローの充実している工務店を選ぶことです。

## 給付される住宅改修の種類と手続き

介護保険では**図表1**の住宅改修について給付が行われます。支給限度基準額は要介護度にかかわらず、現に居住している住宅に対し、定額で20万円まで（支給額は利用者負担の1〜3割を引いた金額）とされ、限度額以上の工事を行った場合は自己負担となります。

障害者総合支援法では、日常生活用具の居宅生活動作補助用具（障害者等の居宅生活動作等を円滑にする用具であって、設置に小規模な住宅改修をともなうもの）が給付されま

**図表1** 介護保険で給付される住宅改修の種類

| 手すりの取り付け | 廊下やトイレ、浴室、玄関、玄関から道路までの通路などに、転倒予防や移動動作を助けるために設置するもの |
| --- | --- |
| 段差の解消 | 居室、廊下、玄関、玄関から道路までの通路などの段差・傾斜を解消するために、敷居を低くしたりスロープを設置したりする工事（福祉用具に該当するスロープ、浴室内すのこは除く） |
| 滑りの防止および移動の円滑化などのための床または通路面の材料の変更 | 室内だけでなく、玄関から道路までの屋外通路面の滑りにくい舗装材への変更も適用となる |
| 引き戸等への扉の取り替え | 扉全体の取り替えのほか、ドアノブの変更や戸車の設置、右開き戸を左開きに変更する工事、扉の撤去なども含まれる |
| 洋式便器等への便器の取り替え | 和式便器から洋式便器への取り替え工事が対象となる |
| そのほか、前記の住宅改修に付帯して必要となる住宅改修 | 手すりの取り付けのための壁の下地補強、浴室の床の段差解消にともなう給排水設備工事、転落防止柵の設置、扉の取り替えにともなう壁または柱の改修工事、便器の取り替えにともなう給排水設備工事や床材の変更、床材変更のための下地補強や根太の補強などが対象となる |

Chap.4

住宅改修の制度

す。具体的な用具と住宅改修の種類、支給限度額は市町村ごとに定められています。住宅改修についても、要介護・要支援認定を受けている人は介護保険が優先となります。

　介護保険の場合、以下のような手順で支給申請をします。

### 1.事前申請

　住宅改修工事を実施する前に、保険者である市町村に申請書を提出して、保険給付対象となる改修であることの審査を受けます。申請時には、以下の書類を提出します。

- ◆ 住宅改修申請書（改修内容、箇所、規模、施工者の氏名・名称を記載したもの）
- ◆ ケアマネジャー等が作成した住宅改修が必要な理由書
- ◆ 工事費見積書、着工予定
- ◆ 改修後の状態が確認できるもの（トイレ、

浴室などの箇所ごとに、改修前と改修後の状態を写真や簡単な図で示したもの）

### 2.事後申請

　工事終了後に以下の書類を提出して、正式な支給申請を行います。

- ◆ 住宅改修工事に要した費用の領収書
- ◆ 住宅改修に要した費用（工事費内訳書）、着工日・完成日がわかるもの
- ◆ 改修後の状態が確認できる書類（原則として撮影日がわかる各工事箇所ごとの改修前と改修後の写真）
- ◆ 住宅所有者の改修承諾書（利用者の持ち家でない住宅の改修の場合）

　保険者である市町村は、上記書類をもとに工事が行われたことを確認し、支給が必要と認めた場合に給付を行います。

# 介護保険の利用方法

介護サービスを1～3割の利用者負担で利用できる介護保険は、介護が必要になった高齢者にとって心強い味方です。人口の高齢化にともなって利用制限は拡大していますが、制度をよく知り上手に活用しましょう。

## 介護保険の被保険者と要介護・要支援認定

介護保険の被保険者は、以下の2種類に分かれます。

- **第1号被保険者**——65歳以上の人
- **第2号被保険者**——40歳以上65歳未満の医療保険加入者

介護保険で介護サービスを受けるには、被保険者は保険者である市町村に申請し、**要介護・要支援認定**を受けなければなりません。第2号被保険者が給付を受けられるのは、**図表1**に示した**特定疾病**で要介護・要支援状態になった人にかぎられます。要介護・要支援認定は保険者である市町村が行い、認定に際し、要介護度（要支援1・2、要介護1～5）を判定して被保険者に通知します。

介護サービスは生活に密接に関連し、利用に歯止めが利きにくいことから、**区分支給限度基準額**という利用枠が設定されていて、要介護度ごとに1か月間に利用できる介護サービスの量が決められています。ただし、医師等の判断により行われる居宅療養管理指導など一部のサービスは、区分支給限度基準額は適用されず、1か月の利用回数の範囲内であれば、必要に応じて利用することができます。

**図表1** 介護保険の特定疾病

- がん（医師が一般に認められている医学的知見に基づき回復の見込みがない状態に至ったと判断したものにかぎる）
- 関節リウマチ
- 筋萎縮性側索硬化症
- 後縦靱帯骨化症
- 骨折をともなう骨粗しょう症
- 初老期における認知症
- 進行性核上性麻痺、大脳皮質基底核変性症およびパーキンソン病【パーキンソン病関連疾患】
- 脊髄小脳変性症
- 脊柱管狭窄症
- 早老症
- 多系統萎縮症
- 糖尿病性神経障害、糖尿病性腎症および糖尿病性網膜症
- 脳血管疾患
- 閉塞性動脈硬化症
- 慢性閉塞性肺疾患
- 両側の膝関節または股関節に著しい変形をともなう変形性関節症

# 介護保険サービスの利用手続きの流れ

介護保険の給付には、要介護者に支給される「介護給付」、要支援者に支給される「予防給付」などのほか、市町村が行う「介護予防・日常生活支援総合事業」によるサービスもあります。介護予防・日常生活支援総合事業は、要支援者や非該当（自立）と判定された人のうち要介護・要支援状態になるおそれがある人が利用できるサービスで、訪問型・通所型・生活支援サービスなどがあります。

利用手続きの流れは**図表2**のとおりです。

**図表2** サービス利用手続きの流れ

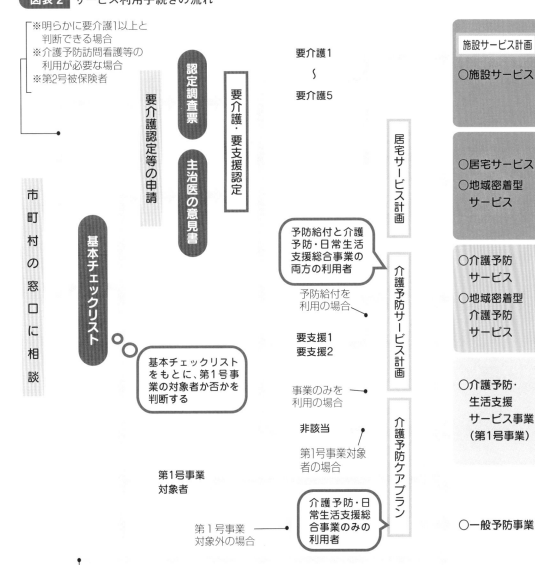

出典：厚生労働省「介護予防・日常生活支援総合事業のガイドライン」より作成

# 障害者総合支援法による
# サービスの利用方法

本書で紹介している自立支援医療と自立支援給付の介護給付は同じ法律に基づくサービスですが、利用方法は異なります。

## 自立支援医療の対象者と利用の流れ

すでに紹介したとおり、自立支援医療には「更生医療」「精神通院医療」「育成医療」があり、利用対象者は以下のように規定されています。

◆ **更生医療**——18歳以上の身体障害者手帳保持者で、障害を除去・軽減する手術等の治療により確実に効果が期待できる者
◆ **精神通院医療**——統合失調症、精神作用物質による急性中毒、てんかん、その他の精神疾患を有し、通院による精神医療を継続的に要する者
◆ **育成医療**——身体に障害を有する18歳未満の児童で、その障害を除去・軽減する手術等の治療により確実に効果が期待できる者

実施主体は、「更生医療」と「育成医療」は市町村、「精神通院医療」は都道府県・指定都市ですが、申請はすべて**市町村**で受け付けています。

自立支援医療は、都道府県が定めた「指定医療機関」で診療を受けた場合に、制度が適用となります。そのため、申請の際に**指定医療機関**のなかから病院と薬局を決め、その医療機関で診療を受けることになります。

## 介護給付の利用の流れと対象者

P.109で示した障害福祉サービスの介護給付を利用する場合は、市町村に申請し、**障害支援区分**の認定を受けなければなりません（同行援護を除く）。申請後、「サービス等利用計画案」を指定特定相談支援事業者で作成し、市町村に提出すると、市町村はその計画案や勘案すべき事項を踏まえ、支給決定します。

支給が決定したら、指定特定相談支援事業者はサービス担当者会議を開催し、サービス事業者等との連絡調整を行い、実際に利用する「サービス等利用計画」を作成します（**図表1**）。

指定特定相談支援事業者が地域にない場合などは、それ以外の人が作成したセルフプランも認められます。

障害福祉サービスの対象者は、**図表2**に示したように、サービスの種類ごとに障害支援区分のほかにも細かく規定されています。

**図表1** 介護給付の支給決定プロセス

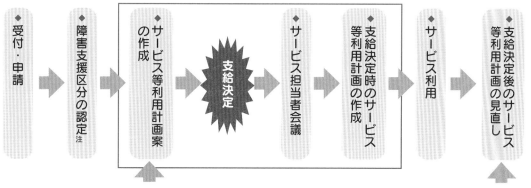

支給決定時からケアマネジメントを実施　　　　　　　　一定期間ごとのモニタリング

注：同行援護の利用申請の場合は、障害支援区分の認定は必要ないが、同行援護アセスメント調査票の基準を満たす必要がある
出典：全国社会福祉協議会「障害福祉サービスの利用について 2021 年 4 月版」より作成

**図表2** 本書で紹介している介護給付の対象者（一部省略）

| 介護給付の種類 | 対象者 |
|---|---|
| 居宅介護 | 障害支援区分が区分1以上である者。ただし、通院等介助（身体介護をともなう場合）を利用する場合は、障害支援区分が区分1以上である者で一定の障害が認定されている人 |
| 重度訪問介護 | 障害支援区分が区分4以上であって、2肢以上に麻痺等があり、障害支援区分の認定調査項目のうち「歩行」「移乗」「排尿」「排便」のいずれも「支援が不要」以外と認定されている者で、かつ、障害支援区分の認定調査項目のうち行動関連項目等（12項目）の合計点数が10点以上である人 |
| 同行援護 | 視覚障害により、移動に著しい困難を有する障害者等であって、同行援護アセスメント調査票による調査項目中、「視力障害」「視野障害」および「夜盲」のいずれかが1点以上であり、かつ、「移動障害」の点数が1点以上の人 |
| 行動援護 | 障害支援区分が区分3以上であって、障害支援区分の認定調査項目のうち行動関連項目等（12項目）の合計点数が10点以上（障害児にあってはこれに相当する支援の度合い）である人 |
| 短期入所 | 障害者支援施設等において実施される福祉型は、障害支援区分が区分1以上である障害者。病院、診療所、介護老人保健施設において実施される医療型は、遷延性意識障害者、筋萎縮性側索硬化症等の運動ニューロン疾患の分類に属する疾患を有する者および重症心身障害者など |
| 重度障害者等包括支援 | 障害支援区分が区分6に該当する者のうち、意思疎通に著しい困難を有する人で、重度訪問介護の対象であって、四肢すべてに麻痺等があるなどの要件に該当するか、認定調査項目のうち行動関連項目等の合計点数が10点以上である人 |

Chap.4

障害者総合支援法によるサービスの利用方法

# 自宅以外の生活の場

住まいは、生活の基盤となるものです。退院後、さまざまな事情により自宅に戻れない場合、本人の希望と経済力にかなった住まいを確保することも、退院支援における重要な役割となります。

## 高齢者向けの住まいの種類

退院後、家屋の状況や家族の事情などの理由により、一般住宅での生活が難しい高齢者には、各種の「高齢者向け住宅（持ち家・賃貸）」への転居を考えなくてはなりません。厚生労働省では、福祉施策として**図表1**のようなさまざまな施設の普及を推進しています。

これらの施設は、「住み慣れた地域」での生活を保障するために整備を進めているもので、「住まい」と「サービス」の関係から見た場合、どの居住類型であっても「サービス」の **提供方法に違いがあるだけで、「住まい」という機能に関しては基本的に変わりがない**とされています。

軽費老人ホームには、食事の提供や日常生活上必要な便宜を供与する「A型」、自炊が原則の「B型」がありますが、新設が認められているのは介護付きの「ケアハウス」という類型のみです。ある程度自立した生活を送ることができる人を対象にした「A型」「B型」と異なり、「ケアハウス」は生活相談、入浴サービス、食事サービスなど、地域の福祉サービスを利用しながら自立した生活を継続できるようにと考えられた介護対応型の施設です。

また、有料老人ホームも、以下のような類型に分かれています。

◆ **介護付き**——介護等のサービスがついた高齢者向けの居住施設で、介護が必要となっても、ホームの職員および一部外部の介護サービス事業所が提供する介護保険のサービスを受けながら、ホームの居室で生活を継続することができる

◆ **住宅型**——生活支援等のサービスがついた高齢者向けの居住施設で、ホームは介護サービスを提供せず、入居者が要介護状態となった場合は入居者自らが外部の介護サービス事業者と契約して介護サービスを利用する

◆ **健康型**——食事等のサービスがついた高齢者向けの居住施設で、ホームは介護サービスを提供せず、介護が必要となった場合には契約を解除して退去する

**図表1**にあげた施設では、介護保険サービスも提供しています。有料老人ホームや軽費老人ホーム、養護老人ホームで提供しているのは、特定施設入居者生活介護や訪問介護、通所介護等の居宅サービスです。

上記にあげた老人ホームは、老人福祉法では長期入所施設とされていますが、介護保険法では居宅サービスを利用できる居住の場所（居宅）と位置づけられています。

**図表1** 高齢者向け施設の種類と特徴

| 施設名 | 特　徴 |
|---|---|
| 特別養護老人ホーム | 65歳以上の人であって、身体上または精神上著しい障害があるために常時の介護を必要とし、かつ、居宅においても常時の介護を受けることが困難な高齢者に対して、入所サービスを提供する施設。介護保険で利用する場合、原則、要介護者（要介護3以上の人）が対象となる |
| 老人保健施設 | 要介護者に対し、**在宅復帰を目指して**、看護、医学的管理下での介護、機能訓練等の必要な医療、日常生活上の世話を行う施設。原則、要介護者（要介護1以上の人）が対象となる。一定期間で退去することを前提としている |
| 軽費老人ホーム | 低額な料金で、家庭環境、住宅事情等の理由により居宅において生活することが困難な高齢者を入所させ、日常生活上必要な便宜を供与する施設 |
| 養護老人ホーム | 65歳以上の人であって、環境上の理由および経済的理由により居宅での生活が困難な者を入所させ、社会復帰の促進や自立した生活を送ることができるよう必要な指導および訓練等を行う施設 |
| 有料老人ホーム | 高齢者を入居させ、入浴・排泄・食事の介護、食事の提供、洗濯・掃除等の家事、健康管理等を提供（ほかに委託して提供する場合、将来において提供することを約束する場合を含む）することを目的とする施設 |
| 認知症高齢者グループホーム | 認知症の高齢者が、小規模な生活の場（1単位5人〜9人の共同居住形態）に居住し、食事の支度、掃除、洗濯等をグループホームの職員と共同で行い、家庭的で落ち着いた雰囲気の中で生活を送ることを目的とする施設。介護保険で利用する場合、要支援2、要介護1〜5の人が対象となる |

出典：厚生労働省政策レポート「高齢者の住まい」より作成

## 高齢者向けの賃貸住宅

国土交通省が、高齢者の居住の安定を確保することを目的に普及を進めているのが、以下のような高齢者向け賃貸住宅です。

### 1.シルバーハウジング

シルバーハウジングは、バリアフリー構造の住宅で、生活援助員（ライフサポートアドバイザー）が常駐し、生活相談や緊急時対応などのサービスを提供します。高齢者だけでなく障害者も利用対象となっています。

地方公共団体や都市再生機構、住宅供給公社が運営する公営の賃貸住宅です。

### 2.サービス付き高齢者向け住宅（サ高住）

サ高住はバリアフリー構造を有し、生活相談員が常駐し、安否確認や生活相談サービスが受けられるなど、シルバーハウジングとよく似た住宅ですが、運営主体が民間企業である点が大きく異なります。

必要に応じて、外部の介護サービス等を受けることはできます。しかし、介護付き有料老人ホームなどのように看護職員や介護職員が常時いるわけではないので、要介護度が高くなると住み続けるのが難しくなります。

# 退院後の生活を支える
# 経済的支援制度

退院に際し、医療に関する不安に加え、経済的な不安を抱えている患者も多いものです。必要に応じ、各種公的助成制度を活用できるように支援することも大切です。

## 最低限の生活を保障する生活保護制度

　生活保護制度は、病気や事故で働けなくなったり、離別や死別で収入がなくなったなど、経済的に困ったときに、最低限度の生活を保障し、自立の手助けをしてくれる制度です。

　生活保護の相談・申請窓口は、住まいの地域を所管する**福祉事務所**となります。申請すると、保護決定のため、以下の調査が行われます。

- ◆ 生活状況等を把握するための実地調査（家庭訪問等）
- ◆ 預貯金、保険、不動産などの資産調査
- ◆ 扶養義務者による扶養（仕送り等の援助）の可否の調査
- ◆ 年金等の社会保障給付、就労収入などの調査

### 図表1 生活保護の種類

| | |
|---|---|
| 生活扶助 | 衣食その他日常生活に必要な費用（飲食物費、光熱水費、衣料寝具費、移送費など） |
| 教育扶助 | 義務教育に必要な費用（学用品費、給食費、交通費、教材代） |
| 住宅扶助 | 家賃、地代、住宅の維持・補修に必要な費用 |
| 医療扶助 | 病気の治療に必要な費用（診察、投薬、手術、入院、看護、移送など） |
| 介護扶助 | 介護に必要な費用（居宅介護、福祉用具、住宅改修、施設介護、介護予防、介護予防福祉用具、介護予防住宅改修で、基本的に介護保険の給付対象サービスと同じ内容）および移送 |
| 出産扶助 | 出産に必要な費用 |
| 生業扶助 | 生業に必要な資金や器材、資料、技術の修得、就労のために必要な費用 |
| 葬祭扶助 | 死体の運搬、埋葬、納骨など葬祭に必要な費用（遺留した金品で、葬祭に必要な費用を満たすことができないときに支給される） |

#### ◆ 就労の可能性の調査

保護決定を受けると、厚生労働大臣が定める基準に基づく最低生活費から収入（年金や就労収入など）を引いた額が保護費として毎月支給されます。保護費は、要保護者の生活需要により**図表1**に示した8つに区分され、生活を営むうえで必要な各種費用に対応して計算されます。

8つの扶助のうち、以下の医療扶助と介護扶助は現物給付となります。

#### ◆医療扶助

医療扶助はどこの医療機関で受診しても受けられるわけではなく、生活保護の実施機関の指定を受けた**指定医療機関**で受診しなければ

ばなりません。

#### ◆介護扶助

介護扶助の対象者は、次のとおりです。

- ◆ 介護保険の第1号被保険者（65歳以上）で、要介護・要支援状態にある人
- ◆ 介護保険の第2号被保険者（40歳以上65歳未満の医療保険加入者）で、特定疾病により要介護・要支援状態にある人
- ◆ 医療保険未加入のため、第2号被保険者になれない40歳以上65歳未満の人のうち、特定疾病により要介護・要支援状態にある人

介護扶助も、サービスは**指定介護機関**で受けなければなりません。

## その他の経済的支援制度

生活保護のほかにも、以下のような経済的なサポートが受けられる公的なしくみがあります。

### 傷病手当

傷病手当は、雇用保険の被保険者が離職後、失業保険の基本手当を受給し、公共職業安定所（ハローワーク）にて求職の申し込みをした後に、**疾病や負傷のために15日以上職業につくことができない場合**に支給されるものです。14日以内の疾病や負傷の場合には**基本手当**が支給されます。

基本手当を受けるには、求職活動を行い失業の認定を受けなければなりません。ケガや病気で一定期間以上求職活動ができないと、受給要件から外れてしまいます。そのため、この間、基本手当のかわりに支給されるのが**傷病手当**で、傷病手当の日額は基本手当の日額と同額です。

傷病手当の支給期間は、「基本手当の所定給付日数」から「基本手当が支給された日数」を差し引いた残りの日数となります。

### 傷病手当金

「傷病手当金」と「傷病手当」は名称はよく似ていますが、まったく別の手当です。

傷病手当金とは、会社員や公務員などが**業務外の病気やけがなどで働けなくなったときに、生活を支えてくれる制度**です。

対象となるのは**被用者保険（健康保険、共済、船員保険）の被保険者**のみで、被扶養者は対象となりません。連続する3日間を含み4日以上仕事につけなかった場合に、原則標準報酬月額の3分の2の金額が、1年6か月のあいだ支給されます。ただし、給与が支払われている間は、傷病手当金は支給されません。給与の支払いがあっても、傷病手当金の額よりも少ない場合は、その差額が支給されます。

以前は、支給を開始した日から1年6か月のあいだに、仕事に復帰し給与を受け取った期間があった場合、復帰期間も支給期間に算入されたため、支給開始後1年6か月を超えると傷病手当金は支給されなくなりました。しかし令和4年1月1日より、復帰期間は除かれることになり、通算して1年6か月のあいだ支給されることになりました。

申請先は、加入している**協会けんぽ支部**です。ホームページから申請書をダウンロードして記入し、郵送することもできます。

### 休業（補償）給付

傷病手当金は「業務外」の病気やけがなどを対象とした手当ですが、休業（補償）給付は「業務上」または「通勤途中」の病気やけがに対して支給されるものです。

上記の理由で仕事につけず、給料を受けていない場合に、4日目から休業（補償）給付と休業特別支給金が支給されます。休業初日から3日目までは事業主が休業補償（平均賃金の60％）を行います。原則、休業（補償）給付金は平均賃金の60％、休業特別支給金は平均賃金の20％が支給されます。申請は、**労働基準監督署**で受け付けています。

### 障害年金

障害年金は、病気やケガなどにより一定程度の障害が残った人に対して、現役世代の人を含め生活を保障するための制度です。

障害年金には、「障害基礎年金」と「障害厚生年金」があります。病気やケガによって医療機関に初めて受診したときに国民年金に加入していた場合（20歳前や年金制度に加入していない60歳以上65歳未満の人を含む）は「障害基礎年金」が、厚生年金に加入していた場合は「障害基礎年金」に上乗せして「障害厚生年金」が支給されます。どちらも法令

により定められた障害等級表（1級・2級）による障害の状態にある場合に受給できます。

また、障害厚生年金では、障害の状態が2級に該当しない軽度の障害のときは3級の障害厚生年金が支給されます。さらに、初診日から5年以内に病気やケガが治り、3級よりも軽い障害が残った場合は「障害手当金（一時金）」が支給されます。

障害年金の受給には、障害基礎年金の保険料納付要件を満たしていなければなりません。障害基礎年金の申請は**市町村の年金課**で、障害厚生年金の申請は**年金事務所**あるいは**街角の年金相談センター**で受け付けています。

### 特別障害者手当

特別障害者手当は、精神または身体に著しく重度の障害を有し、日常生活において常時特別な介護を必要とする障害者に対して支給される手当です。重度の障害のため必要となる精神的、物質的な負担の軽減の一助として支給されます。

精神または身体に著しい重度の障害をもち、在宅で生活している20歳以上の人が対象となりますが、受給者もしくはその配偶者または扶養義務者の前年の所得が一定額以上ある場合は受給できません。申請は、**市町村の年金課等**で受け付けています。

### 生活福祉資金貸付制度

生活福祉資金貸付制度は、低所得者や高齢者、障害者に対し、低金利で資金を貸し付けます。障害者世帯は、身体障害者手帳、療育手帳、精神障害者保健福祉手帳の交付を受けた者、高齢者世帯は65歳以上の高齢者（日常生活上療養または介護を要する高齢者等）の属する世帯が対象となります。

申請は、**市町村社会福祉協議会**または**都道府県社会福祉協議会**で受け付けています。

# Chapter 5

医療処置・ケア指導の
ポイント

居宅でのライフスタイルに合わせ、できるだけ
患者や介護者の負担が少なくなるように工夫し
た医療処置・ケアの方法を指導します。そのポ
イントを学びましょう。

# 摂食・嚥下障害の指導

摂食・嚥下障害は、窒息・肺炎・低栄養・脱水などのリスクとともに、食べる楽しみを失うことでQOLの低下を招くこともあります。適切なアセスメントをもとに支援方法を検討します。

## 摂食・嚥下のアセスメント

摂食・嚥下の過程は認知期、咀嚼期、口腔期、咽頭期、食道期の5期に分けられ、多くの器官や機能がかかわっています。5期のうちのどの過程で問題が生じても、摂食・嚥下障害を招く可能性があります。

摂食・嚥下障害の原因となる基礎疾患には、脳血管障害やパーキンソン病などの中枢神経障害や、末梢神経障害、筋疾患などがありますが、認知機能の低下や加齢が原因となる場合もあります。認知機能の低下による食べる意欲の喪失や、加齢にともなう嚥下反射の低下、歯周病やう歯による歯の喪失、義歯の不具合などが摂食・嚥下障害を引き起こすこともあります。これらの衰えやトラブルを放置することで、口腔の機能低下、摂食・嚥下障害、さらには心身の機能低下にまでつながりかねない状態を**オーラルフレイル**といい、注意が必要です。

**図表1**のような状態がみられないかをチェックし、あてはまるものがあれば医師、ＳＴ（言語聴覚士）、摂食・嚥下障害認定看護師などと連携して、スクリーニング検査や詳細な検査につなげます。スクリーニング検査では、嚥下機能を反復唾液嚥下テスト（ＲＳＳＴ）や水飲みテスト、フードテストなどにより評価します。嚥下障害の診断のためには、さらに嚥下造影検査（ＶＦ）、嚥下内視鏡検査（ＶＥ）も実施されます。

また、最近では院内の医師・歯科医師・看護師・薬剤師・管理栄養士・ＳＴ（言語聴覚士）・臨床検査技師などの多職種から成る栄養サポートチーム（ＮＳＴ）や摂食・嚥下サポートチーム（Ｓ-ＮＳＴ）による、治療や訓練への取り組みも進められています。

**図表1** 摂食・嚥下障害のチェックポイント

| | |
|---|---|
| (1) 食事中にむせることがある | (7) 声が変わった（がらがら声や鼻に抜ける声） |
| (2) 食べ物をよくこぼす | (8) よく咳をする（食事中・食後・夜中） |
| (3) よだれが多い | (9) 食べ物を残すことが多い |
| (4) 飲み込むのに苦労することがある | (10) 食べる量が減った／食事時間が延びた |
| (5) 硬いものがかみにくくなった | (11) 体重が減った（この1か月で5％、半年で10％） |
| (6) 舌に白い苔のようなものがついている | |

出典：平成25年度厚生労働省老人保健健康増進等事業 摂食・嚥下機能の低下した高齢者に対する地域支援体制のあり方に関する調査研究事業報告書「摂食・嚥下障害スクリーニングチェックシート」より作成

# 摂食・嚥下のリハビリテーション

摂食・嚥下障害の治療方法には、経管栄養法、訓練、手術があります。訓練の適応であると診断された場合には、摂食・嚥下のリハビリテーションを行います。

嚥下訓練には、摂食や嚥下に関係する器官に対して行う基礎的な訓練である**間接訓練**と、実際に食べ物を用いた段階的な摂食訓練である**直接訓練**があります。

間接訓練では口腔ケアや口唇・舌・頬の訓練、呼吸トレーニング、アイスマッサージ、味覚刺激や発声練習などを行います。一方、直接訓練では嚥下しやすい食形態から段階的に嚥下の練習を進めます。訓練はST等の指導によって行われますが、間接訓練には退院後も居宅で実施できるものも多くあります。

**図表2**に、摂食・嚥下の準備体操の例を示します。患者や介護者の状況に合わせて無理のない範囲で行えるように指導しましょう。

また、訪問看護や訪問リハビリテーションなどによる指導を受けることもできます。

Chap.5<br>摂食・嚥下障害の指導

---

**図表2** 摂食・嚥下の準備体操

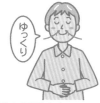

**❶口すぼめ深呼吸**

お腹に両手をあて、口から息をはいたあとに鼻から深く息を吸い込み、口をすぼめて口から息をはく

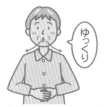

**❷首の体操**

首を前後、左右にゆっくり倒す

首を左回り、右回りにゆっくりと回す

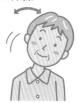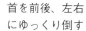

**❸肩の体操**

両肩をすぼめるように上げ、力を抜いてストンと下げる

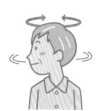

**❹胸郭の体操**

両手を頭上で組んで、上体を左右に曲げる

**❺頬の体操**

口を閉じて頬を膨らませる

口をすぼませて頬をへこませる

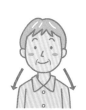

**❻舌の体操**

舌を前後に出し入れする

左右の口角をなめる

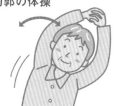

**❼呼吸の体操**

息を強く吸ってのどで止める

3つ数えてはく

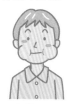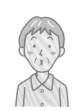

**❽発音の練習**

パ・タ・カ・ラ

「パ・タ・カ・ラ」と発音する

❶口すぼめ深呼吸に戻る

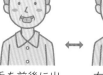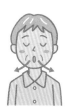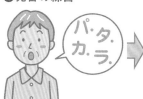

# 日常生活における食事

食べること飲むことは、毎日の生活において日々繰り返される行為で、生きる楽しみにもつながるものです。

安全に、おいしく、満足できる食生活を送ることができるように支援します。

## 1.食形態の調整

摂食・嚥下障害がある場合、嚥下障害の状態に応じた嚥下調整食を提供しますが、自宅退院の場合には厳密な調整食の準備が困難な場合が多くあります。

患者や介護者による食事準備に際し、患者の嚥下障害の状態に適した食形態を、以下のような目安で伝えましょう。

- ◆ ゼリー状
- ◆ ムース状
- ◆ ペースト状
- ◆ 舌でつぶせる硬さ
- ◆ 歯茎でつぶせる硬さ

食形態を伝えるとともに、ミキサーやすり鉢の使用、ゼラチン、とろみ調整剤の利用についてもアドバイスを行います。とろみ調整剤は汁物や飲み物でむせやすい場合にも使用できます。また、飲み込みやすい食形態への工夫として、次のようなポイントを伝えます。

- ◆ 食材の大きさや硬さが均一である
- ◆ 適度な粘度があり、口の中でまとまりやすい
- ◆ 飲み込むときに変形し、滑りが良い
- ◆ 口腔粘膜やのどへの付着性が低い

パサパサしてまとまりにくいパンやカステラ、口の中でバラバラになりやすいかまぼこなどの練り製品、粘膜に張りつきやすい海苔やわかめなどは飲み込みにくいため、調理の工夫が必要です。

さらに、もちなどの粘りの強いもの、滑りが良すぎて直接咽頭に送り込まれてしまいがちなこんにゃくゼリーなどは窒息を招く危険があるため、避けるように話しましょう。

食事準備が困難な場合は、訪問介護の利用や市販の介護食、介護食の宅配サービスなどの利用についても助言や情報提供を行います。

## 2.食事時の注意点

誤嚥を防ぎ、安全においしく食事ができるように、食事時の注意点として以下の事項を指導しましょう。

### (1)頭と体幹を前傾させる

深く腰かけた状態で足底を床にしっかりとつけ、頭と体幹がわずかに前傾した安定した姿勢をとります。ベッド上の場合は45～80°にギャッジアップをしたうえで膝を曲げ、枕などを利用して首や背中を支えます。

### (2)できるだけ自分で食べる

献立を見て自分で食べる順番を決め、自分のタイミングで食べることが誤嚥の予防やおいしさにもつながります。食具の工夫や自助具の利用により、少しでも自力で食べられるように支援します。

### (3)1度で飲み込める量を口に入れる

食べ物を口に多く含みすぎると誤嚥しやすくなるため、1回に口に入れる量は1度で飲み込める量とします。

介助を行う際には、のどの動きなどで飲み込んだことを1回ごとに確認します。

### (4)介助者は必ず座って介助する

介助者が立ったままで上方向から介助すると、患者の首が後傾し、嚥下が困難になります。必ず座って介助し、スプーンは水平に口に入れ水平に抜くようにします。

# 緊急時の対応

食事の場面で起こりやすい事故は誤嚥と窒息です。食事中に誤嚥や窒息を起こすと、激しいむせと咳が生じ、呼吸が困難となってチアノーゼをきたしたり、両手でのどを押さえるしぐさ（チョークサイン）がみられたりします。咳や声も出ずに意識を失うこともあります。介護者に以下のような応急処置の方法を指導しておきましょう。

◆ **咳をうながす**

大きな咳をすることが可能な場合は、まず咳をして気道から食べ物を除去できるようにうながします。

◆ **指でかきだす**

食べ物が口の中やのどにたまって、外から見えている場合に、ガーゼやハンカチを巻いた指で食べ物をかきだします。

◆ **背部叩打法**

患者の頭を下げ、後ろから手のひらの基部で左右の肩甲骨と肩甲骨の間を強く何度もたたきます。

◆ **腹部突き上げ法（ハイムリック法）**

患者の後ろに回り、両方の手を腋から通し、片方の手で握りこぶしをつくってみぞおちにあて、その手をもう片方の手で上から握り、素早く手前上方へ圧迫するように突き上げます。

意識がない場合には直ちに救急車を要請し、可能なかぎり心肺蘇生法を実施します。応急処置により異物が除去された場合でも、医師の診察を受けることが必要です。

# 誤嚥性肺炎の予防

摂食・嚥下障害によって引き起こされる重大な疾患の1つに誤嚥性肺炎があります。

誤嚥性肺炎は、嚥下機能障害のために唾液や飲食物、あるいは胃液などと一緒に細菌を気道に誤って吸引することにより発症します。吐物を大量に吸引した場合には胃酸による化学性肺炎を起こすこともあります。また、飲食物等の誤嚥のみでなく、睡眠中など無意識のうちに口腔内の細菌が唾液とともに気管に流れ込む不顕性誤嚥にも注意が必要です。

患者や介護者がこのようなリスクを理解して、予防や早期発見につなげられるよう、以下の指導を行いましょう。

## 1.口腔ケア

口腔内の細菌の誤嚥を防ぐため、口腔内を清潔にするケアを行います。食事を終えるごとに歯磨きや口腔内の清掃を行います。義歯を使用している場合にはその都度外して清掃します。とくに就寝前の清潔を保つことが大切です。ケアによって口腔内を刺激することで、唾液の分泌と自浄作用もうながされます。

## 2.異常の早期発見と受診

誤嚥性肺炎の主症状は、発熱・咳・膿状の痰ですが、高齢者ではこれらの症状がなく、倦怠感、食欲不振などの非特異的な症状のみがみられることもあります。様子がおかしいと感じたらすぐに受診するよう指導します。

また、**P.128図表1**のような状態がみられた場合にも、誤嚥が生じている恐れがあるため、医療者に相談します。

# 喀痰吸引の指導

喀痰吸引は患者の呼吸状態を改善し感染を予防するための行為ですが、不快感や苦痛をともなうことがあります。介護者が適切な手技で安全に、できるだけ安楽に行うことができるように支援しましょう。

## 目的・適応

気道の吸引には口腔・鼻腔吸引および気管内吸引がありますが、本項では、介護者が行う機会が多い口腔・鼻腔・気管カニューレ内の喀痰吸引を取り上げます。

喀痰吸引は、唾液や鼻汁、痰などの気道分泌物をカテーテルを用いて除去することにより気道の開放性を保ち、呼吸困難感の軽減や肺胞でのガス交換の維持・改善を目的とします。さらに、口腔・鼻腔内に貯留した気道分泌物の誤嚥を防ぐことで、誤嚥性肺炎の予防にもつながります。

喀痰吸引の適応となるのは、以下のような場合です。

◆ 気管切開、気管挿管などの人工気道を用

いている
◆ 自己排痰が困難なために口腔、鼻腔内に分泌物が多量に貯留している
◆ 分泌物の粘稠度が高い

在宅療養において吸引を行うタイミングには次のような目安があげられますが、その人に応じた基準について医師の指示を確認し、退院指導や退院前合同カンファレンスを通じて介護者と共有しておきましょう。

◆ 患者が望んだとき
◆ 唾液や痰がたまってゴロゴロしているとき
◆ 呼吸時にゼーゼー等の音がするとき

## 在宅療養における喀痰吸引

### 1.介護者による実施

在宅療養患者の喀痰吸引は、患者が日常生活を営むために必要な行為であることから、医療的ケアとして介護者が医療従事者から教育を受けたうえで実施することができます。

しかし、退院当初には不安が大きかったり、在宅療養を続けているうちに手技や機器の取

り扱いが自己流になってしまうことがあるため、訪問看護サービスの利用等による継続指導を検討します。

また、2012年度から、介護福祉士および一定の研修を受けた介護職員等も「喀痰吸引等制度における特定行為」として一定の条件のもとで喀痰吸引を実施できるようになりま

**図表1** 吸引器

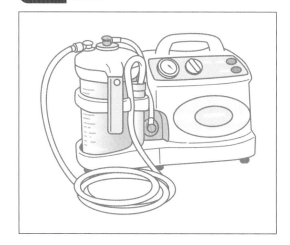

**図表2** 吸引カテーテル

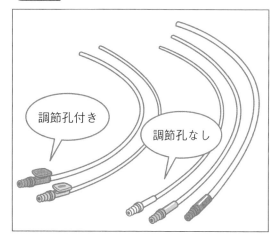

調節孔付き

調節孔なし

した。

　介護福祉士および一定の研修を受けた介護職員等が喀痰吸引を実施するにあたっては、医師から文書による指示を受けることや、計画書、報告書の提出、医師や看護師との連携が必須となります。

　退院に向けて、主治医、訪問看護師、介護職員等の喀痰吸引における役割分担や連携態勢を整えることができるよう、退院前合同カンファレンス等を通じて支援しましょう。

### 2.吸引器等の準備

　居宅での吸引には、一般に**図表1**のような卓上型の吸引器が使用されています。吸引圧の範囲や内蔵バッテリーの有無、ネブライザ一機能の有無などさまざまな機種があるので、医師の指示のもとに適切なものを選べるよう助言しましょう。

　機器のレンタルや購入は介護保険サービスの対象外となりますが、障害者総合支援法による自治体の助成を受けられる場合もあります。ケースワーカー等と連携し、退院までに機器を準備できるよう支援します。また、吸引カテーテルやアルコール綿などの入手方法についても、あわせて調整が必要です。

　吸引カテーテルには、**図表2**のように調節孔がついたものとついていないものがあり、太さにも種類がありますが、医師の指示に基づいたものを使用します。

## 喀痰吸引の指導

　喀痰吸引は侵襲をともなう行為です。

　介護者が以下のようなリスクを理解したうえで、適切な方法で実施できるように指導しましょう。

◆ カテーテルの挿入や陰圧による苦痛
◆ カテーテルの刺激による気道の損傷
◆ 長すぎる吸引時間による低酸素状態
◆ 不潔な操作による感染

### 1.吸引手順

　退院に向けて介護者が適切な手技で吸引を実施できるよう、**図表3**に示した吸引方法を実際に練習してもらいながら指導しましょう。

**図表3** 口腔・鼻腔内の吸引手順と留意点（成人の場合）

| | 手順 | 留意点 |
|---|---|---|
| ① | 物品を準備する（吸引器、吸引カテーテル、アルコール綿、水道水を入れたコップ等、カテーテル保管用容器） | 患者から目を離すことなくスムーズに実施できるよう、実施者の手の届く場所にあらかじめそろえておく |
| ② | 流水と石けんで手をよく洗う（擦式消毒剤を用いてもよい） | 感染を防ぐために清潔な手で操作する |
| ③ | 吸引器の接続管と吸引用カテーテルを接続する | 途中で外れないよう確実に接続する |
| ④ | 吸引器の電源を入れコップ内の水道水を吸引する | カテーテル内を洗浄し、つまりを防ぐ |
| ⑤ | アルコール綿でカテーテルの外側を拭き取るカテーテルの先端約10cmは、手やほかのものに触れないようにする | カテーテル外側を清潔にし水分をとる |
| ⑥ | 吸引圧を20kPa以下に設定する | 粘膜への吸着を防ぐため適正な圧とする |
| ⑦ | 患者に声をかけて吸引することを伝える | 患者の態勢を整える |
| ⑧ | 【調節孔なしカテーテルの場合】<br>(1)接続部付近を指で閉じながら、もう一方の手で素早く適切な位置まで挿入する<br><br>適切な位置とは、口腔内吸引は10〜12cm、鼻腔内吸引は15〜20cmとされ、個人差がある。陰圧をかけたまま挿入したり奥まで挿入しすぎると、痛みを与えたり気道を損傷する恐れがある<br>咽頭部を刺激することで咽頭反射による嘔吐を誘発することもある<br><br>(2)閉じていた指を離し、もう一方の手でカテーテルをペンのように持ち、指どうしを擦り合わせるようにカテーテルを回しながらゆっくり引き抜く<br><br>【調節孔ありカテーテルの場合】<br>(1)調節孔を解放したまま、もう一方の手で素早く適切な位置まで挿入する<br><br>(2)調節孔を親指で閉じて、もう一方の手でカテーテルをペンのように持ち、指どうしを擦り合わせるようにカテーテルを回しながらゆっくり引き抜く<br><br>吸引中は呼吸が妨げられ、低酸素状態を招く恐れがあるため、なるべく短時間で効率よく吸引する<br>1回の操作は10〜15秒間以内とする | |
| ⑨ | アルコール綿でカテーテルの外側を拭き取る | カテーテル外側の付着物を取り除き清潔にする |
| ⑩ | コップ内の水道水を吸引する | カテーテル内を洗浄し清潔にする |
| | 一度で吸引しきれなかった場合は④〜⑩の手順を繰り返す | |
| ⑪ | カテーテルを接続管から外し、容器に保管するカテーテルの交換頻度は医療者の指示に従う吸引ボトルは最低1日に1回、空にして洗浄する | 保管方法には乾燥法と薬液浸漬法があるが、医師に指示された方法で保管する不潔なカテーテルの使用は感染を招く危険があるため、清潔を保つ |
| ⑫ | 吸引器の接続管内にコップ内の水道水を吸引し、電源を切る | 接続管内を洗浄し、清潔にする |
| ⑬ | 流水と石けんで手をよく洗う | 分泌物が付着した手による感染を防ぐ |

**図表4** 気管カニューレ内吸引の留意点（成人の場合）

| | 口腔・鼻腔内吸引との相違点 | 留意点 |
|---|---|---|
| ⑥ | 吸引圧を20〜26kPaに設定する | 圧が弱すぎると十分に吸引できず、強すぎると気道の損傷や低酸素状態を招く恐れがあるため、適正な圧とする |
| ⑧ | カテーテルの挿入は気管カニューレの長さまでとする（7〜10cm） | カニューレの長さを超えて挿入すると気道を損傷したり感染を招く危険があるため、奥まで挿入しすぎない |
| | サイドチューブがある場合はその内部もカニューレ内と同様に吸引する | 気管内の気管カニューレカフの上部に溜まった分泌物を吸引する |

1つ1つの手順において、留意点を理解して実施できるような指導を行うことが大切です。

気管カニューレを装着している場合の吸引手順は口腔・鼻腔内の吸引に準じますが、**図表4**に示したように、気管カニューレ内の吸引方法にはいくつかの相違点があります（図表4の左側の番号は、図表3の左側の手順番号に対応）。

気管カニューレから気管内への感染を防ぐために清潔操作を徹底する必要があるため、吸引カテーテルは必ず口腔・鼻腔内用とは別のものを用います。また、カテーテルの交換頻度は医療者の指示に従いますが、通常、口腔・鼻腔内用よりも高頻度に交換します。

人工呼吸器や人工鼻、酸素カニューレなどを使用している場合には、吸引を終えたらすぐに再装着することを伝えましょう。とくに人工呼吸器を使用している場合には、低酸素状態を防ぐため、肺に空気が送り込まれ患者の胸が盛り上がるのを必ず確認してからフレキシブルチューブを外し、速やかに吸引することが重要です。

また、痰の粘稠度が高い場合は、室内の湿度の調節やネブライザーによる加湿の方法を指導します。

痰を吸引しやすい位置に移動させるための体位変換の方法や、吸引時の体位のポイントについても、患者の状態に応じて指導しておくとよいでしょう。

### 2.状態の観察

異常の早期発見と対処のために喀痰吸引の実施前、実施中、実施後の患者の状態をよく観察するよう介護者に指導します。

観察のポイントは、**呼吸状態、意識状態、苦痛の訴えや表情、チアノーゼなどの顔色の変化**および**分泌物の性状**などです。ただちに医療者への連絡が必要な基準をあらかじめ伝えておきます。また、観察した内容をノート等に記録しておき、介護者、サービス提供者、医療者などの関係者間で共有できるように支援しましょう。

気管内の吸引が必要な場合は医師の指示に基づき、訪問看護師等の医療者による実施や、介護者による実施に向けた教育を検討します。ただし、**介護職が気管内吸引を実施することは認められていない**ことに注意します。

### 3.災害等への備え

災害時の停電などに備え、内部バッテリーの充電量や外部電源を確保しておくよう指導します。

故障時等の業者の連絡先をすぐにわかる場所に貼っておくことや、足踏み式または手動式の簡易吸引器の準備についても助言しましょう。

# 服薬管理の指導

退院後の慢性疾患の治療や管理は、服薬によるものが多くなります。効果的な服薬のために、患者や介護者が服薬の必要性や薬の作用を理解して適切に管理できるよう支援します。

## 服薬アドヒアランスの重視

服薬アドヒアランスは患者の理解、意思決定、治療協力に基づいた内服遵守の考え方です。これは、患者自身が治療方針の決定に積極的に参加することでもあり、在宅療養において非常に重要な姿勢であるといえます。

最近では患者と医療者が同じ治療チームの一員であるとする、**コンコーダンス**の概念も提唱されています。十分なインフォームドコンセントにより情報を共有すること、患者自身が治療の方向性を選択できるような支援を行うことが大切です。

また、アドヒアランスが低下すると、服薬の中断などを招き病状の悪化をもたらすこともあります。アドヒアランスを低下させる要因には、認知能力の低下や服薬量の多さなど、さまざまなものがあります。

それらの要因を把握して適切な援助を行うことで、患者が生活の中に服薬を取り入れ、病状のコントロールやＱＯＬの維持向上を図れることを目指します。

## 服薬計画の共有と自己管理能力の把握

高齢者では、入院に際してたくさんの種類の薬を持参することが多くみられます。重複投薬や薬剤の相互作用を防止するために、薬剤師が持参薬の確認・整理を行い、医師と相談しながら服薬計画を提案します。

これは、多剤併用による有害事象（**ポリファーマシー**）を防ぐとともに、薬剤数の多さによる服薬アドヒアランス低下の予防にもつながるものです。服薬計画について患者や介護者が理解し、意思決定のもとに服薬に取り組むことができるよう、助言や関係者間の調整を行いましょう。

入院中から、看護師は院内の薬剤師と協力して、患者の服薬状況のアセスメントを行います。アセスメントでは以下のような項目についての情報を収集し、支援が必要な内容と援助者の有無などを把握します。

● **身体機能**
1. 視力・聴力
   ◆ 薬袋の字が読めるか
   ◆ 説明を聞き取れるか
2. 内服動作
   ◆ 薬袋を開封できるか

◆薬袋やＰＴＰ（薬剤包装）シートから薬を取り出せるか

◆口元まで手を運べるか

3.嚥下機能

◆食事や飲水が自分で行えているか

◆食事や飲水時にむせはないか

● 薬の理解と自己管理

1.内服薬の飲み忘れの有無

2.指示どおりの内服行動

3.薬の種類と内服量の理解

# 服薬指導

アセスメントにより把握した情報をもとに、自己管理または介護者の介助を受けながら退院後の服薬管理ができるように支援します。

薬の説明や服薬方法の指導は、おもに薬剤師によって行われますが、看護師も日々の入院生活の中で患者の服薬状況の確認や援助を行い、薬剤師との情報共有に努めます。

指導のポイントは、以下のとおりです。

## 1.正しい服薬方法

正しい時間に指示どおりの方法で服薬できるように指導します。説明は、患者や介護者の理解度に合わせた言葉やスピードで行い、必要に応じて絵やパンフレットなどを用います。また、実際の服薬場面においても助言や援助を行い、退院後の生活で予測される問題についての対処方法を、患者や介護者と共に考えます。

予測される問題と対処方法の例を、以下に示します。

### (1)飲み忘れが多い場合

服用時間に声かけをする、アラームをセットする、市販の服薬カレンダー（**図表1**）を利用するなど、飲み忘れ防止のための工夫を行います。目につきやすい場所に服薬をうながすメモを記しておくことも効果的です。アラームセットや服薬カレンダーへの薬剤のセットなどを患者や介護者で行うことが困難な場合には、訪問介護、訪問看護、薬剤師の訪問

サービスなどの利用を検討します。

万一飲み忘れた場合の対処方法は薬の種類によって違うため、あらかじめ医師や薬剤師に確認しておきます。

### (2)薬の取り出しが困難な場合

ＰＴＰシートからカプセル剤や錠剤を取り出すのが難しい患者の場合は、飲むタイミングごとに薬剤を一包化するなどの工夫を、薬剤師と相談します。

**図表1** 服薬カレンダー

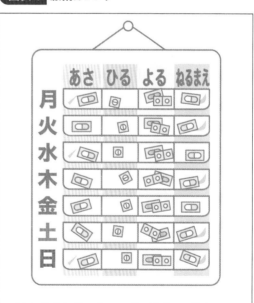

壁かけ式などのカレンダー形式で、飲むタイミングごとの薬を透明ポケットにセットしておくことで、誤薬や飲み忘れを防止する

### (3)嚥下機能に問題がある場合

飲み込みに問題があるときは、薬剤師や医師と共に、剤型の変更や内服補助ゼリーの使用を検討します。

### (4)服薬動作が困難な場合

薬を飲む動作に問題がある場合は、家族等による介助や、訪問介護、訪問看護、デイサービスなどの利用を検討し、服薬介助をできる態勢を整えます。動作が自立していても誤薬や誤用がないように、見守りや確認が必要な場合もあります。援助態勢に合わせて服薬時間や回数を調整できるかどうかも、薬剤師や医師と相談するとよいでしょう。

貼付剤や坐剤、点眼・点鼻薬、吸入薬などについても正しい使用方法やタイミングを伝え、必要な介助を受けられるよう援助します。

### (5)頓用薬使用の判断が困難な場合

定期的な服薬ではなく、不眠時、疼痛時、便秘時などに服用が指示されている頓用薬の場合、服用してよいか迷わないように、服用の基準を明確に示すことが大切です。

また、介護者が服用を判断する際の観察のポイントを伝えましょう。

## 2.薬の副作用

すべての薬には主作用と副作用があります。薬の効果とともに副作用についても理解してもらい、普段と違う症状がでたときには、すぐに医療者に伝えてもらうよう指導します。

高齢者は薬の代謝や排出の機能が低下するため、薬が効きすぎてしまうこともあるので注意が必要です。

また、不眠や不安に対して処方されることの多い向精神薬やパーキンソン病治療薬は、内服の開始や中断・再開によって重篤な副作用である悪性症候群を引き起こす可能性があることにも留意します。

## 3.薬の相互作用

複数の薬を併用した場合、個々の薬ではみられない作用を及ぼしたり、それぞれの薬の効果が強くなったり弱くなったりする相互作用が現れる場合があります。

相互作用はサプリメントの併用や特定の食品との食べ合わせによっても起こることを理解してもらい、市販薬やハーブティ、サプリメントの使用は医師や薬剤師に相談するよう伝えます。

薬と食品の相互作用を起こす代表的な組み合わせには、カルシウム拮抗薬や高脂血症治療薬とグレープフルーツジュース、抗血栓薬と納豆などがあります。処方された薬に合わせて、避けるべき食品を具体的に説明します。

## 4.薬の取り扱いの注意点

薬の変質や事故を防ぐため、以下のような事項を伝えます。

### (1)保管方法

不適切な保管方法によって薬の有効成分が変質してしまうと、薬の効果がなくなるばかりでなく、身体に有害な影響を与えることもあります。直射日光を受ける窓際、湿気の多い台所や洗面所、高温になる暖房機のそばには置かず、比較的温度が低く気温の変化が少ない場所に保管します。

また、冷所保存の指示のある坐剤や液剤は冷蔵庫に保管したり、点眼薬など遮光保存の指示のあるものは遮光袋に入れて保管するなど、医師や薬剤師の指示に従います。

### (2)事故防止の方法

誤って服用してしまうことがないよう、内服薬は食品や義歯洗浄剤、消毒薬などと一緒に保管しないようにします。また、薬をほかの容器に入れ替えてしまうと、中身や服用方法がわからなくなり誤用を招くことがあります。一包化など管理目的の場合を除き、容器や包装はそのまま保管します。

同居者に小さい子供がいる場合には、誤飲事故を防ぐため、子供の手が届かない場所に

保管します。

**(3)残薬の処理方法**

　処方された薬は正しく服用して処方期間内に飲みきるのが基本です。飲み忘れや中断によって余った薬は服用せず、薬剤師等に相談して処分します。

# 服薬管理の継続支援

　退院後も患者や介護者が適切に服薬管理をしていけるよう、地域の社会資源につなげましょう。服薬管理の自立度や理解度に合わせて、以下のような提案を行います。

## 1.お薬手帳の活用

　お薬手帳は薬の処方について、薬剤名、薬剤の用量・用法、処方日、処方医療機関名・調剤薬局名、および副作用歴やアレルギー歴についても記載できるものです。医療機関や調剤薬局で無料で入手することができます。

　薬の飲み合わせや重複をチェックし、副作用や相互作用のリスクを減らすために、医療機関や薬局で毎回提示するように指導します。旅行時にも、緊急の受診に備えて携帯するとよいでしょう。また、大規模災害などで受診が困難な場合、お薬手帳で現在服用している処方薬を確認できれば、薬局や医療救護所で薬を受け取ることができる場合もあります。

## 2.かかりつけ薬局の勧め

　厚生労働省は2015年に、医薬分業の考えに基づき、現在の薬局を患者本位のかかりつけ薬局に再編するために「患者のための薬局ビジョン」を策定しました。

　このビジョンにおいて、かかりつけ薬剤師・薬局の機能は以下の3つで成り立っています。

◆ 服薬情報の一元的・継続的把握とそれに基づく薬学的管理・指導
◆ 24時間・在宅対応
◆ 医療機関等との連携

　高齢者は複数の疾患を抱える場合が多く、多科の受診により服薬する薬の種類も多くなる傾向があります。薬の情報を一元的に把握し、気軽に相談できるかかりつけ薬局をもつことは、ポリファーマシーの予防や患者や介護者の安心にもつながります。

　また、病院薬剤師と地域の薬局薬剤師との情報の共有や連携が、**薬薬連携**として重要視されています。患者が地域のかかりつけ薬局をもち、退院に際して病院薬剤師からの情報がかかりつけ薬局にスムーズに引き継げるよう、退院前合同カンファレンスなどを通じて支援しましょう。

## 3.薬剤師による居宅訪問の利用

　通院や服薬の管理が困難な療養者宅に病院や診療所、薬局から薬剤師が訪問して、薬歴管理、服薬指導、服薬支援、薬剤の服薬状況・保管状況および残薬の有無の確認などを行うことができます。このサービスは、医療保険では在宅患者訪問薬剤管理指導、介護保険では居宅療養管理指導として実施され、処方医への報告やケアマネジャーへの情報提供を行います。訪問看護や訪問介護とあわせて利用を検討します。

　また、疼痛管理などの目的で医療用麻薬を使用している場合には、さらに細やかな配慮が必要です。服薬記録の指導や服用状況のモニタリング、保管方法の指導、残薬の管理などを適切に行い、安全かつ確実に服薬できるよう援助します。

　薬剤師と医師、看護師、介護者などが密接に連携して支援を行うことが大切です。

# 呼吸管理の指導 ❶在宅酸素療法

在宅酸素療法（HOT：Home Oxygen Therapy）は、慢性呼吸不全患者をベッドから解放し社会復帰を実現する治療法です。しかし、生活に取り入れるには患者や介護者が管理できることが必須となります。

## 目的・適応

　HOTは、高度慢性呼吸不全のうち、動脈血酸素分圧55mmHg以下の者および動脈血酸素分圧60mmHg以下で睡眠時または運動負荷時に著しい低酸素血症をきたす場合や、中等度以上の慢性心不全患者で、睡眠時のチェーンストークス呼吸がみられ、無呼吸低呼吸の状態が基準を満たした場合などに、医師の診断に基づき適応されます。

　低酸素血症を放置すると、肺以外の臓器にも負担がかかり、高血圧や心不全、脳卒中などを引き起こす可能性があることを患者や介護者に理解してもらいます。しかし、常に酸素を吸入していると肺の機能が低下し、一生酸素吸入に頼らなければ生きていけなくなるのではないかといった不安を感じる患者や介護者もいます。適切な酸素吸入をしていれば、肺機能が低下することはないことを患者や介護者に伝えることが大切です。

　また、HOTは自宅療養を可能にし、以下のようなQOLを改善する効果が得られることを理解してもらいましょう。

- ◆ 息ぎれが改善する
- ◆ 心臓の負担が軽減する
- ◆ 生命予後が良くなる
- ◆ 入院回数を減らすことができる
- ◆ 記憶力や注意力の低下を改善できる
- ◆ 歩行や活動の範囲が広がる

　HOTがなぜ必要なのか、どのような効果があるのかを理解できても、「酸素吸入している姿を他人に見られるのは恥ずかしい」「酸素がなければ生きていけないなんて情けない」といった思いや吸入の煩わしさから、導入になかなか踏みきれない患者もいます。

　このような場合、看護師は患者の思いに寄り添いながら、患者が希望している生き方や価値観を把握し、介入の糸口を探っていきましょう。

## HOTに用いられる機器と取扱方法

　HOTに用いられる酸素供給器には、酸素濃縮装置、液化酸素装置があります。取り扱いやメンテナンスの容易さから、酸素濃縮装置が用いられる場合が多く、外出時には酸素ボンベや携帯型酸素濃縮装置を使用します。吸入には鼻カニューレを用いるのが一般的で

す。

入院を機にHOTが導入される場合には、患者や介護者が使用方法を習得して退院できるよう、計画的に教育指導を行うことが大切です。機器は業者からレンタルし、自宅に設置してもらいますが、可能であれば院内デモンストレーションや試験外泊の機会を設け、患者や介護者が操作やメンテナンスの方法を前もって練習できるようにします。とくに外出時や停電などの緊急時に、酸素濃縮装置から酸素ボンベへの切り替えが確実に行えるようにします。また、酸素ボンベの残量は常に確認しておくよう指導します。

酸素ボンベの使用時はボンベの使用時間を延長させるために、吸気時に酸素供給を行う呼吸同調装置を使用することが一般的なので

装置の取り付け方の指導も行います。

また、退院前訪問や患者・介護者からの情報収集により住環境を確認し、機器の設置場所等についての相談や助言を行いましょう。機器の故障や災害時に医療機関や業者に連絡する方法、連絡先についても明確にし、すぐにわかる場所に貼っておくようにします。停電に備え、蓄電器や発電機などの補助電源を準備することも勧めます。退院前合同カンファレンスでもこれらの内容を共有します。

退院後は、定期的な外来受診または訪問診療による指導管理が必要なことを理解してもらいます。また、訪問看護サービスによる状態観察や療養生活への助言を受けることも有用で、退院当日に訪問を受けることができる場合もあります（**P.112～113**参照）。

## 日常の管理について

HOTの利用にあたり、患者や介護者が以下の点を徹底できるように指導します。

### 1.酸素流量は医師の指示を守る

酸素流量や吸入時間は、体の中の酸素が適正に保たれるように、安静時、労作時などに分けて医師が処方します。もしも息苦しいと感じても、勝手に酸素流量を変えてはいけません。医師や看護師に連絡して指示を受けましょう。酸素流量の不適切な増量は、高炭酸ガス血症（$CO_2$ナルコーシス）といった意識が障害される合併症を起こすことがあります。

酸素が流れていないと感じたときにはカニューレの先をコップの水につけ、気泡が出るか確認してみましょう。気泡が出ない場合はまず、チューブが折れたり穴が開いていないか、接続部がゆるんでいないかを確認し、異常がなければ機器の故障を疑い業者に連絡します。

### 2.火気に近づかない

酸素は燃焼を助ける性質が強いガスで、火気の取り扱いにはとくに注意が必要です。以下の点について、患者や介護者が厳守できるように指導しましょう。

◆ 酸素吸入中に火気を近づけない（チューブや衣服等に引火し、重度の火傷や住宅火災の原因となるため、家事を行うときにはとくに注意する）
◆ 酸素濃縮装置等の使用中は、装置の周囲2m以内には、火気を置かない
◆ 酸素吸入中の喫煙は厳禁

日本産業・医療ガス協会の報告では、HOT中の火災原因の4割以上がたばこです。患者はもちろん、周囲の人の喫煙も厳禁です。万一に備え、**消火器を近くに置いておくよう**に伝えます。

# 日常生活について

ＨＯＴにおけるケアでは、機器の管理や酸素流量の調整だけでなく、患者が安全・安楽に日常生活を送ることができるように、以下のような支援も大切です。

## 1.療養日誌

患者や介護者が本人の状況を把握し、医療者にも伝えることができるよう、日々の記録を勧めます。入院中から記録を習慣づけられるよう指導を行いましょう。記録は以下のような内容を簡便に記載できるよう工夫します。

- ◆ 体温、痰の性状、咳の有無（感染徴候）
- ◆ 脈拍、むくみ、体重、尿の回数（心不全の徴候）
- ◆ 食欲、睡眠、排便の状況
- ◆ 息ぎれ（安静時、動作時）の状況
- ◆ 可能であれば、パルスオキシメーターによる経皮的動脈血酸素飽和度（$SpO_2$）

異常時の受診や相談の目安、その方法についても確認しておきます。

## 2.呼吸体操・呼吸法

呼吸体操では、呼吸の際の胸郭の拡大・収縮に関連する呼吸筋のストレッチを行います。呼吸が楽になり、ゆっくりと深く呼吸することで不安を和らげ、リラックスをうながす効果も期待できます。

セルフケアとして日々実施できるよう、入院中からＰＴ（理学療法士）などと連携した指導を行いましょう。

呼吸法については、腹式呼吸（**図表1**）と口すぼめ呼吸の指導を行います。腹式呼吸は横隔膜を使う呼吸法ですが、ＣＯＰＤ（慢性閉塞性肺疾患）患者では肺が大きくなり横隔膜が引き下げられているために腹式呼吸が困難な場合もあるので注意が必要です。

口すぼめ呼吸は、はく息の出口を細くすることで、気道や肺の内圧を高めて息のはき残しを減少させることができます。ＣＯＰＤ患者などでは無意識に行っていることも多いですが、息ぎれ時などに意識して生活に取り入れられるよう練習してもらいましょう。

また、感染による呼吸不全の悪化を防ぐために、インフルエンザや肺炎球菌ワクチンの接種も推奨されます。

## 3.食事

慢性呼吸不全患者は呼吸にともなう必要エ

**図表1** 呼吸効率を高める腹式呼吸法

仰向けになり軽く膝を曲げ、手を胸とおなかに置く

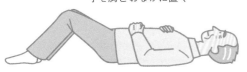

仰向けでできるようになったら座位、立位でも実践する

胸の上に置いた手はあまり動かないことを確かめる

鼻から息を吸い込み、おなかが膨らむのを手で確認する

おなかの力を抜いて、口をすぼめてゆっくりと息をはく

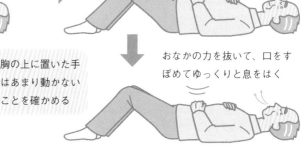

ネルギー量が増加します。そのため、とくにＣＯＰＤ患者は低栄養状態に陥りやすいものです。栄養士等と連携し、十分なエネルギーとタンパク質がとれるような栄養、食事に関するアドバイスを行いましょう。

### 4.活動の工夫

息ぎれを増強させる動作はなるべく避けます。たとえば靴や靴下を履くときにかがまずに済むよう、いすを利用する、洗濯物は低い位置に干すなど、負担の少ない動作に置き換えるよう工夫します。入院中から、ＰＴ等による運動強度に合わせた指導を受けられるとよいでしょう。チューブへのつまづきにも注意します。

調理等の際に、酸素吸入をしたまま火気に近づくことは厳禁です。電子レンジや電磁（ＩＨ）調理器の使用を勧めましょう。また、入浴時は医師より指示された酸素流量を守って、酸素吸入をしたまま入浴することも理解

してもらいましょう。

### 5.閉じこもりの予防

せっかくＨＯＴにより息ぎれ症状が改善しても、酸素吸入をしたまま人前に出ることへの抵抗感や機器操作のわずらわしさから、自宅に閉じこもりがちになる人もいます。閉じこもりによる食欲低下や筋力低下が、さらに活動性の低下を招き、認知症やうつ症状をきたすこともあるフレイルティ（虚弱）サイクルに陥る恐れも生じます。

外出への意欲と自信をもつことができるよう、必要に応じて訪問看護サービス等の利用による外出練習などの支援を受けることができるよう情報提供を行いましょう。

外出時に用いる酸素ボンベの持ち歩きには車輪付きのカートのほか、ショルダーバッグやリュック型等のコンパクトな形があることなど、外出へのためらいをなくせるよう助言します。

## 社会資源について

ＨＯＴは、病態や月1回の診察などの条件を満たした場合、酸素供給装置等のレンタル料も含めて医療保険が適用されます。しかし、医療費の自己負担分や電気代など、患者の経済的負担は大きいものです。

高額療養費の支給や、要介護認定を受けることによる介護保険サービス、身体障害者手帳の取得による障害福祉サービスの利用についても情報提供し、担当部署の紹介など必要な調整を行います。

また、訪問看護サービスのみでなく、薬物治療の指導や栄養状態の改善が必要な場合、薬剤師や管理栄養士の訪問にも医療保険や介護保険が適用できる場合があります。さらに、酸素吸入をしていても、介護保険のデイサー

ビスやショートステイの利用も可能です。閉じこもりの予防や介護者の負担軽減のためにも、サービスを積極的に利用できるよう支援しましょう。仲間づくりの場として、患者会等の情報を提供してもよいでしょう。

慢性呼吸不全患者のリハビリテーションについては、運動療法、薬物療法、酸素療法のみでなく栄養療法や精神的なサポートも含めた、**包括的呼吸リハビリテーション**が注目されています。医師、ＰＴ、ＯＴ（作業療法士）、ＳＴ（言語聴覚士）、看護師、臨床工学技士、管理栄養士などが、チームでアプローチを行います。在宅においてもチームによる支援を受けることができるよう、退院前合同カンファレンスなどを通して調整します。

Chap.5
呼吸管理の指導 ❶ 在宅酸素療法

# 呼吸管理の指導 ❷非侵襲的陽圧換気療法

マスク式人工呼吸器を用いたNPPV（非侵襲的陽圧換気療法）は、病態の管理や延命措置のみでなくQOLの向上も図ります。患者や介護者が必要性を理解し、適切な方法で実施できるよう支援しましょう。

## 目的・適応

慢性呼吸不全患者のうち、低酸素血症に加えて慢性的な二酸化炭素の蓄積をともなったⅡ型呼吸不全には、継続的な補助換気として人工呼吸療法が必要となる場合があります。人工呼吸療法には、気管挿管や気管切開により気道を確保して人工換気を行う侵襲的方法（IPPV、TPPV）と、気管挿管や気管切開によらない非侵襲的方法があります。非侵襲的方法には、体外的に陰圧を加えて胸郭を広げる方法と、気道からの陽圧により換気を補助する方法があり、マスクを用いて機械的に陽圧をかける方法がNPPVです。

本項では、在宅人工呼吸療法（HMV）において多く用いられているNPPVについて取り上げます。

NPPVは、呼吸の補助、低酸素状態の改善、高炭酸ガス血症（$CO_2$ナルコーシス）の予防、呼吸困難や全身状態の改善を図ること

を目的とし、酸素投与だけでは換気不全を改善できない場合に適応とされます。

適応となる患者の疾患は、COPD（慢性閉塞性肺疾患）、肺結核後遺症、神経筋疾患が多くを占めます。

それぞれの患者においては、低酸素状態、高炭酸ガス血症の状態および以下にあげる要件などから、医師が適応を判断します。

- ◆ 意識があり協力的である
- ◆ 循環動態が安定している
- ◆ 自発呼吸がある
- ◆ 気道が確保できている
- ◆ 喀痰の排出がコントロールできる
- ◆ 顔面の外傷がない
- ◆ 消化管が活動している

NPPVとあわせてHOT（在宅酸素療法）が行われる場合も多くみられます。

## 在宅NPPV導入の支援

入院中にNPPVを導入する場合には、医師から患者や家族に対して、現在の病状と換気補助の必要性、NPPVの方法、期待される効果と副作用、NPPVの効果が得られなかった場合の対応（TPPVへの移行等）を説明し、患者や家族の意思を尊重しながら合意を得ます。

居宅でのNPPVの使用においては、日常

生活の中でマスクの装着や機器の操作を行うため、患者と介護者の十分な理解と協力を得ることが必須となります。患者と家族がアドヒアランスを維持向上できるよう、支持的なコミュニケーションを心がけましょう。

NPPVの導入にあたり、次のような指導を行います。

### 1.マスクの装着

NPPVのマスクには、鼻だけを覆う鼻マスク、鼻と口を覆う鼻口マスク（フェイスマスク）、顔全体を覆うトータルフェイスマスクがありますが、在宅療養でおもに使用されるのは鼻マスクと鼻口マスクです。マスクの種類やサイズは、患者の呼吸状態やリーク（空気漏れ）の状況などにより選択されます。

NPPVではマスクの密着度が換気の効率を左右します。装着方法については、患者や介護者に実際に練習してもらいながら繰り返し指導します。

詳細な指導内容は人工呼吸器やマスクの種類により異なりますが、基本的な指導のポイントは以下のとおりです。

◆ マスクを人工呼吸器に接続してから装着する
◆ マスクをあてがい、患者が送気に慣れたことを確認してから固定する
◆ 固定用のベルトは適切な強さで、左右バランスよく締める
◆ マスクを装着後、リークが許容範囲内となるように位置や角度を調整する
◆ 呼気ポートがあるマスクでは、ポートの閉塞に注意する

### 2.機器の取り扱い

入院中に実際にNPPV装置を装着し、患者の呼吸状態に合わせて医師が運転モード、設定圧、吸入時間などを決定します。HOTを併用する場合には酸素流量についても医師

が処方します。決められた設定で使用できるよう、患者や介護者に機器の操作を習得してもらいましょう。

また、**図表1**に示したようなNPPVの呼吸回路について説明し、患者や介護者が確実に接続できるよう指導します。加温加湿器は機器本体に組み込まれていたり、かわりに人工鼻を使用することもあります。

機器や回路の構成に応じた操作や清掃方法の説明も必要です。

さらに、人工呼吸器のアラームが鳴った際の対応についても指導します。アラームの種類には、次のようなものがあります。

◆ 回路の異常（回路の外れ、リーク、折れ曲がりによるつまりなど）
◆ 患者の呼吸状態の変化
◆ 機器の故障

患者や介護者があわてずに対処できるよう、それぞれに応じた観察ポイントと対応の方法を十分に説明しましょう。機器の説明書や緊急時の連絡先を、すぐにわかる場所に置くことも大切です。

NPPVに使用する機器は退院前に業者から自宅に届けられますが、院内デモンストレーションや試験外泊により、実際に使用する機器に慣れてもらうことも検討します。

### 3.停電や災害時の対応

停電や災害時のNPPVの使用について、あらかじめ医師の指示を確認しておきます。外部バッテリーなどの補助電源を用意しておくことも大切です。

必要に応じて、バッグバルブマスクの準備と使用方法の指導も行います。

### 4.レスパイトケア

NPPVは夜間のみに実施する場合が多く、IPPVやTPPVに比べて生活への影響は少ないといえますが、介護者にとっては不安

**図表1** ＮＰＰＶ呼吸回路の例

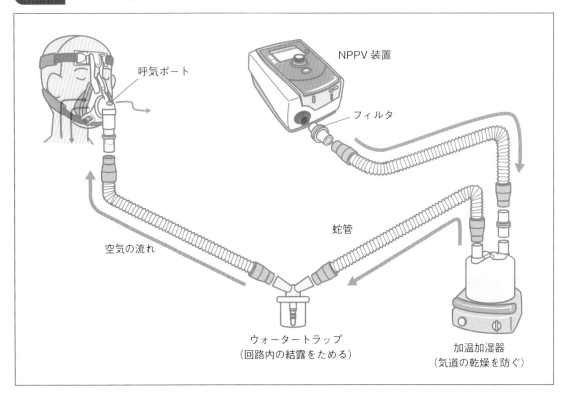

呼気ポート

NPPV 装置

フィルタ

蛇管

空気の流れ

ウォータートラップ
（回路内の結露をためる）

加温加湿器
（気道の乾燥を防ぐ）

や負担感が大きいものです。介護負担が増大しないよう、レスパイト入院やショートステイ（短期入所療養介護）の利用についても情報提供を行いましょう。

# 日常生活について

日常生活において、患者や介護者がＮＰＰＶによって不安や苦痛を感じることはアドヒアランスの低下につながります。患者や介護者が積極的にＮＰＰＶを生活に取り入れることができるよう、退院に向けて以下のような支援を行いましょう。

### 1.不安や苦痛の軽減

患者や介護者はゴールの見えない治療に、不安が募ったり継続の意欲が低下したりすることがあります。ＮＰＰＶに期待される効果とともに、ＮＰＰＶのゴール（**図表2**）を明確にして、前向きに取り組めるように支援します。

また、合併症の発症は患者や介護者に苦痛を与えます。起こり得るトラブル（**図表3**）についても説明し、予防と早期発見のための観察ポイントや対処方法を指導しましょう。

### 2.状態の把握と共有

ＮＰＰＶの効果の評価および合併症の予防と早期発見、対処のために、観察や実施したことを療養日誌などに記録し、医療者と共有することを勧めます。また、不安や苦痛を我

**図表2** NPPVのゴール

| 短期ゴール | | 長期ゴール |
| --- | --- | --- |
| 症状の軽減 | 不快感の減少 | 睡眠時間・質の改善 |
| 呼吸仕事量の軽減 | 人工呼吸器との同調 | QOLの向上 |
| 血液ガスの改善・安定 | リスクの最小化 | 心身機能の向上 |
| | 気管挿管の回避 | 寿命の延長 |

出典:日本呼吸器学会「NPPV(非侵襲的陽圧換気療法)ガイドライン(改訂第2版)」より作成

**図表3** NPPVで起こり得るトラブル

| | トラブル |
| --- | --- |
| マスクによるもの | 不快感、皮膚のトラブル、閉所恐怖感 |
| 圧・流量によるもの | 鼻のうっ血、鼻・口・目の乾燥、腹部膨満 |
| 空気の漏れ | マスクの周囲や鼻マスク装着時の口からの漏れ |
| 重篤な合併症 | 胃部膨満からの嘔吐による誤嚥性肺炎 |
| | 胸腔内圧上昇による低血圧 |
| | 陽圧がかかることによる気胸 |

出典:日本呼吸器学会「NPPV(非侵襲的陽圧換気療法)ガイドライン(改訂第2版)」より作成

Chap.5
呼吸管理の指導 ❷非侵襲的陽圧換気療法

慢せずに医療者に伝えることができるよう助言することが大切です。

退院後の受診先、受診の頻度や方法についても退院前合同カンファレンスなどを通じて明確にしておきましょう。

### 3.医療者による支援

患者や介護者のアドヒアランスの維持向上には、適切な行動をとることができた際には賞賛する、NPPVの効果が認められたときには共に喜ぶ、継続を励ますといった支援が良い影響を与えます。

訪問看護サービス等の利用により、NPPVの実施状況の確認や効果の評価、継続指導を受けられるように支援しましょう。人工呼吸器を使用している場合の訪問看護には、介護保険サービスの利用者であっても医療保険が適用されます。

さらに、訪問看護師やPT(理学療法士)による呼吸体操や呼吸法の指導にもつなげます。退院前合同カンファレンスなどを通じて、包括的呼吸リハビリテーションに向けたチームによる支援態勢を検討します。

### 4.社会資源の活用

NPPVには、機器のレンタル料も含めて医療保険が適用されます。

慢性呼吸不全患者への支援として、HOTを行っている患者と同様の社会資源を活用することができます(P.143参照)。しかし、介護保険サービスにおいて、NPPV機器を装着しての通所や入所の受け入れは、医学的管理が可能な施設にかぎられます。MSW(医療ソーシャルワーカー)やケアマネジャーとの相談につなげましょう。

また、障害者手帳を所持している場合には、障害支援区分に応じて障害福祉サービスのショートステイなどを利用することもできます。

# 栄養療法の指導 ❶経腸栄養法

栄養療法には、経腸栄養法と静脈栄養法があります。安定した栄養療法実施のためのアセスメントと同時に、多職種で連携して常に経口摂取の可能性もアセスメントするようにします。

## 目的・適応

メディカ出版の『ナーシング・グラフィカ在宅看護論② 在宅療養を支える技術』では、「人にとって口から食べることは、単なる栄養摂取ではなく、生きる楽しみであり活力の源である」とされています。しかし、嚥下障害や摂食機能の低下により経口摂取が困難な場合や、経口摂取のみでは栄養量が不足する場合などは、栄養摂取方法や食形態の検討が必要になります。

栄養療法には、**経腸栄養法**と**静脈栄養法**が

ありますが、部分的であったとしても腸が機能していれば経腸栄養法を選択することが基本となります（**図表1**）。

本項では、経腸栄養法のなかの経管栄養法（経鼻・胃ろう）について述べていきます。

一般的に、4週間以内の経管栄養であれば経鼻アクセスを、それ以上の長期となる場合は消化管ろうアクセスが選択され、消化管ろうアクセスのなかで最も多く選択されるのは胃ろうとなっています。

**図表1** 栄養療法の選択

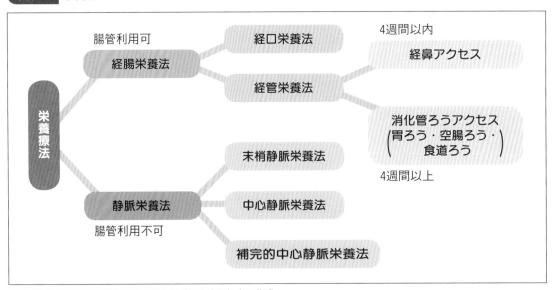

出典：照林社『静脈経腸栄養ガイドライン第3版』を参考に作成

経腸栄養法を実施していても、嚥下状態に合わせて食形態を工夫し注意深く食事介助を続けることで、経口栄養法に切り替えることができる場合もあるので、患者の「食べたい」という思いに寄り添い、多職種で連携しながら支援することが大切です。

## 栄養剤について

消化・吸収機能に問題がなければ、家族と同じものをミキサー処理して、あるいは液体のままや増粘剤を使用して注入することもできます。患者や介護者が準備に負担を感じる場合には無理に勧める必要はありませんが、自宅ではさまざまな工夫が可能であることを伝えておくとよいでしょう。

ただし、経鼻アクセスの場合はカテーテルが細いため詰まらないように注意が必要です。

### 1.分類

一般的に経腸栄養法で使用する栄養剤を制度上で分類すると、「医薬品」と「食品」に分けられます。退院後に使用する栄養剤は、患者の費用負担が少ない医薬品が選択されることが多くなります。

### 2.形状

経腸栄養剤は一般に液体のものが多く用いられていますが、液体の経腸栄養剤は下痢や胃食道逆流による誤嚥などの問題を起こす可能性が指摘されています。それらを予防するには、半固形化または固形化栄養剤が有効であるとされています。

半固形化、固形化栄養剤は注入時間が短いため、介護者の負担軽減につながります。訪問看護や訪問介護サービスを利用する場合に、サービス提供時間内に実施することもできます。ただし、半固形化あるいは固形化栄養剤を使用する場合は、水分量が少なくなるため、医師と相談しながら適宜加水することも必要になります。栄養剤の選択に関しては、医師と相談するようにします。

### 3.保管

すぐに使用しない場合は、細菌繁殖予防のため冷暗所で保管するように指導します。

低温では下痢を起こすことがあるため、使用の際には常温に戻すようにしますが、細菌繁殖や成分変性の可能性があるため加温する必要はありません。

## 日常の管理について

自宅退院の場合は、おもに家族が実施することが多くなるため、家族の生活状況にも配慮して指導を行うようにします。家族のなかには仕事をしながら介護を行っている場合もあるので、必要に応じMSW（医療ソーシャルワーカー）などと連携して、在宅サービスの利用も提案しながら進めていくとよいでしょう。入院中にはできているつもりでも、退院後にあいまいな部分に気づくこともあります。患者や介護者の理解度に合わせ、できるだけ自宅に近い状況を想定して指導するようにします。

### 1.栄養剤の投与スケジュール

投与スケジュールには図表2のようなパターンがありますが、消化器症状がない場合には、介護者の生活状況に合わせて柔軟に変更

**図表2** 栄養剤の投与スケジュール

| 間欠的投与法 | 2～3回/日<br>十数分間～数時間/回 |
|---|---|
| 周期的投与法 | 夜間のみ・昼間のみ |
| 持続投与法 | 24時間持続投与 |

できるように指導しておくとよいでしょう。

## 2.経鼻アクセスの管理

経鼻アクセスは、経鼻～胃アクセス、経鼻～十二指腸アクセス、経鼻～空腸アクセスに分かれます。胃食道逆流のリスクは高くなりますが、カテーテルの交換が容易なため、多くは経鼻～胃アクセスが選択されます。

カテーテルは2～4週間に1回、医師あるいは看護師に交換してもらうよう伝えます。

## 3.消化管ろうアクセス（胃ろう）の管理

胃ろうカテーテルは、固定方法でバルーン型とバンパー型に、接続部の形態でボタン型とチューブ型に分類され、患者の状況に合わせて選択されます。

バルーン型のカテーテルは入院せずに交換が可能ですが、バンパー型のカテーテルの交換は入院が必要となります。2015年より研修を受けた看護師が手順書により特定行為を行うことが可能となり、バルーン型のカテーテル交換はその対象となっています。そのため、居宅療養を行う患者の多くは、バルーン型を選択しています。カテーテル交換の目安は、バルーン型で1～2か月、バンパー型で4～6か月に1回が推奨されています。

交換した使用済みカテーテル類の破棄方法については、居住地の市町村に確認してもらいます。

## 4.経管栄養法実施手順

経鼻アクセスおよび胃ろうは、以下の手順で行うよう指導します。

❶カテーテル挿入部の皮膚や全身状態の観察を行う

❷誤嚥や褥瘡発生予防のため、体位を整える（上半身30～90°挙上）

※経鼻アクセスの場合は、カテーテルが胃内に留置されていることを確認する

❸安定していれば200mL/時を目安に、栄養剤を注入する（液体の栄養剤の場合）

❹終了後に薬剤を注入する（薬剤によっては栄養剤注入前の場合もあり）

※胃ろうの場合は、ろう孔より栄養剤の漏れがないか確認する

❺カテーテル内を水で洗浄し、必要時細菌繁殖防止のため、10倍希釈の酢水を充填する

❻物品を片づける

## 日常生活について

経管栄養法でどの部位からアクセスしていたとしても、その場所は2番目の「口」となり、生命維持のための栄養を摂取する重要な役割を果たします。そのため、「口」のトラブルの予防、早期発見、対処は非常に大切になります。

### 1.皮膚トラブル

経鼻アクセスの場合、鼻翼に皮膚トラブルが発生しやすいため、カテーテルが長期間あたらないように固定する必要があります。

医療職にとっては難しくなかったとしても、患者や介護者にとって負担になってしまうような方法は長続きしないため、より安全で簡単な方法を一緒に考えるようにします。

胃ろうは、皮膚トラブル予防のために、ろ

**図表3** 皮膚トラブルをおこさないためのろう孔管理

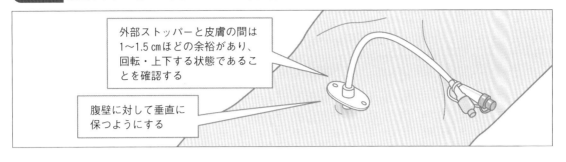

外部ストッパーと皮膚の間は1～1.5cmほどの余裕があり、回転・上下する状態であることを確認する

腹壁に対して垂直に保つようにする

う孔管理とカテーテル固定方法（**図表3**）、皮膚状態の観察などの指導を行います。

観察したことは日誌などに記録するよう伝えます。

**入浴は皮膚トラブルの予防に役立ちます。**経鼻アクセスの場合は抜去に留意し、胃ろうの場合は何も覆わずにそのまま入浴します。

## 2.物品の洗浄

経鼻カテーテルや胃ろうカテーテルを清潔にするのと同様に、**経管栄養ボトルやチューブ、シリンジなども洗浄・消毒を行うことが**大切です。

使用後は食器用洗剤等で洗い、洗浄後には乳びんの消毒薬などに1時間以上つけておき、自然乾燥させるように指導します。

## 3.口腔ケア

経口摂取を行わなくなると口腔ケアがおろそかになりがちです。

患者の状態や経済状況を加味して口腔内の清潔保持に効果の高い物品を紹介し、実際のケア方法について歯科医師や歯科衛生士と連携しながら指導を行います。

## 4.災害時について

災害時に備え、普段使用している栄養剤は備蓄しておき、次のものを準備しておくように伝えます。

- ◆ 使用している栄養剤の種類や量、注入時間、間隔、内服薬、医療機関などの連絡先といった情報を記載したメモ
- ◆ 溶解不要な缶などの製品、カテーテルに接続するだけで使用できるバッグタイプの製品、固形化製品
- ◆ 経管栄養ボトルなど必要物品一式
- ◆ S字フック（ボトルを吊り下げる際に使用）　など

# ■ 社会資源について

日常の管理や緊急時のために、自宅退院の場合は訪問診療や訪問看護サービスの利用を検討します。

2012年度から医師の指示のもとにおいて、一定の研修を受けた介護職等が看護職とも連携しながら経管栄養法を実施することが可能になりました。そのため、訪問介護サービス

を利用しながら管理していくことも考えるとよいでしょう。

そのほか、管理栄養士による在宅患者訪問栄養食事指導、ST（言語聴覚士）による訪問リハビリテーションや歯科医師や歯科衛生士による訪問歯科診療などのサービスの利用も検討するようにします。

# 栄養療法の指導 ❷在宅中心静脈栄養法

在宅中心静脈栄養法を患者や介護者が安全に安心して続けられるように、多職種による協働・連携、継続看護の視点は不可欠です。患者や介護者がどの程度管理できるのか見極めて支援することが大切です。

## 目的・適応

中心静脈栄養法（ＴＰＮ：Total Parenteral Nutrition）とは、経腸栄養法では栄養管理が不可能あるいは不十分であり、長期にわたり輸液療法が必要となった場合に生命維持に必要なエネルギーなどを中心静脈から補給する方法です。少しでも腸管が利用できる場合は、経腸栄養法との併用なども検討するようにします。

在宅で行われるＴＰＮを、在宅中心静脈栄養法（ＨＰＮ：Home Total Parenteral Nutrition）といいます。腸管大量切除術や腸管機能不全患者のうち、安定した状態の場合や悪性腫瘍などの終末期で、ＴＰＮを行ったまま自宅療養を希望した場合などに適応となることがあります。

退院後にＨＰＮを行うには、患者や介護者がＨＰＮを希望していることや、自分たち自身で管理できる、または医師や訪問看護師などの支援を受けながらある程度管理できることなどが必要です。

そのほか、在宅療養を行う患者やその介護者は、高齢である場合が多い、通所や入所サービスを利用できる施設がかぎられる場合があることも考慮することが大切です。

## 日常の管理について

退院後には、医療職によるサービスを利用する場合がほとんどです。患者や介護者が入院中の指導内容との違いに戸惑わないように、退院前合同カンファレンスで情報共有を行うようにします。

また、**訪問看護師や施設の看護師が指導に参加する機会を調整する**ことが重要です。患者や家族の生活環境により適した指導を行うために、可能であれば退院前や退院後に患者宅を訪問することを計画するとよいでしょう。

患者や家族はＨＰＮを自宅で行うことに意欲的であっても、同時に大きな不安をもっているものです。患者や家族の理解度などを確認しながら、少しずつ慣れていけるように、多職種で同じ内容を共有してかかわっていくことが大切です。

ＨＰＮで用いられるカテーテルには、皮下トンネル式（体外式）カテーテルと皮下埋め込み式（ポート式）カテーテルの2種類がありますが、皮下埋め込み式が選択されること

が多くなっています。カテーテルの挿入は医療機関で行われ、定期的な入れ換えは必要ありません。

## 1.皮下トンネル式（体外式）カテーテルの管理

皮下トンネル式カテーテルは、手術により皮下に挿入しますが、カテーテルの一部が外に出ているため、身体へ穿刺することなく使用できるのが特徴です。

しかし、カテーテルフリーとなることはないため拘束感があり、活動意欲の低下やADLの低下を招く可能性があります。そのため、生活にできるだけ支障がでないような工夫を検討するようにします。

また、入浴の際には汚染されないように注意する必要があります。

## 2.皮下埋め込み式（ポート式）カテーテルの管理

皮下埋め込み式カテーテルも手術により留置しますが、カテーテルのみならず、輸液注入のためのポートを皮下に埋め込みます。**図表1**に示したように、ポートのセプタムといわれる部分にヒューバー針を刺すことで輸液を行うことができます。

ヒューバー針穿刺時に疼痛がありますが、輸液が終了してヒューバー針を外せばカテーテルフリーとなるため、活動や入浴などに制限は生じません。

ポートは1,000～3,000回程度の穿刺が可能とされていますが、劣化を防ぐためにも穿刺のたびに少しずつ場所を変えるようにします。

## 3.輸液製剤と注入方法の特徴

輸液の注入方法には**図表2**のようなものがあります。注入方法や輸液製剤は、患者の状態や家族の生活状況に合わせて医師が決定しますが、できるだけ患者や介護者による調剤や隔壁開通の手間がないものがよいでしょう。

輸液製剤は在宅訪問対応薬局により届けられますが、製剤によっては冷蔵庫保存が必要となります。そのため、一度に大量に届くと冷蔵庫に入りきらない場合もあるので注意が必要です。冷蔵庫に保存した場合は、使用する1時間前には室温に戻すよう指導します。

安定した注入速度を維持するためには、**輸液ポンプの使用**が推奨されています。その場合は、医療機器取扱業者と調整し入院中から使用できるようにします。ただし、災害時などは輸液ポンプが使用できない場合も想定されますので、**自然落下で滴下する方法**も指導しておくとよいでしょう。

**Chap.5 栄養療法の指導 ❷在宅中心静脈栄養法**

### 図表1 皮下埋め込み式（ポート式）システム

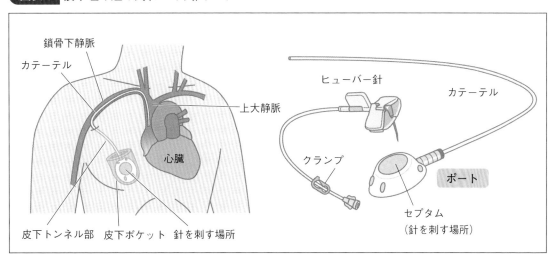

**図表2** 輸液の注入方法とその特徴

| 持続注入法 | 耐糖能異常や心・肺・腎機能低下の場合に選択する。24時間持続注入の場合は、輸液バッグ交換を午前に設定しておくとトラブルに対処しやすい。輸液ラインの交換は1～2回/週でよい。行動に制限が生じる |
|---|---|
| 間欠注入法 | 基礎疾患が少なく、活動性が高い場合に選択する。医師と相談しながら、患者や介護者の体調や生活状況に合わせて調整することができる（たとえば夜間のみ6時間実施など）。使用しない間のロックにはヘパリン加生理食塩液を用いる |

### 4.輸液の手順

　ＨＰＮでは皮下埋め込み式（ポート式）カテーテルが選択されることが多いため、ポート式による輸液の手順について述べていきます。

❶全身状態、ポート挿入部の皮膚の観察を行う

❷手洗い後、輸液バッグと輸液ラインを接続し、輸液ポンプにセットする

❸手指を消毒し、内側から外側に向かって円を描くように穿刺部を消毒する

❹ヒューバー針を穿刺し、ドレッシング材で固定する

❺逆血を確認し、ヒューバー針と輸液ラインを接続し決められた滴下数で開始する

❻ヒューバー針が安定するようガーゼなどで調節し輸液ラインをテープで固定する

❼輸液終了後、ヘパリン加生理食塩液を注入し、抜針する（間欠注入法の場合）

❽片づける

　ヒューバー針の穿刺、抜針は可能なかぎり医療職が行うようにします。ただし、自宅の場合は、抜針に関しては医療職では対応できない時間帯の場合もあるため、患者や介護者が実施できるように指導します。

　終了後の輸液バッグや輸液ラインは一般廃棄物となりますので、廃棄方法については、居住地の市町村に確認してもらいます。

　ヒューバー針は医療廃棄物となるため、専用の針捨てボックスや蓋付きのビンやカンなどに廃棄しておき、医療機関や薬局の訪問時に回収してもらいます。

## 日常生活について

　ＨＰＮにより、住み慣れた自宅での生活が可能となります。そのため、できるだけ患者や家族が望む生活が長く維持できるよう指導を行うことが重要です。退院後には、在宅医療の導入により24時間の対応ができるような態勢を整えておくようにします。

### 1.感染予防

　輸液ルートの交換や抜針を行う際の**正確な**手技を指導することが大切です。日常生活の中で繰り返される行為は少しずつ我流に変化しがちです。ある程度手技に慣れてきたら、長期的な視点をもって指導します。また、ポート部やカテーテルの観察を行い、感染の兆候に早期に気づけるように指導を行います。

### 2.入浴・シャワー浴

　皮下トンネル式カテーテルを留置している

**図表3** 輸液中の移動用物品

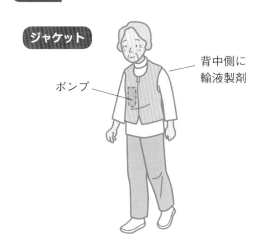

ジャケット

ポンプ

背中側に
輸液製剤

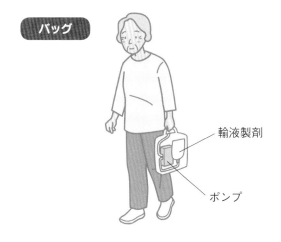

バッグ

輸液製剤

ポンプ

場合は、フィルム剤を使用し、できるだけカテーテルが湯に浸らないようにします。

　皮下埋め込み式カテーテルの場合は、ヒューバー針を抜針後は、皮膚に問題がなく出血もなければ何も貼らずに入浴できます。

### 3.外出について

　輸液ポンプを使用してHPNを行っていても、専用のポンプ用ジャケットやバック等を用いて外出することが可能です（**図表3**）。患者や家族の希望する社会参加の機会が確保できるように、情報提供を行うことが大切です。

### 4.災害時について

　日本メディカルセンター『臨牀消化器内科

2018年9月号』には、「HPN患者への系統だった支援は確立されていないのが現状」であると述べられています。

　居住地の市町村がどのような支援対策を行っているのか、役所や保健所などに確認しておくことが大切です。

　輸液製剤、輸液ルート、ヒューバー針、輸液ポンプの電池などは予備を準備しておくようにします。輸液ルートなど滅菌物であっても使用期限があることを伝え、**定期的に物品の入れ替えを行う**よう指導します。輸液や医療機関に関する情報などを記載したメモも準備しておくようにします。

## 社会資源について

　外来通院あるいは訪問診療、在宅患者訪問薬剤管理指導の利用は必須となります。日常の管理や緊急時のために、訪問看護利用の必要性も高くなります。

　自宅退院の場合は、医療的な部分以外での患者の日常生活の支援のために、訪問介護の利用も検討するとよいでしょう。そのほか管理栄養士による在宅患者訪問栄養食事指導、

ST（言語聴覚士）による摂食・嚥下リハビリテーション、あるいは訪問歯科診療や歯科衛生士による口腔ケアのための訪問歯科衛生指導などの利用も検討するようにします。

　入浴に介助が必要な場合は訪問入浴介護の利用ができますが、居宅系サービスのなかでも高額なサービスとなるため、経済面への配慮も忘れないようにしましょう。

# 排泄ケアの指導 ❶膀胱留置カテーテル

膀胱留置カテーテルは、留置期間が長いと感染のリスクが高まります。排尿ケアチームなどと連携して、カテーテル留置継続の必要性を検討し、排尿の自立を目指すことも大切です。

## 人にとっての排泄行為とは

医学書院の『系統看護学講座 専門分野Ⅰ 基礎看護技術Ⅱ 第16版』では、排泄は「生命維持にとって不可欠であり、なおかつ誰もが営む日常的な行為」であるとされています。

幼少期に排泄についてのトレーニングを行っていたとしても、その後の成長過程で自然に自分なりの排泄習慣を身につけていくことになります。そのため、**排泄習慣は1人1人異なる**ということを常に念頭においてかかわる必要があります。また、**排泄に関することは、人の尊厳に大きくかかわっている**ことも意識しながら指導を行うことが大切です。

## 目的・適応

膀胱留置カテーテルは、尿道からカテーテルを挿入し、膀胱内に貯留している尿を体外に排出することを可能にするもので、**図表1**のような場合に適応となります。

### 排尿ケアチーム

排尿ケアチームは、下部尿路障害患者の治療・看護・リハビリテーション経験のある、医師・看護師・ＰＴ（理学療法士）やＯＴ（作業療法士）といった多職種で構成され、入院患者に対して膀胱留置カテーテルの早期抜去と排尿自立を支援します。

**図表1** 膀胱留置カテーテルの適応

| 絶対的適応 | 相対的適応 |
| --- | --- |
| ◆膀胱容量が50mL以下（萎縮膀胱）<br>◆尿閉<br>◆100mL以上の残尿<br>◆急性期の循環動態監視のために尿量を正確に把握する必要がある | ◆間欠自己導尿が困難<br>◆尿汚染により悪化するリスクが高い褥瘡などの皮膚障害がある<br>◆夜間頻尿のため睡眠が障害される<br>◆介護力の不足、介護負担の軽減<br>◆終末期などによる体力低下時の負担軽減 |

入院中にカテーテルが留置され、そのまま退院となってしまった場合は、家庭や施設ではカテーテル抜去のタイミングを見極めることが難しくなります。また、膀胱留置カテーテルを30日間留置するとほぼ100％の人に細菌尿が認められることから、カテーテル留置の必要性を退院前に排尿ケアチーム等と一緒に検討することが大切です。

## 日常の管理について

患者や家族から入院前にどのような生活を送っていたのか、ていねいに情報を得て、無理のない管理方法の導入を一緒に考えていくことが大切です。家族を介護者としてとらえてしまいがちですが、家族も自身の人生を生きている生活者であることを忘れないようにしましょう。

以下に、日常の管理について述べていきますが、すでに患者や介護者による管理が行われている場合には、実際に行っている方法を実践してもらい、再指導の必要性をアセスメントするようにします。

### 1.尿量測定・尿の破棄

以下の手順で、尿量の変化を把握します。

❶毎日1回、できるかぎり同じ時刻に尿量を測定する

❷尿量測定の際には、カテーテル内の尿をすべて採尿バッグに流し、逆流に注意する

❸尿量を確認したら、採尿バッグ内の尿はトイレに直接破棄するか、バケツなどの排液専用容器を使用して破棄する（使用後のバケツは洗剤で洗い乾燥させる）

### 2.観察ポイント

次の点を可能な範囲で観察してもらいます。

◆ 尿に、混濁、血尿、血塊、浮遊物がないか

◆ カテーテル挿入部や皮膚に、腫脹、発赤、疼痛、テープかぶれがないか

◆ 採尿バッグやカテーテルに破損がないか、カテーテルにねじれや屈曲がないか

そのほか、発熱がないかをチェックすることも重要です。観察結果を記録する日誌などがあると情報の共有に役立ちます。変化があった場合には、医師や看護師などに連絡するよう、患者や介護者に伝えます。

### 3.採尿バッグの管理

感染防止のために、採尿バッグは膀胱よりも低い位置で、なおかつ床に触れないように管理します。そのため、ベッドの使用が原則となりますが、家庭では本人の希望により布団を使用することもあります。その場合は、可能なかぎり厚めのマットを使用するなどして採尿バッグとの落差を確保するようにします。また、採尿バッグは床に直接置かずにタオルの上等に置くようにして管理します。

### 4.カテーテルの固定

カテーテルを固定する際は、男性の場合は亀頭部が上になるように下腹部に固定し、女性の場合は大腿部に固定します（**図表2**）。

テープは四隅を丸く切り落とすとはがれにくくなります。また、カテーテルによる長時間の皮膚圧迫予防のためにΩ（オメガ）型にテープを固定するように指導しましょう（**図表3**）。皮膚トラブルを予防するために、毎日少しずつテープを貼る位置をずらして固定します。

**図表2** カテーテルの固定位置

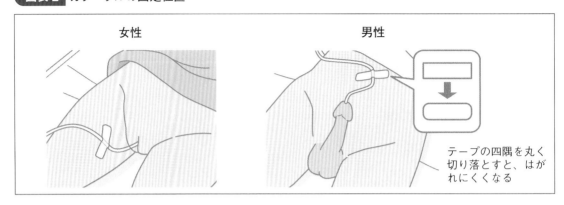

女性　　　　　　　　男性

テープの四隅を丸く
切り落とすと、はが
れにくくなる

**図表3** カテーテル固定時のテープの留め方

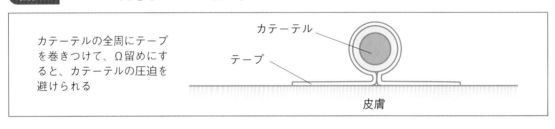

カテーテルの全周にテープ
を巻きつけて、Ω留めにす
ると、カテーテルの圧迫を
避けられる

カテーテル

テープ

皮膚

　認知機能の低下などがある場合、違和感が
あるとカテーテルを自分で抜去してしまう可
能性があるため、しっかり固定を行うことが
大切です。

**5.カテーテルの交換時期**

　カテーテルや採尿バッグなどは医療機関か
ら支給され、カテーテル交換は医師あるいは
看護師が行います。

　閉塞が起こった場合、または起こる前兆の
ある場合に交換します。カテーテルの交換に

は定められた期間はありませんが、長期にカ
テーテルを留置している場合は、閉塞がなく
ても1か月に1回のカテーテル交換が推奨さ
れています。カテーテルが閉塞しないように、
膀胱洗浄を行うこともあります。閉塞しやす
い場合には、可能であれば介護者にも膀胱洗
浄の方法を指導しておくとよいでしょう。

　交換した使用済みカテーテル類の破棄方法
については、患者や介護者から**居住地の市町
村に確認**してもらいます。

# 日常生活について

**1.尿路感染・カテーテル閉塞防止**

　尿路感染を防ぐため、次のことに注意する
よう指導します。

　◆カテーテルと採尿バッグの回路の閉鎖性
　　は、可能なかぎり維持する

　◆1日の尿量を可能なかぎり1,500mL以上
　　に維持する

　◆毎日の陰部洗浄や入浴などにより、清潔
　　を保つようにする（尿道口周囲の消毒は
　　不要）

図表4 カテーテルクランプ

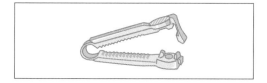

図表5 DIBキャップ

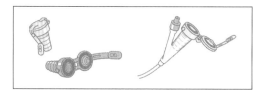

図表6 レッグバッグの例

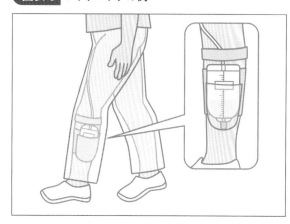

◆入浴時には、採尿バッグは中の尿を空にしたうえで浴槽の外に出し、膀胱より低い位置で保持できるように工夫する

浴槽に入っている際に、採尿バッグを膀胱より低い位置で保持することが困難な場合は、市販のカテーテルクランプ（**図表4**）などの使用を検討します。また、患者や介護者による清潔ケアが困難な場合は、訪問看護や訪問介護などのサービスの利用を検討します。

### 2.外出について

膀胱留置カテーテルを留置していても**工夫**しだいで、**外出は可能**です。外出時には、ゆったりした服装を着用したり、採尿バッグをポシェットなどに収納するといった工夫で目立たなくすることができます。

また、ＤＩＢキャップ（**図表5**）やレッグバッグ（**図表6**）を使用するなどの選択肢があることを伝えましょう。

### 3.災害時について

災害に備え、カテーテルサイズや交換頻度などを記録したものを災害用持ち出し袋の中に入れておくか、常に携帯しておくように指導します。予備のカテーテルや採尿バッグなどは1セットを常時手元に保管できるように、定期外来受診時あるいは訪問診療時に医師に相談するとよいでしょう。非常時であったとしても、尿路感染やカテーテルの閉塞予防のために、可能なかぎり**普段どおりの水分摂取量を維持**できるようにすることが大切です。

## 社会資源について

患者や介護者のセルフケアが自立している場合でも、緊急時にすぐ対処してもらえるよう訪問診療や訪問看護サービスの利用を検討します。また、尿の破棄といった日常の管理に関して患者や介護者で行うことが困難な場合には、訪問介護サービスの利用を検討するとよいでしょう。

膀胱留置カテーテルを導入したことにより活動の機会が減少しがちになり、**活動意欲が低下**する可能性があります。患者や家族の思いを確認しながら、訪問あるいは通所リハビリテーション、デイサービスなどの利用、地域の集まりに参加するといったインフォーマルサポートの利用等も検討します。

# 排泄ケアの指導 ❷在宅間欠導尿

間欠導尿は、導尿を継続し低圧膀胱を維持することが重要です。そのため患者の日常生活に、間欠導尿という行為が無理なく馴染むように支援していくことが大切です。

## 目的・適応

定時的に尿道から膀胱にカテーテルを入れて、尿を排出することを間欠導尿といいます。間欠導尿においては、**決まった回数の導尿継続が最も重要**であるため、無菌操作である必要はなく、**清潔間欠導尿**（ＣＩＣ：Clean Intermittent Catheterization）がおもに行われています。

膀胱留置カテーテル同様、ＣＩＣは疾患などによる膀胱の収縮能低下、尿閉や100mL以上の残尿などにより自然排尿が困難な場合に適応となります。適応を判断する際には、認知機能や手指の巧緻性、下肢の開脚制限、家族のサポート態勢などを含めて総合的にアセスメントすることが大切です。

また、高齢者はＣＩＣを自身で行うことが困難な場合も多く、訪問看護師や施設の看護師により行われることを前提に適応を判断する場合もあります。

## 日常の管理について

ＣＩＣは膀胱留置カテーテルと比べて尿路感染を起こしにくく、カテーテルフリーにより行動範囲の拡大が可能となるといったメリットがあります。しかし、導尿を行いつづける生活を最初から前向きにとらえることができる人はあまり多くはいません。また、家族が導尿を行う場合にも、不安や葛藤を抱くであろうことが予測できます。そのため、**患者や家族の思いに寄り添いながら指導を行っていくことが大切です**。

さらに、仕事や趣味といった生活状況を踏まえて、導尿を行う時間やトイレなどの環境について確認しながら指導を行うことも必要

です。最初はベッド上やベッドサイド、処置室などで指導を行っていたとしても、**徐々に退院後の生活環境に近い状況で実施**できるように指導場所の調整を行います。日常生活の中に導尿という行為が少しずつ馴染んでいくように、無理のないペースで進めていくようにします。

入院前からＣＩＣを行っている患者の場合は、再指導の必要性や今後の導尿継続の可否を患者や家族の意向を確認しながらアセスメントします。患者や家族は、導尿をいつまで続けなければいけないのか、自身でできなくなったらどうしたらよいのかといった不安

抱きやすいものです。そのため、**排尿の自立の可能性をアセスメントする**ことも忘れないようにしましょう。

### 1.必要物品と保管・破棄方法

カテーテルの種類によって**図表1**のように必要物品と保管・破棄方法が異なります。カテーテルは、繰り返し使用するリユース型と、使用ごとに破棄するディスポーザブル型があります。ディスポーザブル型は洗浄や消毒の手間はかかりませんが、医療費の負担額は多くなるため、カテーテル選択の際には患者や家族が介護負担と経済的負担のバランスを考えて選択ができるように、よく説明する必要があります。

そのほか、尿量を測定するための容器は、必要に応じて患者や介護者に準備してもらうようにします。測定した尿量や性状などを記録する日誌などがあると自身の健康管理に役立つとともに、医療従事者などとの情報の共有にも役立ちます。

### 2.尿量と回数

1回の導尿量はおおよそ300mLを目安にして（個人差あり）、導尿回数と導尿時間を設定します。その際、**図表2**のような目安を示して、可能であれば自身で尿量に合わせて導尿回数を調整できるようにしておくとよいでしょう。低圧膀胱を維持することが重要なため、**中断または終了する場合は必ず医師の判断が必要**となります。

### 3.CICの手順

CICを継続しやすいように、**導尿手順はできるだけ簡素化し、短時間で行えるように指導する**ことが重要です。

手順は以下のようになります。

**図表1** カテーテル別の必要物品と保管・破棄方法

| カテーテル | 消毒液 | 潤滑油 | 清浄綿 | 保管・破棄 |
|---|---|---|---|---|
| | 医療機関から支給 | | | |
| リユース型 | ○ | ○ | ○ | ◆カテーテルは流水で洗浄し保存容器に戻す<br>◆容器は1日1回流水で洗浄し、容器内の消毒液も1日1回交換する<br>◆カテーテルは1か月ごとに交換する |
| ディスポーザブル型 | ─ | ○ | ○ | ◆カテーテルは使用ごとに破棄する<br>◆外出先でトイレに破棄場所がない場合（とくに男性の場合）は持ち帰る<br>◆破棄方法は居住地の市町村に確認する |
| ディスポーザブル型（親水性コーティング） | ─ | ─ | ○ | |

**図表2** 1日のCIC回数の目安

| 1回の尿量 | 回数の増減 |
|---|---|
| 300mL以上 | 1回増やす |
| 50mL以下 | 1回減らす |

出典：日本看護協会出版会『訪問看護基本テキスト 各論編』より一部修正して作成

**図表3** カテーテル挿入時の姿勢

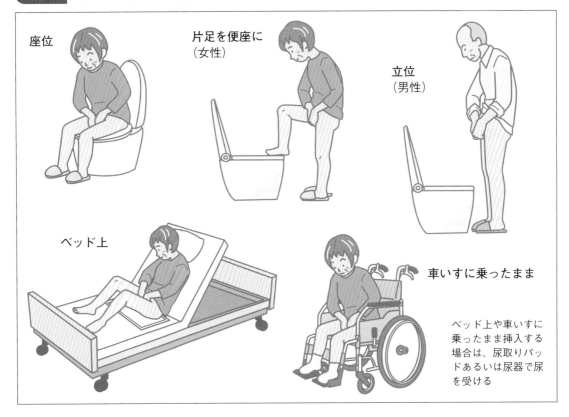

座位

片足を便座に
（女性）

立位
（男性）

ベッド上

車いすに乗ったまま

ベッド上や車いすに
乗ったまま挿入する
場合は、尿取りパッ
ドあるいは尿器で尿
を受ける

❶手を洗う

❷衣類や下着を下げて、無理のない楽な姿
勢をとる（**図表3**）

❸尿道口を清浄綿で拭く

❹カテーテルを準備する

❺カテーテルを尿道口に挿入し、尿を排出
する

❻膀胱内に尿が残らないようカテーテルを
ゆっくりと抜く

❼カテーテルを片づける

　男性の場合は、手指の巧緻性に問題がなく、
カテーテルを挿入する際の痛みが自制内で、
挿入に問題がなければ、指導は比較的容易で
す。

　女性の場合は、男性よりも手技が煩雑なた
め、最初は尿道口が見える位置に鏡を置いた
り、膣に指を挿入したままあるいはタンポン
を挿入するなどして、尿道口にカテーテルが
挿入しやすいようにするとよいでしょう。外
出や災害時のことも考えて、最終的には鏡な
どを使用しなくても導尿できるようにします。

## 日常生活について

　日常生活に制限はありませんが、次のよう
なことに留意してもらいます。

◆多少時間の前後はあっても決まった時間

と回数を守る

◆陰部の清潔を保つために、できるだけ毎日入浴またはシャワー浴をする

◆1日1,000～1,500mL前後の尿量が維持できるようにする

◆高熱や腰背部痛があるとき、血尿や尿混濁時は、医師や看護師に連絡する

そのほか、次の点に注意してもらうよう指導します。

### 1.外出について

外出先であっても、できるかぎりいつもどおりの時間に導尿を行うようにします。事前に導尿に適したトイレがあるかなどを把握しておくと安心です。リユース型のカテーテルを使用している場合は、あらかじめカテーテル洗浄用に水を入れたペットボトル等を持って行くとよいでしょう。

### 2.間欠式バルーンカテーテルについて

間欠式バルーンカテーテルは、長時間の外出や、夜間の多尿や尿失禁などにより通常のCICのみでは管理が困難な場合に、一時的に留置するカテーテル（**図表4**）です。CICと組み合わせてうまく活用することで、より快適な生活となる場合もあるため、必要時に患者や家族の生活状況に合わせて適応を検討するとよいでしょう。長時間留置すると尿路感染症のリスクが高くなるため、**留置時間**

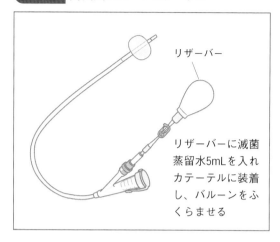

**図表4** 間欠式バルーンカテーテル

リザーバー

リザーバーに滅菌蒸留水5mLを入れカテーテルに装着し、バルーンをふくらませる

は**12時間以内**が推奨されています。

### 3.災害時について

CICは、どのような場合でも導尿を継続することが重要となります。災害時にはカテーテルを持ち出す余裕がない場合も想定されるため、職場、親類・友人宅など自宅以外にも物品を常備しておくようにします。

カテーテルがすぐに入手できない場合もあるため、リユース型とディスポーザブル型両方のカテーテルを常備しておき、使用できるようにしておくと安心です。また、水道が使用できない場合に備えて、潤滑油不要の親水性コーティングのディスポーザブル型カテーテルやウエットティッシュ、ペットボトルの水なども準備しておくとよいでしょう。

## 社会資源について

膀胱留置カテーテルの場合と同様、緊急時にすぐに対応してもらえるよう訪問診療や訪問看護サービスの利用を検討します。

とくに、患者や介護者による導尿が困難な場合には、訪問看護サービスの利用は必須となります。外来に通院できる場合には、専門的な相談や指導を受けることができる外来の情報も提供するようにします。CICの継続には、手指の巧緻性や下肢の開脚の維持が必要となります。ＰＴ（理学療法士）やＯＴ（作業療法士）などによるリハビリテーションサービスの利用も検討するとよいでしょう。

# 排泄ケアの指導 ❸ストーマ

ストーマケアが具体的にイメージできるように、患者のペースに合わせて指導します。患者や介護者がケアできない部分を、誰がどのように支援していくのかを調整することも大切です。

## 目的・適応

　金原出版の『ストーマ・排泄リハビリテーション学用語集第3版』によると、ストーマとは「消化管や尿路を人為的に体外に誘導して造設した開放口」であるとされ、そこから便や尿を排泄します。便を排泄するのは**消化**管ストーマ（**図表1**）と呼び、造設部位によって便の性状が異なります。尿を排泄するのは**尿路ストーマ**（**図表2**）と呼び、ストーマ保有者のことを**オストメイト**と呼びます。

　ストーマは、消化管や泌尿器に生じた腫瘍

**図表1** 消化管ストーマ造設部位と便の性状

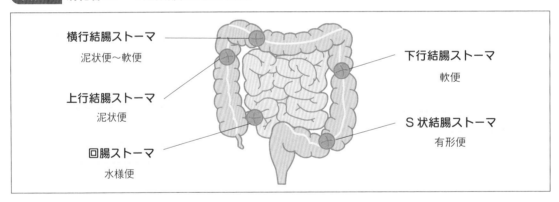

横行結腸ストーマ
泥状便〜軟便

上行結腸ストーマ
泥状便

回腸ストーマ
水様便

下行結腸ストーマ
軟便

S状結腸ストーマ
有形便

**図表2** 尿路ストーマの種類

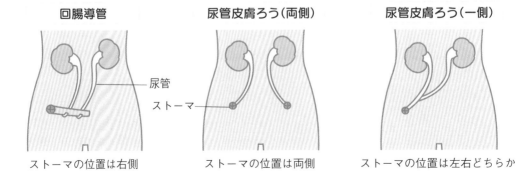

| 回腸導管 | 尿管皮膚ろう（両側） | 尿管皮膚ろう（一側） |
|---|---|---|
| 尿管 | | |
| ストーマ | | |
| ストーマの位置は右側 | ストーマの位置は両側 | ストーマの位置は左右どちらか |

や炎症性疾患、先天性疾患、外傷などによって排泄経路を変更する必要のある場合や、がんの終末期で緩和目的の場合等にも適応となります。

# 日常の管理について

患者はストーマ造設後には、ボディイメージの変化やストーマケア、社会復帰について多くの葛藤や不安を抱きやすいものです。また、家族も同様の思いを抱いていることが多くあります。そのため、患者や家族の身体的・心理的・社会的側面に配慮しながら支援を行っていくことが大切です。

指導を行う際には、皮膚・排泄ケア認定看護師といった専門的な知識をもつ看護師などと協働・連携するようにします。また、リハビリテーションによりセルフケアが可能となる場合もあるため、ＰＴ（理学療法士）・ＯＴ（作業療法士）などとの連携も検討します。

すでにストーマケアを行っている場合は、セルフケア継続の可否やケア方法の変更などについて、ストーマや皮膚の状態、患者や家族の意向を確認しながらアセスメントします。

## 1.装具の交換

装具は、以下の手順で交換します。

❶手を洗い、必要物品を準備する

❷装具内の排泄物を破棄する

❸ゆっくりと面板をはがす（必要時粘着剥離剤を使用）

❹面板の皮膚保護材のふやけや溶け具合を観察し、装具交換間隔の目安とする（**図表3**）

❺ストーマや周囲の皮膚を観察し、洗浄する（優しくなでるように洗う）

❻水分を拭き取り、新しい装具を装着する（回腸ストーマ・尿路ストーマは手早く行う）

交換した日や観察結果などを記録することや、トラブルがあった場合には医師や看護師に連絡することを指導します。

自宅退院で患者や介護者が装具交換をできない場合は、訪問看護や訪問介護サービスが提供される日に装具交換ができるように調整します。

ただし、患者や介護者のペースに合わせて繰り返し練習することにより、セルフケアが可能となる場合もあるため、早急な判断は禁物です。

## 2.装具の管理・破棄

装具は、**高温多湿や著しい冷所を避け、直射日光の当たらない場所に保管**し、購入後1年間以内には使いきるようにします。

破棄する際には、装具内の排泄物をトイレに流し、居住地の市町村が指定する方法で破棄します。

**図表3** 面板交換の目安

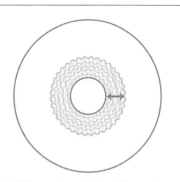

面板の膨らみが10mm以内、溶けが2〜3mm以内での交換が望ましい。装具の種類によるが週2回程度の交換が一般的である

# 日常生活について

疾患による制限がない場合は、ストーマ造設後も造設前と同様の生活を送ることができます。

入院中に、院内や院外にあるオストメイト用トイレを使用したり、外出や外泊を数回行ってみると、退院後の生活がイメージしやすくなります。

### 1.食事・水分

基本的に食事制限はありませんが、食品によっては便や尿の性状やにおいなどに影響を及ぼすものがある（**図表4**）ため、必要に応じて管理栄養士と連携して情報を提供します。

回腸ストーマの場合は、水分や電解質が吸収されずに排泄されるため、**ミネラルを多く含んだ水分をとる**よう指導します。

### 2.入浴

入院中に浴槽につかる体験をしておくとよいでしょう。

装具を装着せずに入浴することが可能です

が、回腸ストーマと尿路ストーマの場合は常に排泄がある状態のため、装具を装着しての入浴が適しています。また**公共の浴場では、常に装具を装着しての入浴が基本**となります。

### 3.服装

ストーマを圧迫する服装は避けたほうがよいですが、今まで身につけていたもの、身につけたいものを着用してもらい、不都合が出た場合に一緒に対応策を考えるようにします。

### 4.睡眠

尿路ストーマでは、睡眠中の漏れが気になるようなら夜間のみ蓄尿袋を使用することを勧めます。その際、膀胱留置カテーテルの採尿バッグと同様の管理を行います（**P.157**参照）。

### 5.外出・旅行

体力が回復したら、工夫しだいでストーマ造設前と同様に外出や旅行を楽しむことができます。尿路ストーマの場合は、トイレに行

**図表4** 便や尿の性状やにおいに影響を及ぼすおもな食品

| | | |
|---|---|---|
| **便の性状** | 整える | 穀類、緑黄色野菜、根菜類、芋類、豆類、リンゴ、バナナ、キウイフルーツ、イチゴ |
| | 下痢を起こしやすい | 炭酸飲料、アイスクリーム、酒類、揚げもの類、ナッツ類、生の果物、人工甘味料 |
| | 消化しにくい | 海藻類、キノコ類、こんにゃく類、貝類、筍、ゴボウ、レンコン |
| **ガス** | 発生させやすい | 炭酸飲料、ビール、栗、山芋、サツマイモ、ゴボウ、大根、春菊、アスパラガス、カニ、エビ、ガム、たばこ |
| | 発生を抑える | 乳酸飲料、ヨーグルト、パセリ、レモン |
| **便・尿のにおい** | 強くなる | ニラ、ニンニク、ネギ、アスパラガス、チーズ、貝類 |
| | 抑える | ヨーグルト、乳酸飲料、レモン、オレンジ、パセリ、グレープフルーツジュース、クランベリージュース、緑茶 |

出典：金原出版『ストーマリハビリテーションの基礎と実際(第3版)』より一部改変して作成

けないことも考慮してレッグバッグの使用などを検討します。

### 6.仕事

ストーマケアが確立したら、仕事への復帰準備を行います。これまでどおりに職場まで行ってみる練習を行い、徐々に慣れるようにします。オストメイトであることを職場の上司や同僚、産業医や保健師・看護師などに伝えるかどうかは、患者の判断にまかせます。

### 7.災害時について

災害に備え、装具類は2週間分、できれば1か月分をいつでも持ち出せるように準備しておきます。職場、親類・友人宅などにも保管させてもらうと安心です。

面板はすぐに使用できるように1～2枚はカットしておくとよいでしょう。外出時に被災する可能性もあるため、2週間分程度の装具類は常時携帯しておくよう指導します。

また、装具のメーカー名、品名、サイズなどを記載したメモも、身体障害者手帳と一緒に常に携帯するようにします。自宅の誰でも見える場所に同様のものを貼っておくとよいでしょう。患者や介護者だけでこれらの準備を行うことが困難な場合は、訪問看護や訪問介護サービスを利用し、一緒に準備を行ってもらうようにします。

災害時にはすぐに装具類が入手できるわけではありませんので、日本オストミー協会や居住地の福祉事務所などの連絡先を把握しておくよう指導します。

## 社会資源について

ストーマ保有者には必要に応じ、次のような社会資源についての支援を行います。

### 1.身体障害者手帳

永久ストーマを造設した場合、造設後すぐに身体障害者手帳取得の申請を各市町村の福祉事務所で行うことができます。身体障害等級は通常4級となりますが、状態により3級または1級となることもあります。

交付までには1～2か月を要し、手帳の交付をもって装具購入費の現物給付が開始されるため、申請を行ったか確認しましょう。

給付額や給付物品、そのほか身体障害者に対する優遇制度などは各市町村により異なるため、MSW（医療ソーシャルワーカー）などと連携して情報を提供します。

### 2.患者会

患者会とは、社会復帰したオストメイトが主体となり情報交換や親睦を図るためにつくられた組織です。さまざまな患者会があるので、自律的にストーマケアを行うことができるよう、患者や家族に紹介するようにします。

### 3.多職種連携

外来通院が可能であれば、定期的にストーマ外来を受診することを勧めます。外来通院が困難でなおかつ自宅退院の場合は、訪問診療や訪問看護サービスの利用を検討します。

2011年から専門的な管理が不要な場合は、ストーマ装具交換は医療職以外でも可能となりました。そのため、患者や介護者によるストーマ装具交換が困難な場合は、介護職による装具交換も念頭においてサービス利用を検討するとよいでしょう。その際、医療職とも連携できる態勢を整えておくことが大切です。

患者や介護者によるストーマケアが困難であったとしても、さまざまなサービスを組み合わせて住み慣れた自宅でケアを継続することができるため、患者や家族の望みを確認しながら調整を行っていくようにしましょう。

# 褥瘡ケアの指導

褥瘡は、一般の人にとってなじみの少ない言葉です。必要に応じて、「床ずれ」などと言い換えて説明します。在宅療養において発生しやすいトラブルです。患者や介護者が正しい知識とスキルをもって対応できるように指導しましょう。

## 褥瘡とは

褥瘡は、局所の長期的な圧迫によって血液の循環が阻害されることにより、皮膚に発赤やびらん、潰瘍、壊死を起こします。創から感染を起こすこともあり、感染が局所から全身に及ぶと、敗血症等により生命に危機をもたらす恐れがあります。

日常のケアにおける予防と早期発見が最も重要で、発見した際には速やかに医療者による治療および悪化防止のケアにつなげられるように指導することが大切です。

在宅療養においては、**局所の要因**だけでなく、ＡＤＬの低下や低栄養といった**全身的要因**や介護不足等の**社会的要因**が、褥瘡の発生や悪化につながることがあります。そのため、退院支援では褥瘡リスクの総合的なアセスメントと、それに合わせたケア態勢の整備が必要です。

褥瘡ケアの視点から、以下のことを行いましょう。

- ◆ 褥瘡の状況、発生リスクのアセスメント
- ◆ セルフケア、介護力のアセスメント
- ◆ 患者や家族の生活・暮らし方の把握
- ◆ 地域への情報提供
- ◆ 療養環境、ケア態勢の整備
- ◆ 患者や介護者への指導

## 褥瘡による健康リスク

退院支援の褥瘡ケアで重要なのは、患者や介護者が共通の認識をもって臨むことです。以下に、そのポイントをあげます。

### 1.疼痛

褥瘡による局所の疼痛は、患者のＱＯＬを損なうものです。認知機能やコミュニケーション能力が低下しているために痛みの訴えがない場合でも、痛みの程度や状況を観察しながら、なるべく痛みを軽減するケアを行う必要があります。

また、痛みがあることにより自発的な体動が制限され、さらに褥瘡が悪化、発生することもあるため、疼痛に対するケアは重要です。

### 2.感染

褥瘡の感染は、皮膚のバリア機能の低下と、菌による創の汚染によって起こります。原因となる菌の種類は多岐に渡りますが、腸内細菌であるエンテロバクター、大腸菌、ブドウ

球菌によるものが多くみられます。創感染が起こると、発赤、腫脹、熱感、疼痛といった炎症症状が生じます。骨まで達する創では骨髄炎を発症したり、感染が局所から全身に及ぶと菌血症や敗血症を引き起こし、全身状態が悪化します。

# 褥瘡の発生要因

褥瘡が発生しやすい部位は、皮下脂肪が薄く、骨が突出している部分です。部位の名称だけではわかりづらい場合もあるため、患者や介護者には**図表1**のようなイラストを用いて説明することも有効です。褥瘡は、次のような3つの要因により発生します。

## 1.局所の要因

褥瘡が発生する局所の要因には、次のようなものがあげられます。

- 局所の**持続的な圧迫**
- **皮脂の減少による皮膚の防御機能の低下**
- **浮腫**による皮膚の傷つきやすさ（脆弱性）
- 皮膚表面と接触するものとの間での**摩擦**
- 皮膚が一方向に引っ張られることでの皮膚と皮下組織のずれ
- ◆尿便失禁や汗などによる**湿潤**
- ◆麻痺などによる**皮膚知覚の低下**　など

## 2.全身の要因

自力での体動困難、麻痺や拘縮、低栄養状態、やせ（皮下脂肪組織の減少）、加齢等による免疫力の低下、基礎疾患（心不全、糖尿病、動脈硬化症等）の悪化などがあります。

## 3.社会的要因

褥瘡発生の社会的要因には、閉じこもりやうつによる活動性の低下、介護者の褥瘡予防についての正しい知識や技術の不足、介護量の不足から生じる不適切なケアやケア不足があげられます。

# 早期発見・予防のポイント

褥瘡の早期発見には、日常のケアの際の好発部位を中心とする観察が重要です。とくに入浴、清拭、おむつや寝衣の交換時は重要な観察の機会ととらえ、ケアの提供者に皮膚の

## 図表1　褥瘡の好発部位

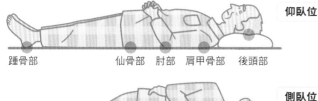

仰臥位

踵骨部　　仙骨部　肘部　肩甲骨部　後頭部

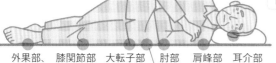

側臥位

外果部、　膝関節部　大転子部　肘部　肩峰部　耳介部
内果部　　　　　　　腸骨部

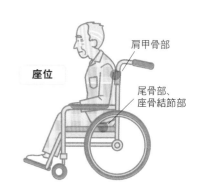

座位

肩甲骨部

尾骨部、
座骨結節部

状態を注意深く観察してもらえるように指導します。その際、圧迫しても消退しない持続性の発赤がみられた場合は、褥瘡を疑い、医療者に相談するよう伝えましょう。

医療者間では、褥瘡の重症度をＤＥＳＩＧＮ-Ｒ®やＮＰＵＡＰ（National Pressure Ulcer Advisory Panel）のステージ分類（**図表2**）などのスケールを用いて共有し、治療、ケアにあたります。ＮＰＵＡＰは褥瘡の深さ（深達度）をステージで示すものです。ケアの必要性を患者や介護者に理解してもらうために、褥瘡の進行について、図を用いてわかりやすい言葉で説明することも有効です。

また、褥瘡の発生や悪化の予防には、患者や介護者が褥瘡の発生リスクを正しく理解し、そのリスクを除去するための方策をとること

が必要です。

リスクの評価には、「知覚の認知」「湿潤」「活動性」「可動性」「栄養状態」「摩擦とずれ」といった6項目の褥瘡の危険因子で構成されたブレーデンスケール等のリスクアセスメントツールの使用が推奨されています。

自宅退院に向けては、褥瘡の発生リスクとともに、**セルフケア**および**介護力**のアセスメントを行い、患者や介護者の理解力や介護力に応じたケアの指導を行います。また、患者や家族の生活や暮らし方を把握したうえで、地域への情報提供により療養環境・ケア態勢の整備につなげることも大切です。

介護者が、骨突出部の発赤や水泡、びらんなどの異常を発見した際には、自己判断によるマッサージや薬品の使用は行わず、すみや

**図表2** ＮＰＵＡＰのステージ分類

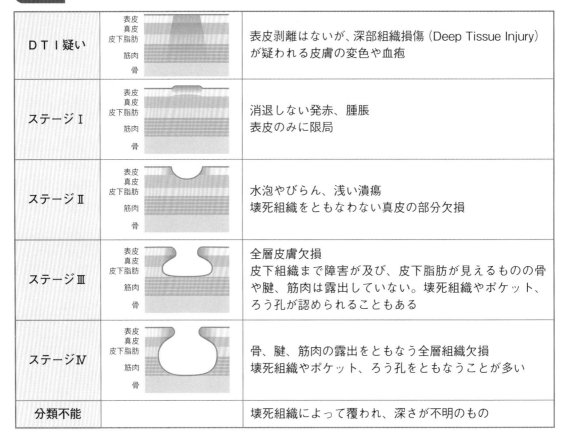

| | | |
|---|---|---|
| ＤＴＩ疑い | 表皮 真皮 皮下脂肪 筋肉 骨 | 表皮剥離はないが、深部組織損傷（Deep Tissue Injury）が疑われる皮膚の変色や血疱 |
| ステージⅠ | 表皮 真皮 皮下脂肪 筋肉 骨 | 消退しない発赤、腫脹 表皮のみに限局 |
| ステージⅡ | 表皮 真皮 皮下脂肪 筋肉 骨 | 水泡やびらん、浅い潰瘍 壊死組織をともなわない真皮の部分欠損 |
| ステージⅢ | 表皮 真皮 皮下脂肪 筋肉 骨 | 全層皮膚欠損 皮下組織まで障害が及び、皮下脂肪が見えるものの骨や腱、筋肉は露出していない。壊死組織やポケット、ろう孔が認められることもある |
| ステージⅣ | 表皮 真皮 皮下脂肪 筋肉 骨 | 骨、腱、筋肉の露出をともなう全層組織欠損 壊死組織やポケット、ろう孔をともなうことが多い |
| 分類不能 | | 壊死組織によって覆われ、深さが不明のもの |

かに主治医やケアマネジャー、サービス提供者などに報告できるような意識づけと、連絡態勢の整備ができるよう支援します。

褥瘡の発生リスクを除去するためのケアのポイントは、以下のとおりです。

## 1.除圧

局所への持続的な圧迫を避けるには、以下の3つの方法があります。

### (1)体位変換

自力での体動が困難な場合には、基本的に2時間以内の間隔で体位変換を行うよう指導します。体圧分散式のマットを使用している場合でも、4時間以内の体位変換が必要です。

体位変換の際に、無理に体位を変えようとすると、皮膚の摩擦やずれを生じやすくなるため、部位ごとにていねいに移動するよう伝えます。頭部から体幹、下肢の順に行い、移動後にずれによる圧力が皮膚に生じていないか、安定した安楽な体位かどうかを確認することも大切なポイントです。体位変換は2人以上で行うことが望ましいですが、在宅においては介護者が1人で行うことが多く、摩擦やずれのリスクも高まります。

退院準備にあたっては、介護者へ繰り返し技術指導を行いましょう。介護者の身体的負担が大きい場合には、体位変換器の使用を検討します。ただし、体位変換器の誤った使い方は、かえって摩擦やずれ、圧迫による褥瘡のリスクを高める危険があるため、用具の選択や使用方法については、福祉用具専門相談員やＰＴ（理学療法士）、看護師などによる助言を受けるように指導します。体位変換器は、介護保険の福祉用具の貸与種目となっています（原則、要介護2～5の人が利用対象）。

### (2)体圧の分散

局所に体圧が集中しないように、枕やクッションを用いた**ポジショニング**の指導を行います。また、エアーマットレスやウォーターマット、粘弾性フォームマットレスなどの体圧分散式マットレスの使用も検討します。

いすや車いすの使用時には、体圧の分散とずれの防止のために、股関節、膝関節、足関節の角度をいずれも90°程度にする（90°ルール）とよいこと、同じ姿勢を続けることは避けるよう伝えます。体圧分散式マットレス等の床ずれ防止用具や、体位保持と体圧分散のための車いす用のクッションなども、介護保険の福祉用具の貸与種目となっていますが、体位変換器と同様に、原則、要介護2～5の人が対象で、利用には専門職のアドバイスが必要です。入院中の社会資源の調整や退院前合同カンファレンスなどにおいて、ケアマネジャーをはじめとする在宅支援チームと情報を共有しながら準備を進め、退院後の訪問看護や訪問診療などによるモニタリングおよび各種の支援につなげることが大切です。

### (3)摩擦・ずれの防止

介護に慣れていない人が気づきにくいのが、寝衣やシーツなどによる皮膚との摩擦やずれです。身体の下になる部分にできるだけしわをつくらないように伝えましょう。

ベッドのギャッジアップ時には、身体が足側にずり落ちてくることによって背部や仙骨部にずれを生じやすいものです。ギャッジアップ時の体位は、**図表3**のようなイラストを用いて説明するとわかりやすいでしょう。

ギャッジアップを保持する場合には、臀部や腰部への荷重が少ない**30°**程度とすることも忘れずに伝えてください。ベッドと背中のずれをとり、安楽に過ごすことができるように、ギャッジアップ後に、背中に手を差し込む、または両肩をもって一旦、身体を起こす動作「背ぬき」を行うこともポイントです。

## 2.栄養改善

栄養状態が不良な場合、免疫力の低下による感染・炎症、組織の代謝障害や循環障害、

**図表 3** ベッドギャッジアップ時の体位

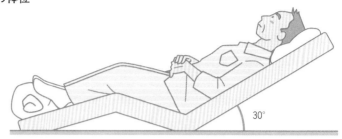

膝部の挙上もあわせて行う

腰部をベッドの折れ目にしっかりと沿わせ、足裏をクッションで支えることなどで、身体のずり下がりを防止する

30°

皮下脂肪や骨格筋の減少による骨突出部の皮膚への荷重の高まりなどが起こりやすく、褥瘡のリスクが高まります。

なかでも、タンパク質・エネルギー低栄養状態（PEM：Protein energy malnutriton）の予防や改善に努めることが重要です。疾患を考慮したうえで、高たんぱく・高エネルギーの食事摂取の指導や、医師の指示のもとでの栄養補助食品の利用を検討します。管理栄養士による在宅患者訪問栄養食事指導により、栄養状態の評価や栄養ケア計画の作成を行うことも有効です。また、食事の準備に問題がある場合には訪問介護による生活援助[注：下欄外]や配食サービスの利用への支援も行います。

嚥下や咀嚼の障害により食事摂取に困難さがある場合には、嚥下食の利用や訪問リハビリテーション、訪問看護におけるST（言語聴覚士）の訪問、歯科衛生士の訪問歯科衛生指導による支援も検討します。

### 3.スキンケア

尿・便失禁がある場合には、弱酸性の洗浄剤を用いて汚れを取り除き、皮膚の保護のためにクリームを使用しても差し支えありません。骨突出部については、フィルムドレッシング材を貼付して皮膚を保護することも有効ですが、皮膚の観察が容易な透明のものを用います。骨突出部のマッサージは、摩擦やずれを招くため、原則として行いません。

褥瘡が発生していると、患者や介護者が入浴を躊躇する場合がありますが、血流をうながし、皮膚の清潔を保つためにも、全身状態を考慮しながら積極的に入浴を行うことができるよう支援します。

入浴についての指導のポイントは、以下のとおりです。

- ◆全身や創周囲は、弱酸性の洗浄剤を十分に泡立て、皮脂を取り除きすぎないように強くこすらずに洗う
- ◆創の内部には洗浄剤を用いず、シャワーにて清潔を保つ
- ◆入浴後は、タオルでこすらず、押さえるようにして水分をよく拭き取る

自力や家族介護での入浴が困難な場合には、訪問介護による身体介護、創の処置が必要な際には訪問看護の利用を検討します。麻痺や拘縮により自宅浴槽での入浴が困難な場合には、訪問入浴介護の導入も考えます。

## 治療・ケアの方法

退院時に、褥瘡が発生している場合には、在宅においても創への処置を継続していく必要があります。

褥瘡の治療法には、保存的治療と外科的治

注：訪問介護の生活援助の利用は、1人暮らしであるか、家族等が障害や疾病などにより家事を行うことが困難な場合、あるいは障害や疾病などがない場合であってもやむを得ない事情により家事が困難な場合にかぎられる

療があります。

### 1.保存的治療

**外用薬**（塗り薬）による治療は、褥瘡の深達度や滲出液、感染の有無などの状態に応じて医師が薬剤を選択し、処方します。塗布の方法や頻度について、医師の指示に基づき行います。

**創傷被覆材**（ドレッシング剤）による治療は、創面の保護、閉鎖・湿潤療法、滲出液の吸収、疼痛の緩和といった目的に応じて、ポリウレタンフィルムやポリウレタンフォーム、ハイドロコロイドなどの種類を使い分けます。種類の選択や交換の時期などは医師の指示に基づきます。

創の処置は、訪問診療や訪問看護により医療者が行うことが原則ですが、介護者がその役割を担うこともあります。処置の方法は、創の状態によって異なります。介護者が処置の目的を理解し、適切な手技で行うことができるよう支援、確認することが必要です。

介護者への指導とともに、訪問診療や訪問看護など適切なサービスを利用できるよう、ＭＳＷ（医療ソーシャルワーカー）やケアマネジャーなどに依頼します。また、医療処置

の材料の入手方法については、かかりつけ薬剤師・薬局を利用するための調整や、介護者への情報提供を行います。

### 2.外科的治療

壊死組織の存在は褥瘡の治癒を妨げるため、状態に応じて、医師がメス等を用いて壊死組織を除去する外科的デブリードマンを行います。ポケットの切開を行う場合もあります。

また、本人の皮膚などを用いて創を閉じる外科的再建術が行われることもあります。適応は医師の判断となりますが、手術にあたっては、入院が必要となります。

褥瘡には、これらの治療にあわせて**全身の管理**も重要です。

骨髄炎や菌血症、敗血症などの所見が認められる場合には、医師の判断に基づき抗菌薬の全身投与を行います。投与の方法には、経口、注射などがありますが、経口による場合には服薬の管理（飲み忘れの防止、正しい量、タイミングでの服薬）や副作用の観察が必要となります。患者や介護者による実施が困難な場合には、訪問介護や訪問看護、薬剤師による在宅患者訪問薬剤管理指導などのサービスを利用できるよう調整します。

## チームケアの必要性

褥瘡の予防、ケアについての家族への教育や指導は、必要かつ重要なことですが、「褥瘡の発生や悪化は家族介護の怠慢による」ととらえる風潮が残るなか、家族はプレッシャーを感じがちであり、介護負担の増大につながる恐れもあります。また、独居や日中独居、高齢者世帯（老老介護）の増加が著しい昨今、家族が主介護者であるとはかぎらず、家族介護力の低下も予測されます。

家族のみに介護負担を強いるのではなく、

地域において、患者を中心とした在宅支援チームによる**チームケア**を実践できるような情報提供や支援を行う姿勢が大切です。

チームケアにおいては、訪問サービスのみでなく、臥床時間を減らしたり患者の活動意欲を高めるための通所サービス（デイサービス等）や、家族のレスパイトのための短期入所サービス（ショートステイ）の活用も視野に入れ、無理なく在宅療養が継続できるよう支援します。

# 疼痛ケアの指導

痛みは身体の危険を知らせる重要なサインである半面、活動の制限や休息の妨げ、心理的ストレスをもたらし、QOLを低下させる要因となります。状況に応じた適切な治療やケアを受けることができるよう、患者や介護者への助言を行いましょう。

## 痛みの種類とケアの姿勢

疼痛には、けがや炎症、器質性疾患により末梢神経の侵害受容器が刺激されて起こる**侵害受容性疼痛**、痛みを伝える神経の直接的な損傷や疾患によって起こる**神経障害性疼痛**、複数の要素をあわせもつ**混合性疼痛**などがあります。

また、これらの痛みには、不安や社会生活上のストレスなど、**心理・社会的な要因**が大きく関連するとされています。

痛みは、本人が感じる**主観的な症状**であり、痛みの程度は疾患や障害の重症度と必ずしも比例しません。

介護者がこれらのことを理解し、その人が感じている痛みを知ろうとする姿勢をもって、痛みに寄り添ったケアを行うことができるように支援することが大切です。

## 痛みを共有する

疼痛の緩和のためには、まず、原因となっている病態および痛みへの治療を行います。痛みの治療には、一般的に薬物療法が行われます。薬物療法では、医師がさまざまな薬剤を、病態や症状に合わせて使い分けたり組み合わせたりして処方します。適切な処方をするためには、痛みの状況や薬剤の使用による変化を、患者や介護者から医療者にできるだけ正確に伝えてもらう必要があります。

医療者に伝えてもらうべきポイントは、以下のとおりです。

- ●**痛みの部位**
  - ◆限局的なのか全体的なのか
  - ◆1か所なのか、複数か所なのか
- ●**痛みの始まりと経時的変化**
  - ◆いつから痛むのか
  - ◆間欠的な（一定の時間をおいて起こったりやんだりする）痛みなのか、持続的な（常時感じている）痛みなのか
  - ◆間欠的な場合、どのくらいの頻度か
  - ◆時間経過とともに軽減しているのか、増強しているのか
- ●**痛みの性質と強さ**
  - ◆どんな感じの痛みか
    例：鈍い、鋭い、重い、ズキンズキン、ピリピリ、ジンジンなど

◆ どのくらいの痛みか

必要に応じて、疼痛（ペイン）スケール（**図表1**）などを使用して表現する

● **痛みの影響因子**

◆ どのようなときに痛みが増強したり（増強因子）、軽減するか（緩和因子）

例：力を入れたとき、圧迫されたとき、特定の姿勢をとったときなど

◆ 痛みと関連するほかの症状

例：呼吸困難、発熱、嘔気など

● **治療の経過と生活への影響**

◆ これまでどのような治療で、どのよう

な効果があったかなど

◆ 身体機能、社会機能、日常生活、精神状態への影響など

　患者は、家族に心配をかけまいという思いや、在宅生活に戻れなくなる恐れから、痛みを表現せずに我慢してしまうことがあります。痛みを我慢しつづけることは、異常の発見の遅れや、不眠、うつ、食欲低下などにつながり、疾患や障害の治療の妨げになる場合もあります。患者や家族に痛みはコントロールできる可能性があることを伝え、痛みを医療者と共有する姿勢をもってもらいます。

---

**図表1** ペインスケールの例

■**Visual Analogue Scale(VAS) 10cm**

まったく痛みがない　　　　　　　　これ以上の強い痛みは考えられない、または最悪の痛み

■**Verbal Rating Scale(VRS)**

痛みなし　　少し痛い　　痛い　　かなり痛い　　耐えられないくらい痛い

■**Numerical Rating Scale(NRS)**

0　1　2　3　4　5　6　7　8　9　10

■**Faces Pain Scale(FPS)**

「Whaley L, et al. Nursing Care of Infants and Children, 3rd ed, St. Louis Mosby, 1987」より作成

主観的な疼痛の程度を、直線上の位置や簡単な言葉、数値、表情などで表現する

また、患者が痛みを伝達することに障害があれば、日常生活やケアを通じた観察などにより介護者が把握した情報を、医療者に提供してもらいます。

## 薬物療法の指導

痛みの緩和のために、在宅で最も一般的に行われる治療は、薬物療法です。薬剤は、病態や症状に合わせて医師により処方されますが、生活の場において効果を発揮させるためには、医師の指示どおりに使用することが大切です。

また、薬剤の使用による痛みの変化や、副作用の出現について、患者ならびに家族等の身近な人が把握して、医療者にフィードバックすることが、効果的な薬物療法につながります。

とくにがん疼痛については、疼痛の強さに応じて、非ステロイド性消炎鎮痛薬（ＮＳＡＩＤｓ）などの非オピオイドから、弱オピオイド、さらに強オピオイドへと鎮痛薬を段階的に使用する**ＷＨＯ３段階除痛ラダー**を用いた疼痛緩和を図ります。除痛の程度に応じて段階的に薬剤を変更していくため、疼痛の把握は非常に重要です。

また、オピオイド鎮痛薬としてモルヒネなどの医療用麻薬を使用する場合がありますが、患者や介護者が依存性や習慣性などに対する不安をもつ場合があるため、医師や薬剤師から正しい説明を受け、理解できるよう支援します。医療用麻薬の副作用には、便秘、嘔気・嘔吐、掻痒感、尿閉、眠気、呼吸抑制などがあり、なかでも便秘と嘔気はよくみられる症状です。薬剤の使用にともなう症状を、医療者に適切に伝える必要があることも理解してもらいます。

疼痛治療に使用される薬剤には、次のような投与形態があります。それぞれについて適切な使用ができるよう、患者や介護者の理解度に応じた説明や指導を行います。

### (1)経口剤

経口剤は用量の調節が容易で、安定した血中濃度が得られますが、血中濃度が低下すると再び痛みが生じてくるため、持続性の痛みでは、時刻を決め、一定の使用間隔で服用することが大切です。

また、がん疼痛における突出痛には**レスキュードーズ**として即効性の薬剤が処方されることもありますが、痛みを我慢しつづけることなく、適切なタイミングで使用できるよう指導します。レスキュードーズは舌下錠で処方される場合もあり、正しい使用方法を患者と介護者が理解しているかをよく確認する必要があります。

### (2)坐剤

坐剤は直腸から薬剤を吸収するもので、嘔気や嘔吐、嚥下困難、消化管閉塞などがみられる場合に用いられます。腹圧などですぐに排出されてしまわないよう、正しい位置に挿入できるよう指導します。

### (3)貼付剤

貼付剤を用いる場合は、医師の指示に基づいた部位に貼付し、指示どおりの間隔で交換を行うよう指導します。また、貼付部位の皮膚の観察も重要であることを伝えます。

＊　　＊　　＊

このほか、ＰＣＡポンプを用いた**持続皮下注射**や**持続静脈注射**が行われることもありますが、訪問診療や訪問看護による管理および患者や介護者への指導が必要です。

# 生活におけるケア

痛みの緩和には、薬物療法のみでなく、日常生活におけるケアも重要です。また、痛みに直接作用しなくても、痛みの閾値を上げる（痛みを感じにくくする）効果があるケアもあります。

以下にあげるようなケアについて、指導や支援を行います。

## 1.ポジショニング（体位）

痛みの出現や増強の誘因となる体位を避け、安楽な体位を保てるように指導します。

とくに自分の力で体位の保持が困難な場合は、枕、クッションなどを使用して工夫できるように、介護者への技術指導を行います。

その際には、以下の点に留意します。

- ◆痛みを把握しながら、なるべく安楽な体位を患者とともに探る
- ◆医師より禁忌とされている体位を避ける
- ◆長時間の同一体位を避け、随時、体位変換を行う

## 2.マッサージ

マッサージには、血行を促進したり、スキンシップによる安心感やリラックス効果をもたらしたりする効果があります。

介護者が実施する際には、以下のことに注意して行うよう指導します。

- ◆強く圧迫したり、もんだりせず、さする程度とする
- ◆創や炎症のある部位には行わない
- ◆患者とコミュニケーションをとりながら、心地よいと感じる方法で行う
- ◆滑りを良くするためのローションや好みの香りのマッサージオイルを用いてもよいが、使用の際には医療者に相談する

## 3.気分転換

気分転換は、精神的に痛みから解放する方法の1つです。患者の趣味や好みを把握して、考えが痛みに集中しないような働きかけをします。趣味の活動や散歩、外出の支援をしたり、好きな音楽や香りを楽しむ環境づくりをしたりするのもその例です。

## 4.入浴

入浴は重力の負荷や圧迫を取り除き、筋肉の緊張を和らげ、温熱効果により血液の循環をうながし、気分を爽快にする効果があります。全身状態や介護の状況に合わせた入浴を行うことができるよう、サービスの活用も含めた支援を行います。

## 5.温罨法・冷罨法

温めたタオルや温湿布などによる温罨法は、入浴と同様に、身体を温めて血行をうながすことで、痛みが和らぐことがあります。また、氷枕、冷やしたタオルや湿布などによる冷罨法は、血管の収縮により炎症を抑え、炎症性の疼痛を和らげることが期待できます。

介護者が実施する際には、以下のことを守って行うよう指導します。

- ◆出血傾向や急性炎症など、温罨法が禁忌であったり、冷罨法が望ましくない場合もあるため、医師の指示に基づいて行う
- ◆低温やけどを含む熱傷や、凍傷を起こさないよう、方法、温度、時間などについて医療者の指導を受ける

## 6.基本的欲求の充足

食事、排泄、清潔、睡眠、活動などの基本的な欲求が満たされないことは、精神的なストレスにもつながり、痛みを増強させることがあります。療養環境の整備やサービスの活

Chap.5
疼痛ケアの指導

用などにより、基本的欲求を適切に満たすことができるよう支援します。

**7.精神的な支え**

1人では耐え難い痛みでも、そばに誰かがいてくれることや、支えとなってくれる人の存在が安心感につながり、痛みが軽減されることもあります。逆に、孤独感や不安は、痛みを増強させる要因になります。介護者が患者の理解者となり、信頼関係を構築できるよう助言します。

また、家族は、患者の痛みを自らの苦痛と感じ、ストレスを抱えることも多いものです。家族が思いや悩みを表出したり、リフレッシュできる機会や場を得ることができるよう支援します。

医療者への相談の機会や、サービスの利用によるレスパイトケアの機会を得られるような検討も行います。

# 全人的苦痛(トータルペイン)の理解

在宅療養では、痛みを病気の側面からのみとらえるのではなく、「その人らしい生活」を送ることを目的とした、痛みのコントロールやケアを行う姿勢が大切です。

とくに、がん患者等における緩和ケアでは、身体的苦痛だけではなく、精神的苦痛、あるいは経済的なことや仕事の問題などの社会的苦痛、さらにはスピリチュアルペインを含めた**全人的苦痛**（**図表2**）に対応することで、ＱＯＬを改善することを目指します。患者と家族の生活を含めて支える、チームとしてのかかわりが大切です。

**図表2** 全人的苦痛(トータルペイン)の構成要素

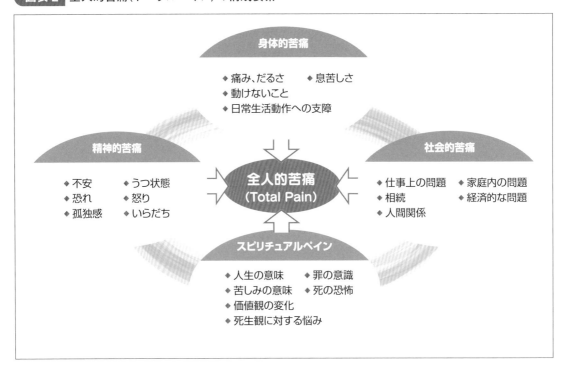

# Chapter **6**

# 疾病別退院支援の
# 実際

退院支援を必要とする患者に安心して療養生活
に移行してもらうために、どのような取り組み
が行われているのでしょうか。実際に行われた
退院支援の事例を、疾病別に紹介します。

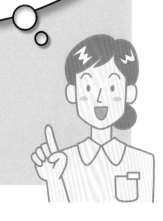

# 廃用症候群患者への退院支援

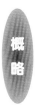

**概略** 廃用症候群患者には、自立に向けた機能回復訓練が行われます。看護師は、患者が身体機能を最大限に活用して生活できるよう支援しながら、退院後の生活をイメージし、社会資源を調整します。

## 患者の基本情報

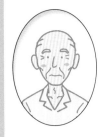

**氏　名** 森田　一（仮名）（84歳・男性）　　**職　業** 無職

**入院までの経過** 化膿性脊椎炎の保存療法のため、他院に入院していました。早期の治療だったため脊椎の損傷は軽度で、神経障害はありません。しかし、長期臥床により廃用症候群と低栄養状態となり、リハビリテーション（以下、リハビリ）後に自宅退院することを目的として地域包括ケア病棟へ入院となりました。心不全と前立腺肥大の既往歴があります。

**サービスの利用状況** 入院前は介護サービスの利用はありません。

## 生活環境

**家族構成** 妻は2年前に他界し、現在は息子（50歳）と2人暮らしです。娘（46歳）は結婚して離島に住んでいて、年に2回帰省はしますが、普段、連絡はあまりありません。

**介護者の状況** 同居している息子は一般企業に勤めるサラリーマンで、週5日勤務しており、県外への出張がたびたびあります。森田さんが自宅退院しても、1人で介護することは困難です。息子の収入で生活しているため、息子が森田さんの介護のために退職したり休職したりすることはできません。

**住環境** 繁華街から離れた住宅地にある2階建ての1軒家に住んでおり、森田さんの寝室は2階にあります。近隣の住民とは昔から親しいつき合いをしていて、疾患を患う前は、近所の顔見知り同士で出かけることを楽しみにしていました。

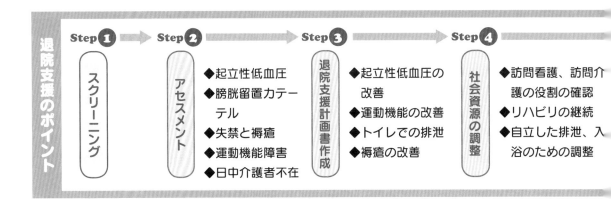

退院支援のポイント

Step ① スクリーニング

Step ② アセスメント
◆起立性低血圧
◆膀胱留置カテーテル
◆失禁と褥瘡
◆運動機能障害
◆日中介護者不在

Step ③ 退院支援計画書作成
◆起立性低血圧の改善
◆運動機能の改善
◆トイレでの排泄
◆褥瘡の改善

Step ④ 社会資源の調整
◆訪問看護、訪問介護の役割の確認
◆リハビリの継続
◆自立した排泄、入浴のための調整

## 病状・治療方針

**病　状** 入院時は、全身の筋力低下（上肢と下肢のＭＭＴ〈徒手筋力テスト〉は2～3）と四肢の拘縮のため、ベッド上で端座位をとることが困難でした。既往の心不全により、長時間の座位保持で収縮期血圧が60mmHg台まで低下するため、十分な食事摂取量を確保できません。既往の前立腺肥大により排尿障害があるため、膀胱留置カテーテルが挿入されています。仙骨部には皮下組織まで及ぶ直径5cmの褥瘡があります。

**治療方針** 起立性低血圧が著明であるため、段階的に離床を進め、筋力の回復と関節可動域の拡大を図ることとしました。膀胱留置カテーテルは抜去し、トイレでの排泄を目指すことにしました。

## 生活に関する患者・家族の意向

森田さんは「家に帰りたいが、日中は1人なので生活できるか心配です」と不安を表出しています。息子も「家に帰ってきてほしいけれど、自分で食べたり、トイレに行ったりしてもらわないと困ります」と話しています。

## Step❶のポイント 退院支援の必要性

入院時に収集した情報から、森田さんの退院を困難にすると考えられる医療上の要因を3つ、生活上の要因を3つ抽出することができます。

### (1)医療上の要因
1. 著しい起立性低血圧がみられる
2. 膀胱留置カテーテルが挿入されている
3. 皮下組織に及ぶ褥瘡がある

### (2)生活上の要因
1. 筋力低下と関節拘縮、起立性低血圧により座位保持や歩行が困難である
2. おむつで排泄している
3. 日中は息子が不在のため、自宅で十分な介護が受けられない

| Step❺ 医療処置・ケアの指導 | Step❻ 退院前合同カンファレンス | Step❼ モニタリング |
|---|---|---|
| ◆おむつ交換の指導<br>◆褥瘡部の観察方法の指導 | ◆訪問看護、訪問介護、訪問入浴介護、訪問リハビリテーションの確認<br>◆宅配食の調整<br>◆福祉用具のレンタル、購入の確認 | ◆服薬状況と全身状態の確認<br>◆生活上の困りごとの確認<br>◆息子の健康状態や疲労度の確認 |

**複数の課題を整理する**

アセスメントでは、医療上の要因と生活上の要因について、さらに掘り下げて解釈・分析します。

### 1.著しい起立性低血圧

心不全と長期臥床による心機能低下が重なり、心拍出量が低下していると考えられます。座位で著しく血圧が低下するため、リハビリが困難な状態です。このような心機能低下は、徐々に心臓に負荷を加えて改善していきますが、森田さんには心不全があるので慎重に行う必要があります。

### 2.膀胱留置カテーテル

排尿困難や尿閉が続くと腎機能障害が起きるため、森田さんは膀胱留置カテーテルを挿入しています。

しかし長期間挿入していると、活動の妨げになるだけでなく、尿路感染のリスクが高まるため、排尿障害が改善されたら速やかに抜去することが望まれます。

### 3.仙骨部の褥瘡

低栄養による皮膚組織の修復機能低下、お

むつ着用による皮膚の不潔と浸軟、長時間の局所圧迫による循環障害が褥瘡の発生要因と考えられます。褥瘡から敗血症に至る場合もあり、皮下組織にまで達している森田さんの褥瘡は注意を要する状態です。

また、おむつへの排泄は褥瘡を悪化させる要因でもあり、尿路感染症のリスクも高まります。

### 4.運動機能障害

長期臥床による筋力低下と関節拘縮により、運動機能障害が起きています。加えて起立性低血圧により座位や立位を保持できず、リハビリが困難になる可能性があります。

自宅では、日中は息子が不在のため、森田さんが1人で生活できる程度に運動機能を回復させる必要があります。

### 5.日中に介護者が不在

日中は森田さん1人の生活になるため、必要な介護が受けられないだけでなく、起立性低血圧を起こし、転倒して長時間発見されず、生命の危機にさらされる可能性もあります。

 **段階的に機能回復を目指す**

退院準備カンファレンスは、入院5日目に、以下のメンバーにより開催しました。

> 森田さん、息子、病棟看護師、退院調整看護師、PT（理学療法士）

カンファレンスで、最初に解決すべき課題としてあげられたのは、起立性低血圧の改善でした。

森田さんのように、心機能の低下をともなう廃用症候群患者の運動機能を回復させるた

めには、起立性低血圧が大きな障壁になります。徐々に起立性低血圧の改善を図りながら、段階的にリハビリを進めることが運動機能回復のポイントです。

運動機能が改善し、端座位が可能になったら膀胱留置カテーテルを外し、トイレでの排泄を試みることができます。

カンファレンスでは、上記の手順でリハビリを進め、食事・排泄・移動を自立してできるようになることを目標にすることが確認さ

れました。

以下に、その後に行われたリハビリの過程を記します。

## 1.起立性低血圧の改善

森田さんの入院時の血圧は、次のような数値を示していました。

- ◆ **臥床時**————118/62mmHg
- ◆ **起き上がり時**——64/52mmHg
- ◆ **立位時**————56/44mmHg

立位で過度の血圧低下がみられたため、徐々に頭部挙上して心臓に負荷を加えることにより改善する必要があります。

日勤帯の間はベッド上での頭部挙上の角度を1日目は20°、2日目は30°と徐々に上げてゆき、70°まで進めました。

頭部挙上中はこまめに様子をみながら声をかけ、疲労しているようであれば角度を下げました。6日目には、支えられて端座位を2〜3分間程度保てるようになり、その際の血圧は82/56mmHgでした。

その後は数日かけて徐々に端座位の時間を延ばしました。車いすでリハビリ室へ行けるようになると、PTが低負荷レジスタンストレーニングと持久力トレーニングを行い、さらに心機能の回復を図りました。

## 2.運動機能の改善

PTによる床上リハビリにより、筋力や関節可動域に改善がみられると、清拭時に自分で柵につかまって体位を保持できるようになりました。

介助付きで車いすに移乗できるようになると、歩行訓練が始まりました。最初はリハビリ室で平行棒を使って腰を支えられての歩行でしたが、徐々に廊下での歩行訓練に移りました。最終的に、多少ふらつきながらも支えなしで手すりにつかまり、20〜25mの歩行が可能になりました。

筋力は上肢・下肢とも入院時にMMT2〜3だったものが4レベルにまで上がり、関節可動域は著明な制限のない状態まで回復しました。

## 3.おむつでの排泄からトイレでの排泄へ

平行棒で歩行訓練が始まった頃、たまたま膀胱留置カテーテル挿入部から尿漏れがあったので、抜去して様子をみることにしました。その後、順調に自尿がみられたので、尿器で排尿するようにしました。しかし夜間頻尿で睡眠がとれないため、夜間だけおむつを使用することにしました。

廊下で歩行訓練が始まると、トイレへ行けるようになりました。ところがある日、トイレへ向かう途中で膝が折れて転倒してしまうという事故が発生しました。森田さんは自分で起き上がれず、看護師が2人で抱えてベッドに戻りました。筋力が回復しているとはいえ、転倒すると、自分の力で起き上がることはできません。この転倒事故以降はトイレでの排泄をあきらめ、排尿はベッド上で尿器を使用し、排便はポータブルトイレを設置して行うことにしました。

## 4.褥瘡の改善

自力で体動できるようになると、局所の循環障害は解消されました。

また、入院時には食欲が低下しており、血清総蛋白5.0g/dL、血清アルブミン3.0g/dLでるい痩が著明でした。自力で座位を保持できるようになると、毎食、出された食事を全量摂取できるようになり、入院中の最終的な検査結果は血清総蛋白6.5g/dL、血清アルブミン4.2g/dLと、栄養状態が改善しました。

これらの褥瘡発生要因の解消に加え、皮膚の清潔が保てるようになり、褥瘡に新生表皮がみられるようになりました。そのため、ドレッシング材をハイドロコロイドに変更して経過観察することにしました。

##  退院時の状態像に合わせたサービスの調整

リハビリが進むと、森田さんの退院後の生活像が具体的になってきました。そこで、介護保険の認定申請を行ってもらい、ケアマネジャーの意見を参考に、要介護3〜4の人が利用可能なサービス量を目安に、サービスの調整を行うことになりました。

### 1.医療面について

心不全があるため、服薬管理の確認と全身状態のモニタリングが必要です。また、褥瘡は完治していないので、処置を継続します。

### 2.生活面について

生活面については、次のような課題解決のためにサービスが必要と考えました。

### (1)排泄

排泄は尿器とポータブルトイレで行うため、購入してもらいます。夜間はおむつを使用するので、少なくとも1日1回はおむつ交換が必要です。

### (2)起居動作

床からの立ち上がりが困難なので、ベッドのレンタルを検討します。寝室は2階から1階に移してもらいます。

### (3)歩行

起立性低血圧のリスクがあるため、息子の不在中に安否確認が必要です。回復した筋力の維持と、起立性低血圧予防のため、リハビリを継続する必要があります。外出する際に必要となる車いすもレンタルを検討します。

### (4)清潔

病院では、全身清拭と陰部洗浄を行っています。自宅では、訪問入浴介護の利用が望ましいでしょう。

##  指導を行う前に、家族の意向を確認する

退院が近づいた頃に、病棟看護師が息子に退院後の生活について尋ねると、「はじめは父がこんなに良くなると思っていませんでした。今の状態なら一緒に暮らせそうです。おむつ

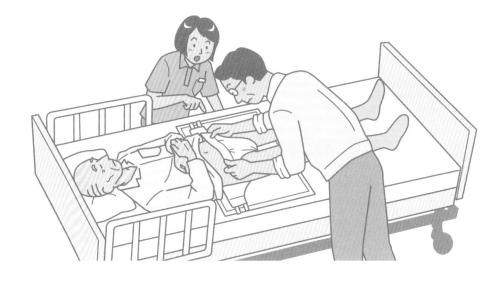

交換は教えてもらえばできると思います」と話しました。このことから、息子が退院後の生活をイメージでき、おむつ交換をすることを前向きにとらえていることがわかります。病棟看護師は、おむつ交換の方法と褥瘡部の

ドレッシング材にはがれがないか観察する方法について、1回目は息子に見てもらい、その後は数日にわたって実際に行ってもらいました。最終的に、スムーズにおむつ交換ができるようになりました。

## 家族の不安にその場で対応！

退院7日前に開催した退院前合同カンファレンスの出席者は、以下のとおりです。

> 森田さん、息子、病棟看護師、退院調整看護師、訪問看護師、ＰＴ、ケアマネジャー

退院前合同カンファレンスでは、森田さんが退院後に利用するサービスについて、医療と生活の両面から最終調整が行われました。

### 1.医療面について

起立性低血圧予防と筋力維持のため、週2回訪問リハビリテーションを行います。訪問看護師は週1回訪問し、褥瘡の処置と全身状態のモニタリングを行います。退院後の通院先は、自宅近くのA医療センターに決まりました。

### 2.生活面について

食事についてサービスは不要と考えていましたが、息子から「私は仕事があるので、昼食は準備できないのですが」と相談があったため、昼食は宅配の食事を利用することになりました。入浴は起立性低血圧のリスクがあるため、訪問入浴介護を週2回利用します。歩行時は起立性低血圧で転倒する可能性があることを看護師から息子に伝えました。

ケアマネジャーから、外出時に使用する車いすや尿器、ポータブルトイレは介護保険が適用されると説明がありました。ヘルパー（訪問介護員）は1日2回訪問し、森田さんの様子をみます。

森田さんと息子は「これなら家でも安心して過ごせそうです」と笑顔で話していました。

## 新たな課題にも目を向ける

訪問看護師は週1回、森田さん宅を訪問しています。内服薬はきちんと服用され、バイタルサインに異常はありません。食欲があり、顔色も良好です。

森田さんは「生活には困っていません。毎日誰かが様子を見に来てくれるので安心です。友人もよく遊びに来てくれて、毎日楽しいです。でも息子には苦労をかけてしまって……申し訳ない」と話していました。森田さんは

サービスを利用しながら、充実した毎日を送っているようです。

訪問する時間は、息子は仕事に出かけているため、会えません。森田さんが息子に対して「申し訳ない」と言っていたことが気になります。息子は慣れない介護で疲れがたまっているかもしれません。その場合は、レスパイト入院を視野に入れて検討する必要があるでしょう。

# 大腿骨近位部骨折患者への退院支援

**概略** 大腿骨近位部骨折は、高齢者が寝たきりになる要因でもあり、ＡＤＬ・ＩＡＤＬに大きな影響を及ぼします。退院支援では、ＡＤＬの拡大とともに、再骨折を防ぐ動作を習得することも重要となります。

## 患者の基本情報

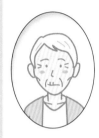

**氏　名** 山下　久子（仮名）（89歳、女性）　　**職　業** 無職

**入院までの経過** 70歳のときに胃がんにより幽門側胃切除術を受け、82歳のときに左大腿骨頸部骨折をしています。また、61歳のときに高血圧を指摘され、自宅近くのかかりつけ医に通院していました。屋外はシルバーカーを使用して歩行していました。1人で通院中につまずいて転倒してしまい、右大腿部痛が出現して動けなくなっていたところを通行人に発見され、救急車で病院に運ばれました。受診の結果、右大腿骨転子部骨折が認められ、そのまま整形外科病棟へ緊急入院となりました。直達牽引後、骨折観血的手術を行いました。術前からリハビリテーション（以下、リハビリ）を開始し、術後約1か月でリハビリ継続目的のため、地域包括ケア病棟へ転棟になりました。

**サービスの利用状況** 入院前は要介護認定の申請はしておらず、介護サービスの利用はありません。

## 生活環境

**家族構成** 夫（94歳、要介護2、自宅内は壁をつたい歩き、シルバーカー使用）との2人暮らしです。

**介護者の状況** キーパーソンは、近隣に住む次男（63歳、独身、自営業）です。次男は ↗

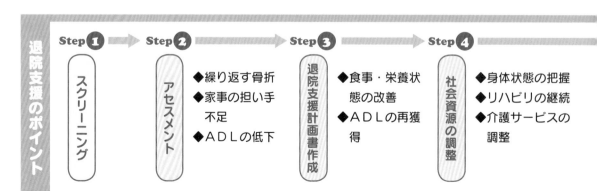

**退院支援のポイント**

| Step❶ | Step❷ | Step❸ | Step❹ |
|---|---|---|---|
| スクリーニング | アセスメント | 退院支援計画書作成 | 社会資源の調整 |
| | ◆繰り返す骨折<br>◆家事の担い手不足<br>◆ＡＤＬの低下 | ◆食事・栄養状態の改善<br>◆ＡＤＬの再獲得 | ◆身体状態の把握<br>◆リハビリの継続<br>◆介護サービスの調整 |

入院前から毎日夕食を一緒に食べるなど、山下さん宅を頻回に訪れており、入院してからも毎日面会に来ています。夫は要介護2のため、山下さんの介護は困難です。長男は海外在住のため、実家のことは次男に一任しています。

**住環境** 市街地にあるマンションの3階に住んでおり、エレベーターはついていません。

## 病状・治療方針

**病状** 術前から理学療法による関節可動域訓練と低負荷レジスタンストレーニングが導入され、手術直後から理学療法が再開されました。回復は順調で、術後3週間で患肢の全荷重負荷が開始となりました。

**治療方針** リハビリを継続し、階段の上り下りができるようになることを目指します。

## 生活に関する患者・家族の意向

**患者** 早く回復して、自宅で元のように生活したいと希望しています。

**家族** 夫は「自分自身の健康状態を考えると妻の介護をするのは難しいので、元気になってから自宅に帰ってきてほしい」、次男は「入院が長引いても、父や私に気兼ねせずにしっかりリハビリして、自宅に帰ってきてほしい」と話しています。

## Step❶のポイント 退院支援の必要性

転棟時の状況から、山下さんの退院を困難にする医療上の要因を1つ、生活上の要因を3つ抽出することができます。

1. 大腿骨近位部骨折を繰り返していることから、転倒により骨折しやすい身体状況にある
2. 後期高齢者夫婦のみの世帯であり、山下さん本人が家事を担うため、ADL・IADLの自立が求められる
3. 自宅はエレベーターがない3階にあるた

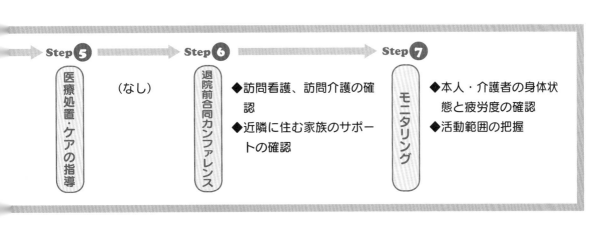

め、生活するうえで階段の上り下りが必
要である

4.入院前は近隣に住む家族のサポートに支
えられ、要介護認定を受けていない

## Step❷の ポイント 骨折を繰り返す人の課題を整理する

アセスメントでは、医療上の要因と生活上
の要因について、さらに掘り下げて解釈・分
析します。

### 1.繰り返す骨折

女性は閉経後、エストロゲンの分泌低下か
ら破骨細胞が過剰に働き、骨粗しょう症にか
かりやすくなります。また、加齢にともない
活動量が減少すると下肢筋群の筋力(以下、
下肢筋力)の低下が生じます。

下肢筋群のなかでも、大腿四頭筋や腸腰筋
の筋力が低下すると、歩行や階段昇降時に足
が十分に上がらなくなります。前脛骨筋の筋
力が低下すると、すり足となります。このよ
うな状態では、少しの段差でもつま先が引っ
かかり、転倒のリスクにつながります。骨粗
しょう症にかかっていると、転倒して骨に過
剰な負荷がかかったときに容易に骨折を引き
起こします。

低栄養も骨折の要因になります。山下さん
は、19年前の胃がんの手術後に食事摂取量
が半分程度となり、転棟時の検査結果はB
MⅠ17.9、Alb2.8g/dL、Hb8.9g/dLで、や
せと低アルブミン血症、貧血がみられました。
入院前の食生活は、朝はプリンかヨーグルト
を1つ、昼はご飯(茶碗半分)とみそ汁や煮
物、夕はご飯(茶碗半分)とみそ汁や煮物に
魚1切れを平均して摂取していることがわか
りました。この食事内容では、閉経後に必要
とされるカルシウム摂取量を大きく下回って
しまいます。

また、レントゲンでは骨粗しょう症の状態

であることが確認されました。骨粗しょう症
は、大腿骨近位部骨折を繰り返している要因
の1つと考えられます。

このままでは骨折を繰り返し、要介護度が
進んでしまうでしょう。そうならないために
は、リハビリと栄養状態の改善によって筋力
を回復させ、骨折しにくい身体にしていくこ
とが必要です。

### 2.家事の担い手不足

入院前、山下さんが家事をすべてやってい
ました。掃除、洗濯、炊事などの自宅内の家
事だけでなく、近所のスーパー(自宅から
15分間ほど)まで毎日、買い物に行っていた
といいます。家事や買い物で疲労が募るよう
になっていましたが、「要介護2の夫には家事
は無理だから、自分が頑張るしかない」と考
えていたようです。

加齢や骨折により身体機能が低下してきて
いる山下さんにとって、家事を1人で担うの
が負担となっていると考えられます。

### 3.ADLの低下

大腿骨近位部骨折の治療過程では、患部の
安静のために必要な関節可動域の制限や免荷
が行われるため、患肢だけでなく全身の筋力
が低下します。

山下さんは、右大腿骨転子部骨折の術後
から1か月が経過し、やっと免荷が解除され、
リハビリを継続しています。地域包括ケア病
棟への転棟時は、移動には車いすを使ってい
ました。

通常、日常生活の中で何気なく行っている

廊下を曲がるといった動作であっても、私たちは複雑な動きで身体のバランスをとっています。患肢の筋力低下がある場合、左右のバランスの保持が困難なため、歩行しながら方向転換するとふらついてしまい転倒しやすくなります。

そのため角を曲がるときは、「歩く→止まる→方向転換する→歩く」というふうに連続した動作を分割して行い、転倒を防止する方法を習得することが必要になります。

山下さんは、患肢に荷重をかけるとふらつきがみられるため、ベッドから車いすへの移乗時と歩行訓練時は、常にＰＴ（理学療法士）による支えが必要です。

ふらつきがみられなくなったら、階段の昇降訓練を追加します。あわせて掃除や炊事などの家事動作の作業療法を行うことで、自宅での役割を担うことが可能になるでしょう。

## Step❸のポイント 段階的に身体機能の回復を目指す

退院準備カンファレンスは、地域包括ケア病棟転棟当日に、以下のメンバーにより開催されました。

> 山下さん、夫、次男
> 医師、病棟看護師長、ＭＳＷ（医療ソーシャルワーカー）、ＰＴ

カンファレンスでは、栄養状態の改善とＡＤＬの再獲得を目標にすることが確認されました。

山下さんは、もともと食事摂取量が少なく、低栄養状態なので、このままリハビリを続けるとエネルギーの不足から、かえって筋肉量が減少することにつながります。そのため、まずは栄養状態を改善させることが重要です。

以下に、その後に行われた援助を記します。

### 1.食事・栄養状態の改善

入院中の食事摂取量が通常の3〜5割程度であったため、山下さんに入院前の食事摂取の状況を確認したところ、「胃の手術をした後は、あまり食べられませんでした」と話しました。山下さんは手術によって胃の容量が縮小しており、1回の食事摂取量を増やすことは難しいと考えられます。そこで、朝・昼・夕の3食で不足する摂取量を補食で補う工夫や、栄養補助食品を紹介し、栄養状態が改善するように指導することになりました。

栄養士が、補食の方法と摂取しやすい栄養補助食品についての栄養指導を行いました。栄養指導後、山下さんは病棟で、「栄養補助のゼリーをおやつに食べるなどの工夫を教えてもらえた」と笑顔で話す様子がありました。山下さんはこの後、栄養補助食品を取り入れながら、1日に必要なカロリーと栄養を摂取できるようになりました。

このように、食事摂取量が少ない患者には、栄養補助食品を取り入れることで、負担を感じることなく必要な栄養素を摂取でき、栄養状態改善につながる場合もあります。

### 2.ADLの再獲得

山下さんの自宅は3階のため、階段の上り下りの自立が必要になります。あわせて入院前のＡＤＬを見直し、転倒しにくい動作に修正していきます。

まずはリハビリ室で、ＰＴが立ち上がり動作、および車いすへの移乗と歩行の訓練を行いました。立ち上がり動作の訓練が始まったタイミングで、病棟では更衣の際、立ってズボンの上げ下ろしをしてもらいました。

車いすへの移乗訓練では、ベッドの手すり

をつかんで立ち上がり、車いすの手すりに持ち直して方向転換し、再度車いすの手すりを座る向きで持ち直してから座るようにしました。このように車いすへの移乗を、トイレでの排泄やシャワー浴のときに繰り返し行うことで、「立つ→方向転換する→座る」という動作の分割ができるようになりました。

山下さんは、受傷後に筋力が低下したため回復に時間を要しましたが、徐々に筋力が回復し、歩行器やシルバーカーを使って歩行できるようになりました。

階段の上り下りについては、リハビリ室で片手すりにつかまりながら階段昇降訓練を行い、慣れてきたタイミングで、病棟でも看護師の見守りのもとで訓練を行いました。

通常、階段では大腿を挙上することを意識しますが、踊り場などの平らな場所では安心と疲労によってすり足となり、転倒するリスクが高くなります。そのため、踊り場では休憩をとり、大腿を上げる意識をもつように、声をかけながら練習を行いました。

作業療法室では、自宅の玄関や浴室を再現しながら、歩行の状況に合わせて、安全に段差を乗り越える方法を指導しました。浴室では、手すりにつかまって台座に腰をおろし、身体を浴槽に向けて、浴槽の中に片足ずつ入れる方法を繰り返し指導しました。

このようにして山下さんは、自宅で無理せず安全に生活するための動作を習得していきました。

## Step④ のポイント　1人暮らしでなくても生活援助サービスは受けられる

2週間後、山下さんの退院時のADLの状態が明確になってきました。そこで、介護保険の認定申請を行ってもらい、ケアマネジャーの意見を参考に要介護1～2の人が利用可能なサービス量を目安に、退院後の生活に必要なサービスの調整を行うことになりました。

### 1.医療面について

山下さんは幽門側胃切除術を受けており、食事摂量の減少に関連した低栄養、貧血、骨粗しょう症があるため、食事摂取状況の確認と栄養状態のモニタリングが必要です。あわせて、既往の高血圧についての経過観察をしていきます。

また、大腿骨転子部骨折部位はまだ仮骨の状態で、骨組織が脆弱であるため、経過を観察する必要があります。

### 2.生活面について

生活面については、次のような課題解決のためにサービスが必要と考えました。

### (1)歩行

現在の歩行状態では、安全に歩行するためにはシルバーカーが必要です。しかし、入院前に使用していたものは、ブレーキに操作しにくい点があったため、安全に使用できるものを購入するよう勧めます。

また、外出する際には階段の上り下りが必要となるため、筋力維持を目的としたリハビリを継続します。

### (2)自宅の改修工事（手すりの設置）

入院前は玄関にイスを置き、座って靴を着脱していましたが、さらに安全性を高めるために手すりを設置します。

トイレも手すりを設置することで、1人で安全に利用することができます。浴槽は、もともと高さが低いため、入浴するのに問題はありませんが、座って出入りすることでより安全に入浴できるため、浴槽台を購入し浴槽手すりを取り付けることになりました。

(3)家事

家事全般を担うことは、現在の山下さんに とって困難と考えられるため、訪問介護の生活援助を導入します。

## Step❻のポイント　訪問看護と訪問介護で生活をサポートする

退院5日前に開催した退院前合同カンファレンスの出席者は、以下のとおりです。

山下さん、夫、次男、ケアマネジャー、MSW、病棟看護師、PT、訪問看護師、ヘルパー（訪問介護員）

退院前合同カンファレンスでは、山下さんが退院後に利用するサービスについて、医療と生活の両面から最終調整が行われました。

### 1.医療面について

筋力維持のため、訪問看護によるPT等の訪問で週1回リハビリを行い、ADLの状況を確認します。あわせて、食事摂取量の確認を行い、全身の栄養状態を継続してモニタリングします。

また、入院前に通院していた内科は継続し、通院時は次男が付き添うことになりました。

### 2.生活面について

家事の負担軽減のため、週1回、訪問介護で洗濯をしてもらうことになりました。1階から3階までの階段の上り下りは転倒リスクが高いため、当面は次男の付き添いのもとで外出することになりました。自宅内に手すりをつける改装工事の日程と、購入した新しいシルバーカーを実際に確認してもらいました。

山下さんは「骨折になって寝たきりになるのが怖いから、今度は気をつけます」と、次男は、「リハビリを続けてもらえ、訪問介護が入るので安心です。家の工事が終わると、母も安心して生活できると思います」と話していました。山下さんのように何事にも真剣に取り組む真面目な患者のなかには、転ばないようにと気にするあまり、自宅から出なくなる患者もいます。訪問看護時には、体調や疲労度だけでなく、活動範囲についても確認するとよいでしょう。

また、キーパーソンの次男は、家業の経営に加えて山下さん夫婦の生活もサポートすることになります。仕事と介護で、精神的・肉体的負担が限界を超えてしまう可能性もあるため、訪問看護時に次男の様子についても山下さんに確認するとよいでしょう。

## Step❼のポイント　身体状態と活動範囲を確認する

退院から1か月後の山下さんの状況について、訪問看護ステーションに確認しました。

山下さんは、この1か月体調を崩すこともなく過ごしており、週に2回外出しているそうです。次男は、通院時の付き添いだけでなく、毎日山下さん宅を訪れ、ゴミ出しや買い物などを手伝ってくれるようになったそうで す。体調は良好で、「この程度なら仕事への影響はない」と言っているそうです。

＊　　　＊　　　＊

山下さんが再骨折を起こさず、生活範囲を狭めることなく暮らしていることから、地域包括ケア病棟での退院支援は妥当だったと評価できます。

# 腰椎圧迫骨折患者への退院支援

**概略** 腰椎圧迫骨折は、高齢者や骨粗しょう症をもつ患者が日常生活の中で容易に引き起こします。治療の原則は患部の安静と保護、疼痛コントロールですが、再骨折を防ぐためのＡＤＬの再獲得が重要となります。

## 患者の基本情報

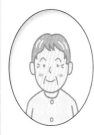

**氏名** 松田　美子（仮名）（83歳、女性）　**職業** 無職

**入院までの経過** 62歳のときに骨粗しょう症となり、入院前まで整形外科に通院していました。入院前は、つたい歩きをしながら家事全般を行い、買い物や通院時はシルバーカーを使用していました。入院の前日に、自宅で立ち上がった際にバランスを崩し、尻もちをついて転倒しました。その後、つたい歩きは何とかできていたものの、腰の強い痛みが持続するため受診し、そのまま整形外科病棟へ入院となりました。入院後のＭＲＩ検査の結果、第３腰椎の圧迫骨折と診断され、保存療法を行うことになりました。入院２週目にリハビリテーション（以下、リハビリ）の目的で地域包括ケア病棟へ転棟となりました。

**サービスの利用状況** 入院前は要介護認定の申請はしておらず、介護サービスの利用はありません。

## 生活環境

**家族構成** 夫（86歳、要支援2）、長男（58歳）、長男の嫁（53歳、9年前に脳出血の既往があり、要介護2で車いすを使用）、長男の息子（孫）3人（28歳、26歳、24歳）との7人暮らしです。

**介護者の状況** キーパーソンは長男で、公務員をしています。病院に頻繁に面会に訪れ

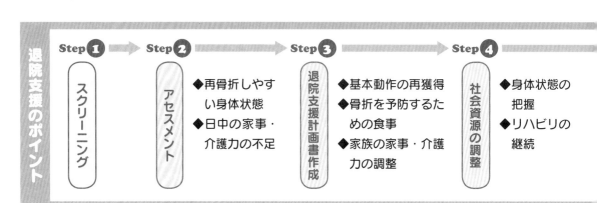

退院支援のポイント

Step ❶ スクリーニング

Step ❷ アセスメント
◆再骨折しやすい身体状態
◆日中の家事・介護力の不足

Step ❸ 退院支援計画書作成
◆基本動作の再獲得
◆骨折を予防するための食事
◆家族の家事・介護力の調整

Step ❹ 社会資源の調整
◆身体状態の把握
◆リハビリの継続

ます。夫と長男の嫁が松田さんの介護をすることは困難です。

**住環境** 郊外の住宅地にある2階建ての1軒家に住んでおり、おもに1階で生活しています。1階と2階の移動は階段のみですが、各階は車いすで生活できるようにバリアフリーになっています。

## 病状・治療方針

**病　状** 入院当初は腰部の疼痛が強く薬物療法でコントロールしていましたが、体動により疼痛が出現するため寝返りが困難でした。患部の安静と保護を図り疼痛コントロールに必要なコルセットができるまで、約1週間ベッド上での安静が続きました。バイタルサインや食事、排泄などの身体機能には問題がありません。

**治療方針** コルセットが出来上がるまでは、体重負荷を避けるためベッド上で低負荷レジスタンストレーニングを行います。コルセットが出来上がったら、基本動作訓練を行い、ＡＤＬの自立を目指します。

## 生活に関する患者・家族の意向

**患　者** 「退院後は家事と嫁の介護をやらなければいけないので、元気になってから帰りたい」と考えています。

**家　族** 長男は、「母は家のことを気にすると思いますが、自分の体を優先させてしっかり治してほしい」と考えています。ほかの同居家族も、長男と同じ考えです。

## Step❶の ポイント｜退院支援の必要性

転棟時の状況から、松田さんの退院を困難にする医療上の要因を1つ、生活上の要因を2つ抽出することができます。

1.骨粗しょう症があるため、今後も骨折しやすい

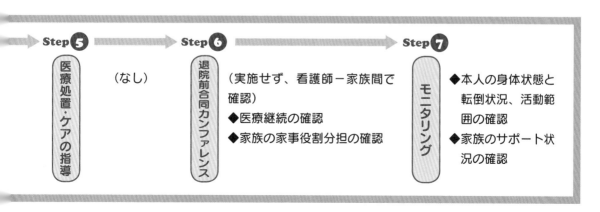

Step❺ 医療処置・ケアの指導

（なし）

Step❻ 退院前合同カンファレンス

（実施せず、看護師－家族間で確認）
◆医療継続の確認
◆家族の家事役割分担の確認

Step❼ モニタリング

◆本人の身体状態と転倒状況、活動範囲の確認
◆家族のサポート状況の確認

Chap.6 腰椎圧迫骨折患者への退院支援

2. 入院前のように、7人家族の家事を1人でやるのは難しい

3. 松田さん以外にも夫と嫁に介護が必要なため、家族の介護力が不足している

 **Step② のポイント** ## 性格や癖に課題が潜むこともある

アセスメントでは、医療上の要因と生活上の要因について、さらに掘り下げて解釈・分析します。

### 1.再骨折しやすい身体状態

一般的に女性は閉経後、エストロゲンの分泌が減少し、骨粗しょう症にかかりやすくなります。松田さんも62歳から骨粗しょう症と診断され、ビスホスホネート製剤を内服して経過観察していました。

骨粗しょう症の治療には薬物療法だけでなく、食事療法や運動療法をあわせて行うことが大切ですが、松田さんは内服治療だけで骨粗しょう症が治癒すると思い込んでいたようです。

そのため、入院前の食事について詳しく話を聞いてみると、タンパク質の摂取が必要量の半分以下で、カルシウムやタンパク質、ビタミン類の摂取も少ない状況でした。転棟時の検査結果では、BMI 18.4、Alb3.3g/dLで、やせと低アルブミン血症がみられ、栄養素の偏った食生活だったことが考えられます。

骨粗しょう症があっても、骨折しにくくすることは可能です。そのためには薬物療法以外にも、食事療法で意識的にカルシウムやビタミンD、ビタミンK、タンパク質などをバランスよく摂取することが大切です。また、適度な運動を行い全身の筋力を維持することも重要です。

松田さんが腰椎圧迫骨折を起こしたのは、いすから立ち上がったときにすべって尻もちをついたことが原因でした。しかも、それま

でも家では月に2～3度転んでいたと話しており、骨粗しょう症に対する病識が低いと考えられます。

松田さんの入院中の様子をみていると、ややせっかちで慎重さに欠ける側面が見受けられました。たとえば、清拭の際に安静指示の範囲を超えて起き上がってしまう、後ろにあるものをとるときに腰をひねって後ろを向こうとする、腰を曲げて落ちたものを拾うといった動作をすることがよくありました。

健康な人が日常生活の中で当たり前にやっている動作であっても、松田さんのように骨粗しょう症の人は疼痛を引き起こしたり、再骨折したりすることがあります。毎日の生活の中で何気なく行っている動作を見直し、打撲やひねりといった過度な力を腰椎にかけないようにすることが必要です。

腰椎圧迫骨折で使用する硬性コルセットは、骨折した腰椎に過度な負担がかからないように保護するため、体幹を締めつけられるような圧迫感があります。「きつい」と言って固定ベルトを外してしまう人もいますが、常に適切に装着していないと、患部が保護されず、骨折部位の1次治癒が遅れてしまい、コルセットの装着期間が長引いてしまいます。

松田さんは、コルセットを装着する際、中央部分の固定ベルトは締めますが、上と下の固定ベルトは締めないまま動いてしまうことがたびたびありました。そのうえ、「すぐに外すコルセットをわざわざつけるのは面倒だし、ちょっとくらい大丈夫」とトイレにはコルセ

ットをつけずに行っていました。

今後、圧迫骨折の治癒遅延を避けるために、コルセットを正しく装着するような意識づけを行う必要があります。

### 2.日中の家族の家事・介護力の不足

入院前、家族が仕事に出てしまったあとは、松田さん、要支援2の夫、要介護2の嫁の3人で過ごしていたため、いちばん元気な松田さんが夫と嫁の介護を担う必要がありました。たとえどんなに元気であっても、83歳という年齢から考えて、車いすへの移乗の手伝い、着替えの手伝い、食事のセッティング、服薬の介助などの介護を1人でやるのは大変だっ

たと考えられます。

そのうえ、7人家族の食事の準備や洗い物、洗濯、掃除などの家事全般も松田さんが1人で行っていたことがわかりました。なかでも洗濯が大変だったようです。洗濯機は1階に置いてあり、2階の物干し場まで7人分の洗濯物を持って何度も階段を上ったり下りたりしなければならず、気づかないうちに腰に大きな負担がかかっていたと考えられます。

入院前に行っていた家事と介護の量を考えると、退院後に松田さんが1人で担うのは困難です。家族内でよく話し合い、家事や介護の分担を検討してもらう必要があります。

## Step❸のポイント 生活を見直し、圧迫骨折を予防する

退院準備カンファレンスは、地域包括ケア病棟転棟2日目に、以下のメンバーにより開催されました。

> 松田さん、長男、医師、病棟看護師長、MSW（医療ソーシャルワーカー）、PT（理学療法士）

カンファレンスでは、自宅退院に向けて、骨折を予防するための安全な基本動作の再獲得、栄養状態の改善、家事・介護力のサポートの調整の3点を目標にすることが確認されました。

以下に、その後に行われた援助を記します。

### 1.基本動作の再獲得

地域包括ケア病棟に転棟して間もなく、転棟前に注文したコルセットが出来上がり、立位訓練が始まりました。松田さんは、立位訓練が始まると間もなく、リハビリ室で歩行訓練を開始しました。リハビリ室での歩行状態を確認しながら、病棟でも看護師の見守りのもと、トイレへの歩行、シャワー室への歩行

と、短距離の歩行回数を増やしていきました。

松田さんの場合、低下している下肢筋力を補うために勢いをつけて立ち上がり、その反動で背中を反らせるような姿勢になったり、中腰のまま歩こうとしたりすることがあったため、立ち上がるときは勢いをつけず、しっかり背筋を伸ばしてから歩き始めるように声をかけました。いったん歩き始めると、リハビリ室で教わったとおり、腰に負担がかからないように背筋を伸ばした姿勢を保持することができました。ところが、床に落ちたものを拾うときに腰を曲げるような動作がたびたびみられました。そのため、床に落ちたものは腰ではなく膝を曲げて拾うように声をかけました。また、トイレの扉の開閉時や廊下を曲がるときなど見通しの悪い場所では、前方だけでなく周囲の安全を確認するなど、何かにぶつかって転倒するのを避けることも大切であると説明しました。

また、松田さんは慎重さに欠けるため、ベッド上や便座などに座るときに、ドスンと無

造作に座る癖がありました。このような座り方では腰椎に過剰な負荷がかかり、再骨折につながりやすいことを説明し、座る位置を確認してからゆっくり慎重に座るように声をかけました。

骨折部位の治癒が順調であることを確認すると、リハビリ室では荷重負荷を増加させて階段昇降訓練を始めました。このタイミングで、病棟でも看護師見守りのもと、階段を上り下りする訓練を行いました。階段を下るときは、1段ずつゆっくりと下りなければ腰椎に負荷がかかることを説明し、休憩をとりながら練習を行いました。

活動量が増えてくると、松田さんはコルセットの固定ベルトを締めずに行動することがときどきありました。

そこで、コルセットの役割について説明したところ、「骨折したときと比べると、少し動いても痛みがないので、治ってきていると油断していました。早く治したいので、面倒だけれどコルセットはつけるようにします」と話し、コルセットの固定ベルトをきちんと締めるようになりました。

基本動作の再獲得ができたところで、看護師は松田さんと一緒に、これまでの生活でどんな動作が腰椎に過度な負担をかけていたのかを振り返り、松田さんに洗濯や掃除、介護の際に中腰の作業が多いことに気づいてもら

いました。こうして腰椎にできるだけ負担をかけないように、トイレや風呂場の掃除の際には低いいすに座るなどして中腰の作業を減らすなど、家事のやり方について見直すことができました。

**2.骨折を予防するための食事**

看護師は松田さんに、骨粗しょう症は薬物療法だけでなく、食事療法により骨折しにくい体に改善することも重要であることを説明しました。普段の食事に卵料理やヨーグルトを追加することでタンパク質やビタミン、カルシウムを摂取できるなど、入院中の食事のメニューも参考にして、必要な栄養素を簡単に摂取する方法について提案しました。

すると、「シラス入りの卵焼きなどをつくってもいいね」などと松田さんから改善案がつぎつぎと出されたため、看護師は松田さんが説明したことを理解し、実行できるだろうと判断しました。

**3.家事・介護力の調整**

自宅退院時は骨折部位が仮骨の状態のため、骨組織は脆弱で、しばらくの間は腰椎への過剰な負荷を避けた日常生活を送ることが必要になります。

家事のなかでも、とくに洗濯は腰椎に過重な負荷がかかると考えられます。看護師から家族にこれらの状況を説明し、家事の分担について話し合ってもらうことになりました。

##  再骨折予防のために、リハビリを継続する

リハビリが進むと、しだいに松田さんの退院後の生活を具体的にイメージできるようになってきました。介護保険サービスを利用できるように認定申請を行ってもらい、地域包括支援センターの担当職員の意見を参考に、要支援1〜2の人が利用可能なサービス量を

目安に、退院後の生活に必要なサービスの調整を行うことになりました。

**1.医療面について**

骨粗しょう症によって骨組織が脆弱なうえに、患部は仮骨の状態なので、経過を観察します。あわせて、継続的な骨粗しょう症の内

服治療が必要です。また、筋力が回復してからの退院となりますが、筋力の維持、再骨折予防のためにリハビリを継続します。

**2.生活面について**

現在の歩行状態から、自宅内でも安全に歩行するために杖かシルバーカーが必要です。松田さんはすでに屋外でシルバーカーを使っていますが、室内でより安全に移動するために自宅内で使用できるものを、別途、購入するよう勧めます。

 **家族の家事分担を調整する**

家族内で生活面の調整ができており、退院前合同カンファレンスは必要ないと判断したため、退院4日前に、松田さんと長男、病棟看護師との間で、以下の事項について最終確認を行いました。

担当職員には、病棟の退院調整看護師から、家族と最終確認した内容を報告することにしました。

**1.医療面について**

筋力維持のため週1回の訪問看護でリハビリを行い、ＡＤＬの状況をモニタリングします。これまで通院していた整形外科は継続し、当面は孫3人が交替で勤務を調整し、月1回の通院時に付き添うことが決まりました。

**2.生活面について**

今回の松田さんの入院により、家族で家事の分担を見直し、洗濯と掃除、買い物は孫が、食事の準備を長男と孫で行うことになりました。家事の負担を考え、食洗器を新たに設置したそうです。

また、骨粗しょう症の改善に必要な栄養素や食事のメニューについて、松田さんが家族に話し、家族にも必要な知識が伝わっていたことが確認されました。

松田さんは「骨折して、頑張りすぎていたと気づきました。家族を頼ることも必要ですね」と、長男は「家族でいろいろ話し合い、母が高齢になっていたのに無理をさせていたと反省しました」と話していました。

退院後に自宅内で使用するシルバーカーが納品されると、操作方法を確認してから病棟内で試してみて「軽く感じるけど、ブレーキもしっかり効くから安心だね」と笑顔で話しました。

 **身体状態と自宅での転倒について確認する**

退院から1か月後の松田さんの状況について、担当職員から連絡がありました。

松田さんは、自宅で転倒することなく、ＡＤＬを維持しながら過ごしているそうです。訪問時に長男の嫁がおり、孫たちは仕事が休みの日には内科への通院の付き添い以外にも、松田さんと一緒に散歩をするなど、楽しみながらリハビリにつき合っているという話を聞いたそうです。

嫁の担当のケアマネジャーに介護サービスを調整してもらい、松田さんが介護することは、ほとんどなくなったそうです。

1か月後の松田さんの様子から、地域包括ケア病棟での退院支援は妥当だったと評価できます。同居家族は、無理なく松田さんをサポートしており安心できそうです。

Chap.6

腰椎圧迫骨折患者への退院支援

# 脳卒中患者への退院支援

**概略** 脳卒中は突然発症し、脳の障害部位と範囲によりさまざまな認知機能や運動機能の障害を呈し、ＡＤＬが著しく低下します。退院支援では、患者が残存機能を使って生活できるような調整が必要です。

## 患者の基本情報

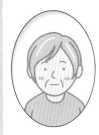

**氏　名** 伊東　幸子（仮名）（73歳、女性）　　**職　業** 無職

**入院までの経過** 50歳のときに脂質異常症と高血圧、糖尿病を指摘され、自宅近くのかかりつけ医に通院していました。脳梗塞発症前は自立した生活を送っていました。入院当日の朝、自宅で夫と話していると、急に呂律が回らなくなり、話せなくなってしまいました。その後もいすに座ったまま動けない状態でしたが、夫が外出してしまったため、発見が遅れてしまいました。夜になって、帰宅した夫が異変に気づいて救急車を呼び、急性期病院へ搬送されました。ＣＴ検査の結果、左内頸動脈閉塞と左中大脳動脈閉塞によって、広範囲の脳梗塞と脳浮腫が認められたため、ウロキナーゼによる抗凝固療法と開頭減圧術を行いました。治療により徐々に病状は安定し、自宅退院に向けたリハビリテーション（以下リハビリ）目的で地域包括ケア病棟へ転院となりました。

**サービスの利用状況** 脳梗塞発症前は要介護認定の申請をしておらず、介護サービスの利用はありません。

## 生活環境

**家族構成** 夫（78歳、認知症ではないが、同じ話を繰り返したり的外れなことを話したりする）、長女（48歳、独身）との3人暮らしです。次女（46歳）は、夫と介護福祉士

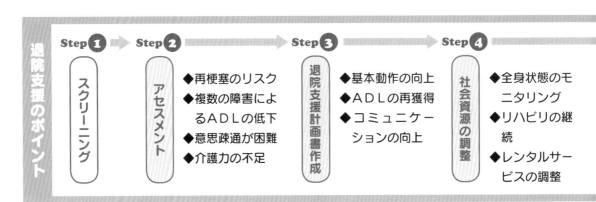

| 退院支援のポイント | Step ① スクリーニング | Step ② アセスメント | Step ③ 退院支援計画書作成 | Step ④ 社会資源の調整 |
|---|---|---|---|---|
| | | ◆再梗塞のリスク<br>◆複数の障害によるＡＤＬの低下<br>◆意思疎通が困難<br>◆介護力の不足 | ◆基本動作の向上<br>◆ＡＤＬの再獲得<br>◆コミュニケーションの向上 | ◆全身状態のモニタリング<br>◆リハビリの継続<br>◆レンタルサービスの調整 |

養成学校に通う娘とともに隣の市に住んでいます。

**介護者の状況** キーパーソンの次女は、夫婦で飲食業を営んでいますが、患者や実家の状況をよく把握しています。伊東さんの介護は、日中の時間調整が容易で、頻繁に面会に訪れている次女が行う予定です。長女は勤務時間の不規則な仕事をしているため、伊東さんの介護をすることは困難です。

**住環境** 脳梗塞発症前はエレベーターがついていないマンションの5階に住んでいました。自宅退院に向けて家族で話し合い、次女宅の近くのバリアフリーマンションを探し、引っ越す予定です。

## 病状・治療方針

**病　　状** 広範囲の脳梗塞が認められたため、発症後10日間は、ＪＣＳ100から300の意識レベルでした。発症してから診断までに時間がかかり、脳が長時間、低酸素状態にあったため、脳機能の回復はあまり期待できないと考えられました。治療によって意識は回復しリハビリを開始していましたが、転院時にも、右半身麻痺、失語、右半側空間無視、注意障害が認められました。

**治療方針** 急性期病院で行っていたリハビリや言語療法を継続して、ＡＤＬの自立度を上げ、また、意思の疎通を図れるようにして自宅退院を目指します。

## 生活に関する患者・家族の意向

**患　者** 転院時、患者は意思表示が難しく、今後の生活について明確な意思の確認はできませんでした。施設入所の話になると拒否反応を示すため、自宅に帰りたいのではないかと思われました。

**家　族** 長女は「施設ではなく、自宅で生活できるようにしてあげたい」と、夫は「私は高齢なので世話をするのは難しいが、家に帰るのが一番だと思う」と話しています。隣の市に家族と住んでいる次女は、「母が自宅で生活できるように、できるだけ協力をしていきたい」と話しています。

**Step 5** 医療処置・ケアの指導
- ◆歩行介助方法の指導
- ◆コミュニケーション方法の指導

**Step 6** 退院前合同カンファレンス
- ◆デイケア、訪問看護、新しいかかりつけ医の確認
- ◆家族のサポート態勢の確認

**Step 7** モニタリング
- ◆患者や家族の体調の確認
- ◆ＡＤＬの状況の把握
- ◆家族の疲労の把握

退院支援の必要性

転院時の状況から、伊東さんの退院を困難にする医療上の要因を1つ、生活上の要因を3つ抽出することができます。

1. 既往に高血圧、脂質異常症、糖尿病があり、再梗塞のリスクが高い

2. 複数の障害により、ＡＤＬが全介助の状態である

3. 失語症があるため、意思の疎通が困難である

4. 家族に介護経験がない

 複数の障害をもつ人の課題を整理する

アセスメントでは、医療上の要因と生活上の要因について、さらに掘り下げて解釈・分析します。

**1. 再梗塞のリスク**

一般的に、脳梗塞発症の要因として、心房細動などによる血栓や動・静脈炎、静脈瘤、動脈硬化などがあげられます。

伊東さんは高血圧と脂質異常症、糖尿病の既往があることから、動脈硬化を起こしていると考えられます。内服治療によってこれらの疾患をコントロールしないと、再梗塞のリスクがあります。

**2. 複数の障害によるＡＤＬの低下**

脳梗塞発症後、治療が続いて臥床生活が長引くと、心機能が低下して循環動態が不安定になり、立位時に起立性低血圧を起こしやすくなります。そのため、リハビリ室では、立位保持装置を使った立位訓練を行い、少しずつ心臓に負荷をかけることから始めます。

伊東さんの場合は急性期病院でも立位訓練を行っていたため、立位保持による血圧の低下はなく、循環動態は安定していると考えられます。また、長期臥床により四肢や体幹の筋力低下がみられるだけでなく、右半身に痙性麻痺と感覚麻痺があります。そのため、ベ

ッドでの起居動作や車いすへの移乗など、すべて介助が必要な状態です。

伊東さんの心機能は回復していたため、次に、筋力の回復と体幹バランスを保持する運動調整能力の回復により、基本動作の向上を目指します。そこで、リハビリ室での訓練だけでなく、病棟でも起居動作の際に健側の上下肢を使うようにうながす、車いすに座る時間を徐々に延ばすというように、伊東さんの疲労の程度を確認しながら援助することが重要になります。

利き手側に麻痺が残る場合、両手や利き手を使う動作に支障が出ます。そのうえ伊東さんには右半側空間無視もあるため、右半分の空間にある物の認知ができません。このように複数の障害が重なると、基本動作だけでなく、食事、着替え、整容など、さまざまなＡＤＬに支障が出てきます。

麻痺した利き手側の運動機能の回復に限界があるため、利き手交換を行い、健側の左手を利き手にして生活できるように訓練します。また、右側の空間にあるものに意識的に注意を向けられるようにうながしていきます。

**3. 意思疎通が困難**

失語症の症状は十人十色と言われ、1人1

人異なります。伊東さんの場合は発語ができないため、疼痛、不快感、尿意・便意などを訴えることができません。表情が乏しく、表情の変化で訴えたいことを推し量ることも難しい状態です。

「のどがかわいた」「トイレ」「さむい」「あつい」「はい」「いいえ」などの言語訓練文字カードを使うことも試みましたが、有効ではありませんでした。

看護師が「痛いですか？」「お茶を飲みますか？」などと、〈はい〉〈いいえ〉で答えられる質問をしても、言葉の理解ができないため反応がありません。時には、思わぬことで拒否反応を示すこともあります。

このような患者の家族は、介護を継続するなかで困難感や孤独感を抱きやすくなります。コミュニケーションがとれずに患者が突然怒り出したりすると、さらに介護者の負担が増加します。そのため、急性期病院から行っている言語療法を継続して機能回復を図るとともに、入院中に意思疎通の方法を確立することが重要です。

また注意障害があるため、ちょっとした刺激で注意力が散漫になり、事故につながる危険性があります。意思疎通の方法に加え、話しかけるタイミングにも工夫が必要です。

### 4.自宅での介護力不足

伊東さん一家は、退院前に次女の家の近くに引っ越し、日中は次女が介護する予定です。しかし次女は、これまでに介護を経験したことがありません。伊東さんに複数の障害があることや、脳機能の回復があまり期待できないことから、次女が1人で介護することは難しいと思われます。

## Step❸のポイント 段階的に身体機能の回復を目指す

退院準備カンファレンスは、転院4日目に、以下のメンバーにより開催されました。

> 伊東さん、夫、長女、次女、医師、病棟看護師長、ＰＴ（理学療法士）

カンファレンスでは、自宅退院に向け、以下の2つの目標を立てました。

❶低下している基本動作の能力をある程度向上させてから、ＡＤＬを再獲得させる
❷言語療法により、意思の疎通を図れるようにする

伊東さんのように、半身麻痺がある患者の基本動作の向上には、低下した麻痺側の筋力と、バランスをとる運動調整能力を強化することが必要です。まずは寝返りなどのベッド上での動作ができるようになってから、端座位の保持、車いすへの移乗動作へと基本動作能力を上げていきます。

さらにリハビリを進め、徐々にＡＤＬの自立度を上げていきます。

以下に、その後に行われたリハビリの過程を記します。

### 1.基本動作の向上

転院時、伊東さんは自力で寝返りを打つことができませんでした。そこで、患側の低負荷レジスタンストレーニングを行うとともに、健側の左手でベッド柵をつかみ、左足で踏ん張りながらベッド上で水平移動をする練習を行いました。

この訓練が始まったタイミングで、病棟では着替えやおむつ交換のときに腰を上げるようにしたり、左手でベッド柵をつかんで側臥位になったりする訓練を行いました。車いす

への移乗動作訓練は、リハビリ室や浴室への移動、食事のときなど、頻繁に行いました。はじめは看護師がほぼ全介助で車いすへ移乗していましたが、何度も繰り返すうちに、ベッドの頭部をギャッジアップすると、少し肩を支えるだけで座位になり、立位がとれるようになっていきました。そこで、手でつかむ場所を看護師が指し示し、声をかけて、ベッド柵をつかんで立位をとってもらう、車いすをつかんで方向転換して座ってもらうといった一連の動作を続けてできるように訓練を行っていきました。

リハビリが進むと、当初みられていた麻痺側への体幹の傾きが改善し、立ち上がり時のふらつきはなくなりました。

方向転換時に声をかけると、注意力が低下してふらつくことがあるため、方向転換をする前に次の動作を指示し、方向転換時は動作に集中するように見守りました。最終的には、看護師の見守りのもとで、1人で車いすへ移乗できるようになりました。

歩行訓練は、リハビリ室で平行棒を使うところから始めました。歩行時は、転倒を予防するために麻痺側の足関節の動きを制御する短下肢装具を装着します。

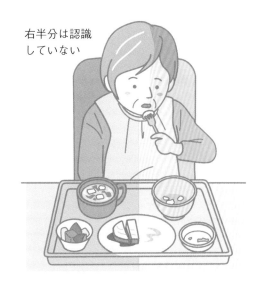

右半分は認識
していない

リハビリ室での訓練が片手すりでの歩行訓練にステップアップしたタイミングで、病棟でも看護師が付き添いながら、手すりにつかまって廊下を歩行しました。集中力が低下してふらついたり、疲労時に麻痺側の足が上がりにくくなったりして転倒のリスクが高くなるため、休みをとりながら訓練しました。退院時には、4点杖を使用し、患側を軽く支える介助で50mの歩行が可能になりました。

階段昇降は、リハビリ室の訓練用階段で行いました。降段時に、ときどきかかとが引っかかるため、適時、声をかけながら訓練を続けました。

### 2.ADLの再獲得

伊東さんは、尿意や便意を伝えることが困難で失禁がみられたため、おむつを着用していました。家族はトイレで排泄できるようになって自宅退院してほしいと希望していました。そのため、まずは排泄のタイミングを見計らい、ポータブルトイレに誘導して排泄してもらうことに挑戦しました。

しかし、はじめのうちは、言葉の意味が理解できないために伊東さんの警戒心が強く、ポータブルトイレに座るように誘導すると強い拒否を示し、仰け反るような姿勢をとったため、ポータブルトイレへの移動は看護師が3人がかりで行っていました。

ポータブルトイレへの誘導を続けて1週間後、ようやくタイミングが合い、ポータブルトイレで排便ができました。排便できたことを看護師、家族が喜び、伊東さんに声をかけたところ、それからは抵抗することなくポータブルトイレに移動してくれるようになりました。最終的に、移動の見守りとズボンの上げ下ろしの一部介助で、ポータブルトイレでの排泄ができるようになりました。

食事は、軟菜キザミ食から軟菜粗キザミ食、常菜一口大食へと、徐々に食事形態をステッ

プアップしましたが、とくに誤嚥することはありませんでした。

利き手交換を行うため、自助食器を使い、左手でスプーンを持ち、食べる練習を行いました。5日間ほど練習を続けたところ、食器のセッティングだけ介助すれば左手で食事が食べられるようになりました。

ところが伊東さんは右半側空間無視があるため、前ページのイラストのように食べ残してしまいます。そこで食事中に、看護師が伊東さんの右側から声をかけ、注意をうながすようにしたところ、徐々に右側にも意識が向くようになり、毎食全量摂取できるようになりました。

更衣については、作業療法室で、健側を使って上着とズボンを着脱する方法を指導しました。その後病棟では、更衣のたびに、まずは着脱が容易な前開きのパジャマを用いて、ジェスチャーで示しながら、健側の袖を脱いでから麻痺側を脱ぐ方法を練習し、次に頭から被るTシャツへとステップアップして、訓練しました。

最終的に、ズボン以外の着替えは1人でできるようになりました。ズボンは麻痺側の足を通したり脱いだりするときだけはバランスを崩してしまうため、1人ではできず介助が必要です。

### 3.コミュニケーションの向上

伊東さんは、言葉を理解する能力が低下しているため、言語療法室では、話しかけるときに文を短くしてジェスチャーを加え、聴覚的情報と視覚的情報で理解できるようにしました。

病棟でも言語療法と同じ方法で積極的に伊東さんに話しかけるようにしたところ、警戒心が弱まっていき、話しかけている看護師に注意を向けるようになり、快や不快のメッセージを表情で伝えるようになってきました。徐々に伊藤さんの表情が豊かになると急に怒り出すことも減り、看護師は伊東さんの表情から意思を汲み取れるようになりました。

発語については、退院時に、自分の氏名と「こんにちは」「ありがとう」の言葉が言える程度にまで回復しました。

## Step❹のポイント 再梗塞のリスクが高い人のサービスの調整

リハビリが進むと、伊東さんの退院時の状態像が具体的になってきました。

そこで、次女に介護保険の要介護認定の申請手続きを行ってもらい、ケアマネジャーの意見を参考に、要介護4の人が利用可能なサービス量を目安に、退院後の生活に必要なサービスの調整を行うことになりました。

### 1.医療面について

再梗塞のリスクが高いため、服薬の確認と全身状態のモニタリングが必要です。

また、退院後も理学療法、作業療法、言語療法の各専門職がそろう施設に通所してリハ

ビリを継続することが必要です。

リハビリを継続することで、下腿の筋肉の緊張状態が変化するため、筋肉の状態に合わせて、短下肢装具の角度調整が必要となることが考えられます。このような対応が可能な施設が望ましいでしょう。

### 2.生活面について

生活面については、次のような課題解決のためにサービスが必要と考えました。

#### (1)起居動作

伊東さんはリクライニング機能付きベッドを使ったほうが、残存機能を生かして起居動

作を行いやすくなります。

そのため、電動ベッドをレンタルすることが望ましいでしょう。

**(2)移動**

自宅の外での移動手段として車いすのレンタルが必要となるでしょう。

 ## 歩行介助の指導は早い段階から始める

退院後、自宅での療養生活に移行するために、次の2点について家族に指導を行いました。

### 1.歩行介助方法の指導

伊東さんは転倒のリスクがあるため、退院3週間前から、家族に歩行介助方法の指導を始めました。まず夫、長女、次女、孫にリハビリの様子を見学してもらい、短下肢装具のつけ方と歩行介助の方法を説明しました。その後、ＰＴの指導のもとで、家族に実際に介助してもらいました。

孫は介護福祉士養成学校に通う学生のため、すぐにコツをつかみました。次女は、はじめのうちは歩行のペースや歩幅を合わせるのが難しく、途中で伊東さんの身体が傾いたりしてスムーズに介助できませんでした。伊東さんの横に立ち、腰を支えながら伊東さんの狭い歩幅に合わせて一緒に歩くなどの指導を受けて、介助を繰り返すうちに、伊東さんに合わせられるようになりました。長女もＰＴから指導を受け、介助方法を習得しました。夫は、声をかけたり、杖や車いすを用意したりなどの補助的なサポートを行いました。

### 2.コミュニケーション方法の指導

まず家族に、伊東さんの失語症、右半側空間無視、注意障害の特徴について説明しました。そして、家族が伝えたいメッセージは言葉とジェスチャーで伝え、伊東さんの意思は表情で汲み取るようにと説明しました。介助する際の具体的なコミュニケーションのとり方については、看護師が一緒に実践しながら指導しました。

指導した内容は、以下のとおりです。

- ◆右側の空間を意識してもらうため、食事や車いす操作時には右側から声をかける
- ◆注意障害や言葉の理解力の低下があるため、介助する際は、一連の動作を分割し、声かけとジェスチャーで1つずつ順番に動作を指示する（たとえば上着を脱ぐときには、袖口をつかみながら袖を引っ張るところは「袖を持って」「そのまま、反対の手を引いて」というように、伊東さんのペースに合わせて、連続する動作を2つに分割して順番に指示する）
- ◆声かけのタイミングに配慮する

次女は、「最近は表情が豊かになって、母の気持ちが汲み取れるようになってきました」と話し、伊東さんとの意思疎通に自信がもてるようになったと考えられました。

 ## 訪問看護で生活をサポートする

自宅の引っ越しがあるため、退院2週間前に退院前合同カンファレンスを開催しました。

カンファレンスの出席者は、以下のとおりです。

伊東さん、夫、長女、次女、ケアマネジャー、訪問看護師、通所リハビリテーション事業所と病院のＰＴ、病棟看護師、ＯＴ（作業療法士）、ＳＴ（言語聴覚士）、ＭＳＷ（医療ソーシャルワーカー）

退院前合同カンファレンスでは、伊東さんが退院後に利用するサービスについて、医療と生活の両面から最終調整が行われました。

### 1.医療面について

ＡＤＬの維持と向上、言語機能の向上のため、リハビリをデイケア（通所リハビリテーション）で週3回行います。さらに週1回、訪問看護師が全身状態のモニタリングを行います。高血圧、脂質異常症、糖尿病については新居近くの内科医がかかりつけとなり、定期的に受診することになりました。

### 2.生活面について

週に2回、日中に次女が伊東さん宅へ通い、介護することになりました。当面、入浴はデイケアを利用します。自宅での入浴は、今後、伊東さんのＡＤＬの回復状況を見計らって検討することになりました。

また、家族で話し合い、孫が伊東さんと同居することになりました。孫は今年、介護福祉士養成学校を卒業する予定ですが、就職は考えず、伊東さんを介護する決心をしたそうです。長女は、職場に家族の状況を説明し、遅い時間帯の仕事を外してもらえるように交渉したといいます。次女に加えて孫と長女の協力態勢が整い、家族で介護を分担できるようになりました。

伊東さんは退院に合わせて転居しますが、慣れない環境では、心理的緊張が高まり、いろいろなことに警戒心を抱く可能性があります。訪問看護師は、伊藤さんが警戒心を抱かないように関係をつくっておくため、言葉とジェスチャーで「おうちに訪問する看護師です」とあいさつしました。

長女と次女は、「これから引っ越しがあり、新しい生活に不安もありますが、在宅の担当者の方に実際に会って、話を聞いてもらえたので心強いです」「これなら母も安心できると思います」と笑顔で話しました。孫は、「学校で勉強したことが、実際におばあちゃんの役に立つなんて嬉しい。頑張ります」と張りきっています。伊東さんもにこやかに会議に参加していました。

家族は新居へ引っ越し、その3日後に伊東さんが退院しました。

## Step❼のポイント　患者の様子とＡＤＬを確認する

退院して1か月後に、ケアマネジャーに伊東さんの状態を確認しました。伊東さんは家族が協力して介護してくれることが嬉しいようで、いつ訪問しても笑顔で、体調も問題ないそうです。また、家族もとくに体調を崩していることはないとのことでした。

＊　　＊　　＊

1か月後の伊東さんの様子からは、家族とコミュニケーションがとれており、精神的に安定していることがうかがえます。家族の体調も問題ないことから、地域包括ケア病棟での退院支援は、妥当だったと評価できます。

しかし、介護が長期的になると、孫や次女、長女の介護負担感が高じることも考えられます。継続的にフォローしながら家族の介護負担の度合いを評価し、無理が生じないようショートステイなどのレスパイトの利用を検討してもよいでしょう。

# 摂食・嚥下障害患者への退院支援

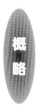

**概略** 摂食・嚥下障害は、誤嚥だけでなく誤嚥性肺炎を続発し、繰り返し発症することで、サルコペニアやADL低下を招きます。悪循環を食い止める支援を行うことがポイントです。

## 患者の基本情報

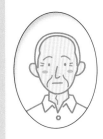

**氏　名** 足立　勝（仮名）（80歳・男性）　　**職　業** 無職

**入院までの経過** 誤嚥性肺炎と診断され、急性期病棟で治療を行いました。肺炎は軽快しましたが、食事は数口でむせ込むため経口摂取は困難と判断され、胃ろうを造設しました。自宅退院へ向けてのリハビリテーション（以下、リハビリ）目的で、地域包括ケア病棟へ転棟になりました。

**既往歴** 5年前に脳梗塞を発症後、軽度の左麻痺があるもののADLは自立していました。近医のA医院で高血圧の内服治療中です。

**サービスの利用状況** 週に1回デイケアを利用していました（要支援1）。

## 生活環境

**家族構成** 妻（75歳）との2人暮らしです。1人娘（50歳）は、家族（夫と大学生の子供2人との4人暮らし）と車で3時間くらい離れたところに住んでいます。会計事務所に勤務しているため季節によっては多忙で、年に数回顔を見せる程度です。

**介護者の状況** キーパーソンは妻で、退院後の介護は妻が中心に行います。妻もA医院で夫と共に高血圧の内服治療中です。

**住環境** 住居は2階建ての1軒家です。トイレと浴室には手すりがついていますが、リビングから寝室の段差は4.5cmあります。足立さんは脳梗塞後、2階に上がることはなく、1階で生活しています。

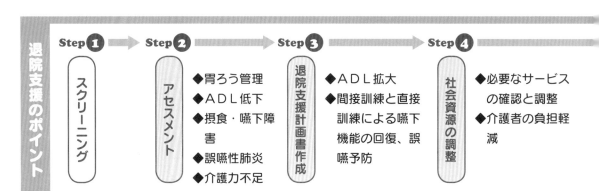

退院支援のポイント

| Step 1 | Step 2 | Step 3 | Step 4 |
|---|---|---|---|
| スクリーニング | アセスメント ◆胃ろう管理 ◆ADL低下 ◆摂食・嚥下障害 ◆誤嚥性肺炎 ◆介護力不足 | 退院支援計画書作成 ◆ADL拡大 ◆間接訓練と直接訓練による嚥下機能の回復、誤嚥予防 | 社会資源の調整 ◆必要なサービスの確認と調整 ◆介護者の負担軽減 |

## 病状・治療方針

**病　　状** 急性期病棟で誤嚥性肺炎を繰り返し発症し、入院が長期化しました。そのためサルコペニアとなり、入院前は 56kg だった体重は徐々に減少して現在 51kg、ＢＭＩは 18.29 です。誤嚥性肺炎の原因は、脳梗塞によって生じた摂食・嚥下障害です。サルコペニアが生じたことにより、摂食・嚥下障害が悪化して誤嚥性肺炎を発症しやすくなっています。

**治療方針** 誤嚥予防のための嚥下リハビリと、胃ろうによる栄養療法を行います。さらに、退院に向けてＡＤＬ拡大のための理学療法を行います。

## 生活に関する患者・家族の意向

**患　　者** 「家に帰りたい」「口から食べたい」という希望があります。

**家　　族** 妻は「私1人で介護しなければならないので、せめて介助なしでトイレに行けるようになってほしい」との意向です。1人で介護しなければならない母親を心配した娘は「入院しているともっと動けなくなりそうだから、早く退院させたい」と話しています。

## Step❶のポイント　退院支援の必要性

　入院時に収集した情報から、足立さんの退院を困難にすると考えられる医療上の要因を2つ、生活上の要因を2つ抽出することができます。

**⑴医療上の要因**

1. 胃ろうが造設されており、栄養療法がとられている
2. 摂食・嚥下障害があり、誤嚥性肺炎を引き起こしやすい状況である

**⑵生活上の要因**

1. 筋力低下によりＡＤＬが低下している
2. 退院後の介護力が不足している

| Step ❺ 医療処置・ケアの指導 | Step ❻ 退院前合同カンファレンス | Step ❼ モニタリング |
|---|---|---|
| ◆胃ろう管理<br>◆歩行訓練<br>◆嚥下リハビリ<br>◆在宅生活に沿った方法の指導 | ◆訪問看護、訪問診療、訪問歯科診療、デイサービス、デイケアの利用確認<br>◆嚥下リハビリの継続<br>◆胃ろう管理<br>◆福祉用具購入の確認 | ◆全身状態の確認<br>◆妻の疲労度、困りごとの確認<br>◆レスパイト入院の提案 |

**サルコペニアを生じている人の課題を整理する**

アセスメントでは、退院を困難にする医療上の要因と生活上の要因について、さらに掘り下げて解釈・分析します。

### 1.胃ろうによる栄養療法

まず、一般的な胃ろうによる栄養療法の留意点を整理してみましょう。

胃ろうなどの経管栄養は、介護職員が実施する際に一定の条件が必要になる場合や介護保険施設の入所が困難になるケースなどがあります。そのため導入前には患者・家族に十分に理解してもらう必要があります。

足立さんのケースでは、急性期病棟で説明と同意のもと胃ろうを造設して、妻は胃ろう管理の指導を受けています。在宅では妻1人で管理するため、退院までに手技の確認が必要です。投与は1日3回、1回の投与に1〜2時間を要し、足立さんと妻の大きな負担となる可能性があります。

### 2.ADL低下

足立さんには軽度の左麻痺があるものの、入院前のADLは自立していました。現在トイレ歩行は、看護師が腰を軽く支えて行っています。移動は車いす、移乗時は介助が必要です。更衣や整容は、声をかけるとゆっくりですが行うことができます。入浴は全介助で行っています。

PT（理学療法士）による理学療法を拒否する様子はなく続けることができていますが、理学療法以外は臥床している時間が長くなりがちです。そのため、日中の離床をうながし、ADLの拡大を目指していくことが望まれます。

### 3.摂食・嚥下障害

足立さんは、急性期病棟で摂食・嚥下障害看護認定看護師（以下、認定看護師）やST（言語聴覚士）が嚥下評価を行い、楽しみ程度の経口摂取が可能と判断されています。

しかし、誤嚥のリスクが高く、誤嚥性肺炎を引き起こす可能性が高いため、嚥下リハビリを実施しながら、経口摂取を慎重に進めることが望まれます。

嚥下時の喉頭の運動に必要な嚥下筋は、重力に拮抗する抗重力筋の1つです。座位や立位などの抗重力姿勢をとると、嚥下筋に負荷をかけることになります。筋肉は負荷をかけることによって強化されるため、離床により嚥下に必要な筋力を獲得することができます。

### 4.介護力不足

足立さんと家族は自宅退院を望んでいますが、娘は遠方に居住しており仕事をしているため、退院後は妻1人で介護を行うことになります。

トイレ歩行の介助をはじめとするADL介助や胃ろう管理など、高齢の妻には介護負担が大きすぎると考えられます。

そのため、妻の血圧上昇などの体調不良、さらには介護不足から足立さんの症状の悪化を引き起こす可能性があります。

 **理学療法、嚥下リハビリを進めて自宅退院を目指す**

退院準備カンファレンスは、転棟7日目に、以下のメンバーにより開催しました。

足立さん、妻、娘、病棟看護師、PT、

MSW（医療ソーシャルワーカー）、医師、デイケア（通所リハビリテーション）管理者

本人・家族の意向を踏まえ、自宅退院を目指すことになりました。積極的に離床を進め、ADL拡大を図りつつ、嚥下筋を強化し誤嚥予防に努めていくことがポイントです。

まずは理学療法を進めてトイレへの自立歩行ができ、嚥下リハビリを進めて誤嚥性肺炎を起こさず楽しみ程度の経口摂取が継続できることを目標にすることが確認されました。

目標に向けて、以下のような援助が行われました。

## 1.ADLの拡大

PTによる理学療法では、歩行訓練と段差への対応、上下肢の筋力強化訓練を実施しました。平行棒を使った歩行から、歩行器を使用した訓練に移行し、徐々に歩行距離を伸ばしました。

下肢筋力はMMT（徒手筋力テスト）2〜3から3〜4に改善しましたが、上肢は抵抗を加えると動かすことが容易ではない状態です。日中はできるだけいすに座って過ごしてもらいました。車いすへの移乗はつかまる場所を示して自力でできるようにし、更衣は時間がかかってもできるだけ足立さん自身で行ってもらい、看護師は見守るようにしました。

その結果、日中の離床時間が増え、トイレ歩行を見守りで行うことができるようになりました。

理学療法は順調に進んでいましたが、トイレ歩行が見守りでできるようになった5日目に転倒してしまいました。幸い骨折はしませんでしたが、腰に痛みがあり、リハビリを休止せざるを得ませんでした。そんなことがあり、目標としていたトイレ歩行は自立ではなく介助が必要な状態となりました。

## 2.嚥下機能の回復

### -間接訓練-

間接訓練では、嚥下体操と口腔ケアを行います。

### 嚥下体操

頸部、肩、口唇、舌、頬など摂食・嚥下にかかわる筋肉を強化し嚥下機能を高めるだけでなく、誤嚥予防のために、咳嗽訓練やハフィングなどの呼吸訓練も取り入れました。

直接訓練と組み合わせて1日2回実施するほかに、足立さんがいつでも行うことができるように、嚥下体操のイラストを作成してベッドサイドに置き、自主的な実施をうながしていきました。その後、声をかけるとイラストを見ながら頬を膨らませたりする様子がみられました。

### 口腔ケア

経口摂取をしていない場合は唾液の分泌が減少して口腔内が不衛生になり、細菌が繁殖しやすくなります。睡眠中に雑菌を多く含んだ唾液を不顕性誤嚥することで、誤嚥性肺炎を発症するリスクが高くなります。

口腔ケアは衛生状態の改善だけではなく、舌、頬粘膜、口蓋などへの機械的刺激や冷水による温度刺激を加えることによる唾液分泌の促進も期待できるため、1日3回実施しました。足立さんが自分で磨いた後、看護師が磨き残した部分をチェックし汚れを取り除き、洗浄液を用いて清潔にしていきました。

### -直接訓練-

誤嚥するのであれば食べないほうがいいと考えがちですが、毎日少しずつ経口摂取することで咽頭期嚥下運動に関与する筋肉の強化が期待できます。1日1回は、直接訓練として介助でゼリーやプリンを摂取しました。そして週に1回、STと認定看護師が嚥下評価を行いました。

直接訓練は、姿勢を整えていすに座り体幹

**図表1** 安全で飲み込みやすい姿勢（座位）

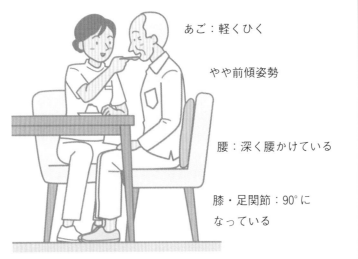

摂食・嚥下障害のある患者は、食事の姿勢が誤嚥につながる可能性があるため、食事前に正しい姿勢かを確認する

介助者が立ったままだと患者は顔を上げることになり、あごが上がるため、誤嚥の原因となる

あご：軽くひく

やや前傾姿勢

腰：深く腰かけている

膝・足関節：90°になっている

両足：足底部が全面接地している

**図表2** 空嚥下

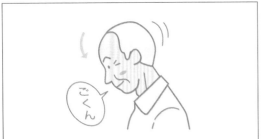

飲食物を飲み込んだ後に、唾液のみを飲み込むことで残留を除去できる

がねじれていないか、足が床についているかを確認したうえで開始していきました（**図表1**）。

急性期病棟で直接訓練を実施していたので引き続き、嚥下訓練食品のゼリーをティースプーン1杯ずつ介助して食べてもらい、嚥下できていることを確認しながら、徐々に食べる回数を増やしていきました。

嚥下できるかだけでなく、誤嚥したときに自己喀出できるかどうかが大切になります。

足立さんにはむせ込むことで異物を排除しようとする気道防御反射があるため、訓練を進めていくことができました。

1週間後にはプリンの摂取を開始しました。咽頭残留があると湿声に変化しやすいので、食べ終わったときには必ず声を出してもらい、変化がないか観察するとともに、残留がないように複数回嚥下や空嚥下（**図表2**）をうながして、嚥下を意識化していきました。

数日後、看護師介助のもとで飲水可能となりました。水はゼリーやプリンのように口腔内で1つの塊にまとめて嚥下することができないため、誤嚥を起こしやすくなります。このようなリスクを考慮しながら、1日数回の飲水を行ってもらい、咽頭機能の改善をうながします。

足立さんに声をかけて、1回20cc程度を1時間ごとに飲水してもらいました。誤嚥なく飲水できることを確認したら、ペースト食にレベルアップしました。全粥のミキサー食に鰹節と味噌を混ぜたものを20g程度摂取して

もらいました。足立さんは笑顔で「おいしい」と言ってくれました。

食べ終わったときに、咽頭でゴロゴロと水泡音が聞こえるときは、咽頭残留があると判断し、咳払いをうながしました。ところが足立さんは呼吸筋の筋力が低下しており、咳払いが十分にできませんでした。咳払いができないと、気道防御反射があったとしても咽頭残留物を自力で除去することができません。

そこで、間接訓練に咳払いの練習も加えることにしました。

ペースト食初日、1回量が2～3gでは咽頭残留がみられたので、翌日から1回量を1gに減らしたところ、むせ込みや咽頭残留がなく摂取できました。嚥下食の食事形態は少しずつレベルアップしていますが、肺炎の症状はみられないため、楽しみ程度の食事は続けています。

##  胃ろう管理ができる事業所を探す

入院前の足立さんは、要支援1の認定を受けてデイケアを利用していました。今回の入院により、食事や入浴に全面的介助が必要な状態となったため、要介護等状態区分変更の認定申請の手続きを行うために、妻にケアマネジャーに連絡をとってもらいました。

また、ケアマネジャーの意見を参考に、要介護3程度の人が利用可能なサービス量を目安に、退院後の生活に必要なサービスの調整を行うことになりました。

### 1.医療面について

高血圧症の内服治療を継続する必要があります。また、誤嚥や誤嚥性肺炎のリスクもあるため、ST等による直接訓練と、歯科衛生士等の訪問よる間接訓練を継続する必要があります。全身状態のモニタリングは訪問看護師が行います。

胃ろうによる栄養療法については、病院で行っている方法そのままではなく、足立さんと家族の経済的負担や介護負担を考慮した投与方法および栄養剤の検討が必要になります。

栄養剤には「医薬品」と「食品」があります。在宅では、医療保険が適用される医薬品を使用するほうが経済的負担の軽減につながります。また栄養剤の形状を半固形にすると、液

体栄養剤よりも投与時間を大幅に短縮でき、介護者の負担を軽減できます。しかし、半固形栄養剤は医療保険が適用されないものもあります。このような各栄養剤の利点と欠点を考慮しながら、家族と一緒に検討します。

### 2.生活面について

生活面については、課題解決のため次のようなサービスが必要と考えました。

#### (1)排泄

トイレでの排泄を目指していますが、念のためポータブルトイレの購入を検討します。外出時はリハビリパンツを使用します。

#### (2)清潔

病院では入浴介助が行われています。退院後は、デイサービス（通所介護）やデイケアでの入浴介助の利用が望まれます。

#### (3)歩行

今後もADL維持と摂食・嚥下障害の改善のため、筋力維持を目的とした歩行訓練を継続する必要があります。

現在のADLでは、足立さん単独での歩行は転倒の危険をともなうため外出用の車いすや歩行器のレンタルを検討しています。

#### (4)介護者の負担軽減

介護者の負担軽減のためには、通所サービ

スの導入が望ましいと考えます。

　利用する施設の条件として、胃ろうの管理と経口摂取時の全介助が可能である必要があります。

##  在宅生活に沿った方法の指導

　指導は、1回だけではなく段階的に繰り返し行い、患者・家族が不安なく自宅へ帰ることができるように計画します。

　胃ろう管理や歩行訓練、嚥下リハビリについて妻を中心に指導しました。

### 1.胃ろうの管理

　胃ろうの基本的な取扱方法については急性期病棟で指導を受けていたため、在宅での実施を想定し、与薬方法とトラブル時の対処について指導を実施しました。妻には日をあけずに数回、娘には土日を利用して1〜2回指導をしました。

　栄養剤注入後に薬を温湯55℃で簡易懸濁して与薬します。55℃で粒が残りやすい薬は薬剤名を伝え、常温の水で懸濁することを指導しました。3回目には、完全に溶いてから与薬することができました。また、薬剤は面倒でもその都度溶かし、つくり置きはしないように指導しました。

　妻は指導内容が多いことに対し、「こんなにたくさん覚えきれない」と言っています。導入を検討していた半固形栄養剤については退院までに習得しきれないと判断し、退院後の経過をみながら導入することにしました。

　2週目以降は、胃ろう周囲の皮膚観察も実施しました。カテーテルの確認、肉芽形成の有無、栄養剤の漏れの有無（感染の可能性）、湿疹の有無など、気になるときには、訪問看護師に報告するように説明しました。

　胃ろうのチューブが抜けてしまった場合、すぐに対処しないと胃ろうの穴がふさがってしまうため、注意が必要です。抜けたら、そのチューブをそのまま再挿入してテープで固定し抜けないようにしてから、訪問診療の主治医や訪問看護ステーションに連絡することを説明しました。

　妻は自主的に観察ノートをつくり、皮膚だけでなく、便秘や下痢の有無についても確認する様子がみられました。栄養剤の注入や与薬時の体位は、自宅で使用予定の枕やクッション、タオルに類似しているものを利用し、自宅でも迷わずに行うことができるように指導しました。

### 2.歩行訓練

　家族に歩行訓練の様子を見学してもらいました。足立さんは入院前から軽度の左麻痺があり左足を引きずりがちなので、足を引きずらないような声のかけ方を練習し、実際に、足立さんの腋下を支えてもらいました。

### 3.嚥下リハビリ

　直接訓練として、プリンを使い、経口摂取介助の方法を指導しました。初日は看護師が実施する様子を見学してもらいました。1回量をスプーンですくって示してから、口への運び方や声をかけるタイミングを説明しました。2日目には理解して実施できていました。

　また、昼食後やおやつの前後の時間を利用して口腔ケアの指導を行い、口腔内清潔保持の必要性について説明しました。

　足立さんは自分で歯を磨くことができていますが、うまく磨くことができないため磨き残しがあります。そのため、妻には歯磨きの声かけと歯磨き後の確認の方法について指導しました。

## Step⑥のポイント 在宅における摂食・嚥下訓練の継続

退院10日前に開催した退院前合同カンファレンスの出席者は、以下のとおりです。

> 足立さん、妻、病棟看護師、ＰＴ、ケアマネジャー、ＭＳＷ、訪問看護師、デイケア管理者

退院前合同カンファレンスでは、足立さんが退院後に利用するサービスについて、医療と生活の両面から最終調整が行われました。

### 1.医療面について

訪問看護師は週2回の訪問で、全身状態のモニタリングと胃ろうの観察を行います。導入を検討していた半固形栄養剤は、自宅での生活に慣れてきたら訪問看護師に指導してもらうことにします。入院前に通院していたＡ医院で、高血圧の内服治療と栄養管理の訪問診療を依頼します。

訪問歯科診療はＢ歯科で、口腔ケアと嚥下リハビリを継続していくことになりました。

### 2.生活面について

デイサービスを週2回（月・金）、デイケアを週1回（水）利用します。

2つの通所施設で週に3日は朝昼の胃ろう管理と入浴介助を提供してもらいます。デイケアでは歩行訓練のほか嚥下リハビリも行います。

介護者が75歳の妻1人しかいないことを考えると、トイレ介助は大きな負担になります。話し合いの結果、排尿はベッド脇に設置するポータブルトイレを利用し、排便時のみ妻にトイレへの歩行介助をしてもらうことで意見が一致しました。

この方法であれば、妻の負担も少しは軽減できます。

## Step⑦のポイント デイサービス・デイケアの日に、レスパイトを！

退院1か月後の足立さんと家族の状況について訪問看護師から情報が届きました。

胃ろうの管理は、皮膚のトラブルを起こすことなく行うことができています。退院後2週間目に妻に疲れがみえたため、半固形栄養剤を取り入れました。妻からは、「（半固形は）簡単でいいわ」との言葉が聞かれています。

嚥下のための直接訓練は、1日1回だけですが、足立さんは経口摂取できることをとても喜んでいます。

呼吸音に関しては、副雑音は聴取されず、肺炎の徴候はなく経過しています。

訪問看護師が妻へデイサービスやデイケアのある日に気分転換を勧めてみたところ、趣味のコーラスに参加しているとのことです。

娘の訪問はまだ1回だけですが、連絡は頻繁にあるようです。訪問時は、夫や子供も一緒に来てくれて、母親が休めるように足立さんの介護をしてくれたようです。

足立さんは、自宅に帰ることができて満足しているようです。自宅での生活を楽しめるようにするためにも、リハビリを続けるように声をかけています。

これからも妻の介護負担が劇的に少なくなることはないと考えられます。今後、娘も含めた話し合いをしながら、妻の休息が十分とれるように、レスパイト入院なども視野に入れ検討していく予定です。

# 慢性心不全患者への退院支援

**概略** 慢性心不全患者の病状は、増悪と軽快を繰り返しながら、徐々に終末期に向かいます。地域包括ケア病棟に入院する段階で治療抵抗性の場合は、ＡＤＬの向上よりも過剰な心負荷をかけない支援を優先します。

## 患者の基本情報

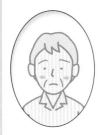

**氏　名** 吉野　静子（仮名）（88歳・女性）　　**職　業** 無職

**入院までの経過** かかりつけ医で大動脈弁狭窄症と慢性血栓性肺塞栓症の内服治療を行っていましたが、心房細動と心房粗動が持続するようになったので、β遮断薬を追加して経過観察していました。しかし徐々に洞調律の維持が困難になっていきました。1か月ほど前から易疲労、労作時呼吸困難、両下肢浮腫の増強が出現し、慢性血栓性肺塞栓症による長期的な心負荷にともなう右心不全の急性増悪の診断で、他院に入院しました。利尿剤の投与と酸素投与で症状は軽快しましたが、治療にともなって既往の認知症の悪化（ＭＭＳＥ－Ｊ〈ミニメンタルステート検査〉12点）に加え2次性サルコペニアを発症したため、リハビリテーション（以下、リハビリ）の継続と今後の方向性を定める目的で地域包括ケア病棟へ転院しました。

**サービスの利用状況** 入院前に介護サービスの利用はありません。

## 生活環境

**家族構成** 夫（91歳）、息子（58歳、未婚）との3人暮らしです。

**介護者の状況** 夫は健康ですが、年齢相応の物忘れや運動機能の衰えがあります。吉野さんと夫は美容師で、20年ほど前まで夫婦で美容室を営んでおり、関係は良好です。

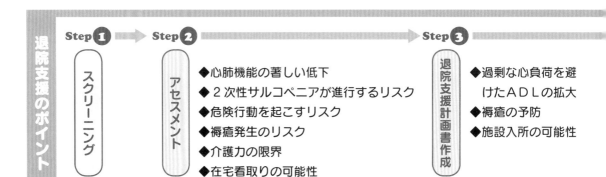

**退院支援のポイント**

**Step 1** スクリーニング

**Step 2** アセスメント
- ◆心肺機能の著しい低下
- ◆2次性サルコペニアが進行するリスク
- ◆危険行動を起こすリスク
- ◆褥瘡発生のリスク
- ◆介護力の限界
- ◆在宅看取りの可能性

**Step 3** 退院支援計画書作成
- ◆過剰な心負荷を避けたＡＤＬの拡大
- ◆褥瘡の予防
- ◆施設入所の可能性

息子は一般企業のサラリーマンで、平日の日中は不在です。1人息子で、母親である吉野さんをとても大切に思っています。

**住環境** にぎやかな商店街にある1軒家に住んでいます。1階は美容室で、現在は人に貸しています。家族の生活の場は2階です。夫婦で商店街の活性化に取り組んできたので、今でも地域住民との交流があります。

## 病状・治療方針

**病　状** リハビリ中に息切れと血圧低下がみられたことと、NT-ProBNP（N末端プロB型ナトリウム利尿ペプチド）の値が9,889pg/mLであったことから、積極的なリハビリは中止されました。認知症が進行しているため、本人から呼吸苦の訴えはありません。食事は全介助で3割程度摂取します。血液検査では血清総蛋白4.8g/dL、血清アルブミン2.6g/dLでした。尿意と便意の訴えはなく、おむつを着用しています。

**治療方針** 心肺機能が著しく低下している状態なので、薬物療法と酸素投与を継続し、積極的な活動を控えて安静にすることが望まれます。急な心停止の可能性がありますが、その場合、救命は非常に困難であるとともに、救命処置は本人の苦痛をともないます。

## 生活に関する患者・家族の意向

**患　者** 認知症のため、今後の生活に関する意思表示ができません。

**家　族** 夫と息子は「命が短くなっても構わないので、残りの時間を家で好きなように過ごさせてあげたい」と希望しています。

## Step❶のポイント 退院支援の必要性

入院時に収集した情報から、吉野さんの退院を困難にすると考えられる医療上の要因を2つ、生活上の要因を4つ抽出することができます。

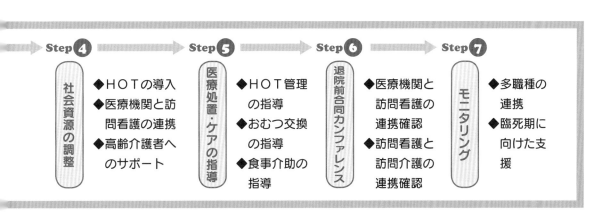

| Step❹ | Step❺ | Step❻ | Step❼ |
|---|---|---|---|
| 社会資源の調整 | 医療処置・ケアの指導 | 退院前合同カンファレンス | モニタリング |
| ◆HOTの導入<br>◆医療機関と訪問看護の連携<br>◆高齢介護者へのサポート | ◆HOT管理の指導<br>◆おむつ交換の指導<br>◆食事介助の指導 | ◆医療機関と訪問看護の連携確認<br>◆訪問看護と訪問介護の連携確認 | ◆多職種の連携<br>◆臨死期に向けた支援 |

⑴医療上の要因

1. 心肺機能が著しく低下しているため、心負荷がかかると急な心停止を起こす可能性がある
2. 低栄養状態やリハビリの実施が困難といった理由により、2次性サルコペニアがさらに進行するリスクが高い

⑵生活上の要因

1. 認知症があり、自身の状況を理解できないため、安静保持が困難である
2. おむつを着用して失禁状態が続いているため、褥瘡発生リスクがある
3. 夫の介護力には、体力面で限界がある
4. 家族が自宅で看取る可能性がある

 **課題の明確化と必要な援助の検討**

　スクリーニングで抽出された退院を困難にする要因から課題を明確にするため、さらに情報を整理・解釈しましょう。

**1.心肺機能の著しい低下**

　心肺機能低下の原因になっている慢性血栓性肺塞栓症は、肺動脈に血栓や塞栓が発生して肺高血圧になり、心負荷がかかります。心房細動や心房粗動の発生は、心負荷の影響と思われます。β遮断薬の効果が得られず、NT-ProBNPが顕著な高値であることから、長期的に心負荷がかかっていたと考えられます。

　他院入院前にみられていた易疲労や労作時呼吸困難は心不全の増悪により、低酸素状態となって発症したと考えられます。両下肢の浮腫は右心不全の特徴的な症状です。

　慢性心不全は**図表1**に示すように、急性増悪と軽快を繰り返して心機能が徐々に低下します。治療で症状が軽快しても、心機能自体は改善しません。吉野さんは、治療抵抗性があるのでステージDの段階と考えられ、低下している心機能を超えた活動やストレスが加わると、心停止が起きるリスクのある末期の心不全です。異常を早期発見して対処するとともに、吉野さんが安全・安楽に過ごせるように、緩和ケアの視点も視野に入れた支援が

必要です。

**2.2次性サルコペニアが進行するリスク**

　2次性サルコペニアは、長期臥床や重度臓器不全などにより、骨格筋量と筋力が低下した状態です。

　吉野さんの場合は、心不全の治療による長期臥床、心肺機能の低下、低栄養状態が2次性サルコペニアの原因と考えられます。改善するためには考えられる原因を解消する必要がありますが、心機能の回復は期待できません。積極的に活動をうながすと心臓に過剰な負荷がかかる可能性があります。

**3.危険行動を起こすリスク**

　吉野さんは認知症があるため、医師の説明を理解できません。本人が動きたいと思えば、ベッドから降りるなどの危険行動を起こすリスクがあります。また、呼吸困難などの自覚症状を訴えられないため、自宅で介護者が気づかず、死に至る可能性もあります。

　吉野さんの言動を理解するために、認知症の症状について整理しましょう。認知症の症状には**図表2**に示したように、中核症状と行動・心理症状（ＢＰＳＤ：Behavioral and Psychological Symptoms of Dementia）があります。中核症状の出現によって認知症患者が「困った」「何とかしなくちゃ」と思った結

果、ＢＰＳＤが現れるとされています。

　吉野さんが自身の状況を理解できないのは見当識障害に加え、記憶障害によって医師の

説明内容を記憶できないためと思われます。吉野さんに現状を理解してもらうことは、無理と言わざるを得ません。「呼吸が苦しい」

**図表1** 心不全の重症度ステージ

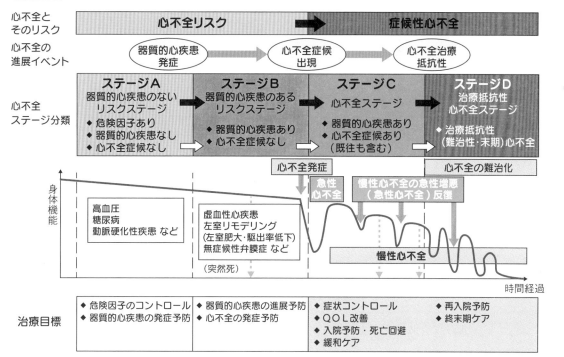

出典：日本循環器学会／日本心不全学会合同ガイドライン「急性・慢性心不全診療ガイドライン（2017年改訂版）」より作成

**図表2** 認知症の症状

| 中核症状 | ◆ 記憶障害<br>◆ 見当識障害<br>◆ 理解・判断力の低下<br>◆ 実行機能障害<br>◆ 失語<br>◆ 失行<br>◆ 失認 など |
| --- | --- |
| ＢＰＳＤ（行動・心理症状） | ◆ 不安・焦燥<br>◆ 抑うつ<br>◆ 不穏<br>◆ 身体的攻撃性<br>◆ 徘徊<br>◆ 多動<br>◆ 不潔行為<br>◆ 睡眠障害<br>◆ 幻覚・妄想・錯覚<br>◆ 無反応 など |

**記憶障害**：新しいことを覚えられない、直前のことを忘れる

**見当識障害**：今はいつか、ここはどこか、自分がどのような状況に置かれているか、わからない

**理解・判断力の低下**：1度に2つのことやあいまいなことを言われたり、いつもと違う出来事が起こったりすると混乱する

**実行機能障害**：計画を立て、順序立てて行うことが難しい

**失語**：言葉を理解したり、表出したりすることが難しい

**失行**：誤った行動をとる（たとえば、ご飯の食べ方がわからない）

**失認**：誤った認識をする（たとえば、食べ物があっても食べ物かどうかわからない）

「おむつの中が汚れて気持ちが悪い」などの苦痛や不快を訴えられないのは、失語によると思われます。呼吸困難の有無を知るためには、吉野さんの呼吸困難のサインを把握する必要があります。

また、失禁したときに、吉野さんが「何とかしなくちゃ」と思い、自力でトイレに行こうとする可能性があります。その際、転倒・転落のリスクが非常に高い状況なので、失禁しないようにするか、失禁したらすぐに対応し、危険行動を予防する必要があります。

### 4.褥瘡発生のリスク

吉野さんはおむつを着用しており、適切にケアされないと、長時間にわたって皮膚が不潔で浸軟した状態になります。また低栄養状態のため、皮膚組織の修復機能が低下しています。さらに仙骨部などが長時間圧迫されて循環障害が起こりやすい状況です。これらの理由により、褥瘡が発生するリスクが非常に高いといえます。

予防するためには、皮膚の清潔保持、栄養

状態の改善、局所の循環促進が必要です。

### 5.介護力の限界

吉野さんは、常時観察と介護を受けることが望ましい末期の心不全です。91歳の夫は年齢相応の物忘れや運動機能の衰えがあるため、1人で介護することは難しいでしょう。同居している息子は、日中仕事をしています。

家族は自宅退院を希望していますが、吉野さんの病状を考慮すると、施設入所という選択肢を検討してもらう必要もあります。

### 6.在宅看取りの可能性

吉野さんは末期の心不全なので、退院してすぐに死期を迎える可能性が高いといえるでしょう。自宅看取りの場合、臨死期特有の容態変化に驚いた家族が、慌てて救急車を呼んでしまうことがあります。

このようなことは、家族にあらかじめ臨死期の状態変化や、家族の対応方法を説明し、理解してもらうことで予防できます。ただし、タイミングが早すぎると、家族が説明内容を受け止められない可能性があります。

---

 **過剰な心負荷を避けたADLの拡大**

退院準備カンファレンスは入院後5日目に、以下のメンバーにより開催しました。

> 夫、息子、医師、病棟看護師、MSW（医療ソーシャルワーカー）

医師から、吉野さんは呼吸状態が悪いためHOT（在宅酸素療法）の導入が必要になること、退院後に突然、心停止する可能性があり、その場合は救命が非常に困難であることについて説明がありました。

病棟看護師からは、心負荷に注意しながら全介助の介護を行うことは困難なので、退院後は施設入所が望ましいことを説明しました。

夫は「だいぶ悪い状態なんですね。でも、家で好きなものを食べさせたら元気になるかもしれない。家に帰って1か月くらい頑張れば、どうにかなると思う」と話し、説明内容を理解していないようです。息子は「病状はわかったけれど、家に連れて帰りたい。夜は自分が介護する」と熱心に話しました。MSWからは、吉野さんは常時、専門家による観察と介護を受けることが望ましいため、自宅退院と施設入所の両方を視野に入れ、入所が可能な施設をいくつか紹介する旨を説明しました。

そのうえで、退院後の生活に向けて、心負荷に注意しながら、可能なかぎりADLを拡

大するという目標が確認されました。そして退院支援計画に沿って、以下に示すような援助が行われました。

**1.危険行動を予防しながら活動の拡大を図る**

入院した当初は「トイレ、トイレ……」とつぶやきながら、ベッドから降りようとしていたことがありました。しかし排泄状況をこまめに確認し、おむつ内を清潔に保つようになってからは、ベッド上で穏やかに過ごすようになりました。

ＡＤＬ拡大のため、血圧とSpO$_2$（経皮的動脈血酸素飽和度）の値を観察しながら、ベッド上で頭部挙上を段階的に進めました。入院12日目には、食事の際に頭部を80°に挙上しても血圧90〜96/50〜56mmHg、心拍数76〜88回／分、SpO$_2$95〜97％（鼻腔カニューレO$_2$2L吸入下。以下、同様）で過ごせるようになりました。このように活動が拡大すると、誤嚥のリスクが下がる、消化管内の食物の通過がスムーズになる等のメリットがあります。

しかし、食べ始めて30分間ほど経過するとSpO$_2$が90〜93％に低下し、浅い頻呼吸になってきます。呼吸苦の訴えはありませんが、看護師が「苦しいですか？」と質問すると「はい」と答えます。このことから、浅い頻呼吸の出現は、呼吸苦を自覚しているサインだとわかりました。

入院14日目に、短時間なら車いす乗車が可能かもしれないと判断し、全介助で車いすに移乗しました。しかし15〜20分間経過すると浅い頻呼吸になり、SpO$_2$は84〜88％に低下、心拍数は120回／分以上になってしまったので、これ以上の活動の拡大は困難と判断しました。

**2.褥瘡の予防**

吉野さんの褥瘡を予防するには、おむつ内を清潔に保つこと、栄養状態を改善すること、同一部位の長時間圧迫による循環障害を避けることが必要です。

吉野さんは尿意や便意を訴えることができず、排泄のタイミングをつかむことが困難です。そこで、体位変換の際に排泄状況を確認して対応しました。栄養状態の改善のために、医師の指示により経腸栄養剤を毎食1缶ずつ飲んでもらいました。吉野さんは甘味の経腸栄養剤を気に入ったようで、毎回5割以上摂取しました。マットレスはエアーマットレスに交換し、2時間ごとに体位変換を行いました。仙骨部だけでなく大転子部の褥瘡を予防するため、30°側臥位になるようにポジショニングを行いました。

**3.施設入所の方向性を探る**

定期的な検査や緊急入院が可能な病院を併設しており、末期の心不全でＨＯＴを使用し

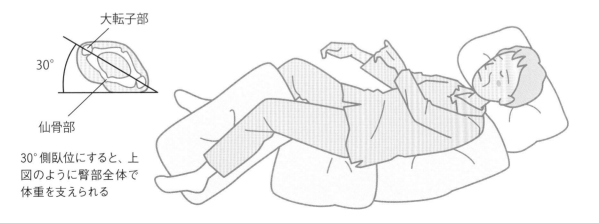

大転子部

30°

仙骨部

30°側臥位にすると、上図のように臀部全体で体重を支えられる

ている患者を受け入れられる施設はかぎられています。夫と息子はＭＳＷから紹介された

施設を見学しましたが、自宅介護の意思は揺らぎませんでした。

 **介護負担を考慮したサービスの調整**

退院支援計画では、可能なかぎりＡＤＬを拡大するという目標でした。

しかし現在は、食事以外の時間は臥床状態です。このような状態では、介護者の負担は大きくなりますが、吉野さんには急な心停止の可能性があるため、迅速な退院調整が必要です。息子に要介護認定の申請を行ってもらい、ケアマネジャーの意見を参考に要介護4の人が利用できるサービス量を目安に、サービスの調整を行うことになりました。

### 1.医療面について

呼吸状態は徐々に悪化するでしょう。吉野さんに浅い頻呼吸がみられるようになったら、緩和ケアが必要です。

また、心肺機能のモニタリングを行う訪問診療と、急性増悪時の受け入れを行う病院との連携が必要です。さらに自宅で行う全身状態のモニタリングと、ＨＯＴ管理の確認・指導が必要です。

### 2.生活面について

生活面については、次のような課題解決のためにサービスが必要と考えました。

#### (1)食事

夫は調理の経験がありません。また病状を考慮せず好物を食べさせてしまう可能性があるため、宅配の食事を手配します。

#### (2)排泄

定期的に排泄状況を確認する必要があるため、夫が介護する平日の日中は、ヘルパー（訪問介護員）におむつ交換を依頼します。

#### (3)活動

ベッド上の生活になります。褥瘡発生のリスクがあるため、自動体位変換機能付きのエアーマットレスをレンタルします。

#### (4)清潔

心負荷に注意しながら清潔援助を行う必要があります。全身状態の観察も行うため、ヘルパーと訪問看護師の援助が必要です。

 **家族の思いと状況を考慮した指導**

医療面ではＨＯＴについて、生活面ではおむつ交換と食事介助について指導します。平日の日中は夫、夜間と休日は息子が介護を担当するため、指導は2人に行います。

### 1.HOTの管理

医師の診察で、ＨＯＴの酸素流量は1L／分、吸入時間は24時間と決まりました。機器が届くと、酸素機器業者と病棟看護師が一緒に、機器の取扱方法、日常の管理と留意点、鼻腔

カニューレの取り扱いなどについて夫と息子に説明しました。

説明後に質問はありませんでしたが、いつでも訪問看護師に相談できることを伝えました。

酸素濃縮器の設置場所は、吉野さんの生活の場である2階の寝室に決まりました。

### 2.おむつ交換

病棟看護師が、夫と息子におむつ交換の方

法を指導しました。

1回目は看護師がデモンストレーションを行い、2回目以降は看護師見守りのもとで2人に行ってもらいました。

息子はすぐに習得しましたが、夫は習得できませんでした。

**3.食事介助**

夫と息子に、食事介助の方法と、食べ終わらなくても30分間以内に終了することについて説明し、1回目は看護師がデモンストレーションを行いました。2回目以降は夫と息子が、注意点を守って実施できました。

## Step**6**の ポイント　医療と生活の両面から支えるためのカンファレンス

退院4日前に開催した退院前合同カンファレンスの出席者は、以下のとおりです。

> 夫、息子、医師、病棟看護師、MSW、訪問診療医（代理として看護師）、訪問看護師、ケアマネジャー

退院前合同カンファレンスでは、吉野さんが退院後に利用するサービスについて、医療と生活の両面から最終調整が行われました。

**1.医療面について**

全身状態のモニタリング、ＨＯＴの管理状況と服薬状況を確認するため、訪問看護師が週1回訪問することになりました。

その他の医療上の対応は、訪問診療と入院が可能なＡ病院に依頼することにし、訪問診療は2週間に1回行うことが確認されました。

**2.生活面について**

ヘルパーは毎日、朝と夕方に訪問しておむつ交換や清拭などの身体介護を行い、体調の変化には訪問看護師が対応します。食事は宅配を利用することが確認されました。ベッドは自宅のものを使用し、自動体位変換機能付きのエアーマットレスをレンタルします。

話し合いが済むと、夫と息子は「ようやく自宅に連れて帰れるので嬉しいです。だいぶ弱っていると聞いたので、心配な面もあります」と話しました。

## Step**7**の ポイント　多職種連携による状況判断

退院して2週間が経過した頃に、ヘルパーから訪問看護師に、吉野さんはずっと眠っており、食事だけでなく内服薬も飲めないと連絡がありました。

訪問看護師が何回か声をかけると、うっすらと開眼しますが、すぐに閉眼してしまいます。夫に話を聞くと、よく眠るようになったのは2日ほど前からとのことです。血圧86/44mmHg、SpO₂90％で、呼吸は浅い頻呼吸になっています。

訪問看護師は看取りが近いと判断し、訪問診療医に状況を報告しました。

夫は「眠ってばかりで食べなくなっちゃって、もう無理なんですかねえ……」と寂しそうに話し、吉野さんの死を意識している様子です。今が看取りの準備をするタイミングかもしれません。

息子の思いも把握したうえで、2人に臨死期の状態変化のプロセスと、家族の対応方法について説明する必要があるでしょう。

# 糖尿病患者への退院支援

**概略** 糖尿病は、不適切な自己管理によって血糖コントロールが不良になると、重篤な合併症を引き起こします。退院後も患者・家族が、適切な薬物療法・食事療法・運動療法を継続できるように支援することが重要です。

## 患者の基本情報

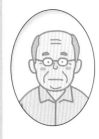

**氏　名** 山田　義男（仮名）（86歳・男性）　**職　業** 無職

**入院までの経過** 3年前に膀胱がんの手術療法を行い、後遺症で右下肢にリンパ浮腫が出現したため、弾性ストッキングを装着しています。術前検査で糖尿病を指摘され、退院後は内科外来で内服治療を受けていました。今回の入院前、通院時に受けた血液検査の結果は血糖値400mg/dL、HbA1c10.2％で、糖尿病足病性潰瘍（DFU：Diabetic Foot Ulcers）も認められました。しかし末梢神経障害で感覚が鈍いため、本人はDFUがあると認識していませんでした。もともとあった円背と右下肢のリンパ浮腫にDFUが加わり歩行障害が生じたため、血糖コントロールとリハビリテーション（以下、リハビリ）の目的で地域包括ケア病棟へ入院となりました。

**サービスの利用状況** 入院前は要支援2の認定を受けており、右下肢のリンパ浮腫のため歩行補助杖を購入していました。

## 生活環境

**家族構成** 妻は5年前に他界し、現在は孫（25歳、次男の息子）と2人暮らしです。長男夫婦と次男夫婦は、それぞれ近隣に住んでいます。

**介護者の状況** 同居している孫は会社員で、平日は8時に出勤し、23時頃に帰宅するた⤴

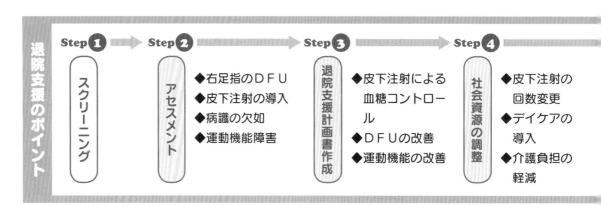

退院支援のポイント

| Step❶ | Step❷ | Step❸ | Step❹ |
|---|---|---|---|
| スクリーニング | アセスメント | 退院支援計画書作成 | 社会資源の調整 |
| | ◆右足指のDFU<br>◆皮下注射の導入<br>◆病識の欠如<br>◆運動機能障害 | ◆皮下注射による血糖コントロール<br>◆DFUの改善<br>◆運動機能の改善 | ◆皮下注射の回数変更<br>◆デイケアの導入<br>◆介護負担の軽減 |

め、山田さんの介護が困難な状況です。長男夫婦は共に会社員で、平日の介護は困難です。次男は無職のため、スケジュールの調整は可能ですが、嫁が膠原病で入退院を繰り返しているため看病をしています。

**住環境** 2階建ての1軒家に住んでおり、山田さんは1階で過ごしています。

## 病状・治療方針

**病　　状** 血糖コントロール不良のため、手指振戦やしびれといった末梢神経障害があります。右足の第5指にはDFUが出現しています。

**治療方針** 高血糖が続くと神経障害やDFUが進行する可能性が高いため、速効型インスリン製剤の皮下注射を開始し、血糖コントロールを行います。退院後もインスリン皮下注射（以下、皮下注射）が必要になるため、自分で実施できるようにしていきます。

## 生活に関する患者・家族の意向

**患　　者** 糖尿病の管理について、「薬をきちんと飲んでいたのに、何で悪くなったのかわからない。何で注射をやらないといけないのですか？　足の潰瘍が治ったら早く帰りたい」と話しています。

**家　　族** 孫は、「自分は仕事があるので、今の状態だと日中1人にするのは心配」と話しています。長男と次男は、「自宅退院できるように協力していきたい」と話しています。

### Step❶の ポイント　退院支援の必要性

　入院時に収集した情報から、山田さんの退院を困難にすると考えられる医療上の要因を2つ、生活上の要因を2つ抽出することができます。

(1)医療上の要因
1.DFUが生じている
2.退院後も皮下注射を継続する必要がある

**Step❺ 医療処置・ケアの指導**
◆家族への皮下注射の指導
◆血糖コントロールの留意点
◆家族へのフットケアの指導

**Step❻ 退院前合同カンファレンス**
（実施せず、看護師－家族間で確認）
◆皮下注射実施者の確認
◆フットケア実施者の確認
◆ケアマネジャーへ訪問介護導入の提案

**Step❼ モニタリング**
◆血糖コントロール状況の確認
◆家族のサポート状況の確認

(2)生活上の要因
1.円背、右足指のＤＦＵ、右下肢のリンパ

浮腫により歩行障害がみられる
2.自宅で十分なサポートが受けられない

 **病識が欠如した人の課題の整理**

アセスメントでは、医療上の要因と生活上の要因について、さらに掘り下げて解釈・分析します。

### 1.ＤＦＵへの対応

ＤＦＵは、糖尿病神経障害、動脈血流障害、感染症が原因となって発症します。

山田さんは両足爪に白癬があり、ＤＦＵが拡大する可能性があります。治療をしないと悪化して壊疽が起こり、切断する可能性もあります。そのため、血糖コントロールと清潔保持が必要不可欠です。

下肢に負荷がかかると動脈血流障害が進行して症状が増悪するため、リハビリが制限されています。

### 2.インスリン皮下注射の導入

皮下注射の導入にあたり、手技を習得する必要があります。しかし、山田さんは手指の知覚鈍麻や手指振戦があり、糖尿病網膜症によって視力が低下しているため、巧緻動作が困難です。単位設定や薬剤注入が正しく行われないと血糖値が不安定になり、著しい高血糖や低血糖の状態になります。

高血糖が続くと動脈血流障害が進行し、腎不全、虚血性心疾患、脳卒中といった重篤な合併症が起こります。また、低血糖になると

意識障害が出現し、命の危機にさらされます。皮下注射を適切に行うためには、家族の協力が必要になるでしょう。

入院中は、皮下注射を毎食前に実施していますが、孫が日中不在であることから、回数の調整も必要です。

### 3.病識の欠如

山田さんは病識が低く、皮下注射の必要性を認識していません。

合併症の悪化予防と血糖コントロールの必要性を関連づけて理解し、皮下注射を継続できるようにすることが重要です。

### 4.運動機能障害

山田さんは円背とＤＦＵ、リンパ浮腫による痛みのため、体幹バランス保持力が低下し、起居動作や歩行といった基本動作に介助が必要です。日中は家族が不在になることが多いため、自立することが望ましいでしょう。

山田さんは「家事は自分なりに頑張りました」と話しており、家事役割を担うことで、家族員としての存在意義を見いだしていたと思われます。しかし入院中に運動機能が回復しないと、役割の継続は困難です。運動機能の回復状況に応じて、家事の分担について、家族と話し合う必要があります。

**Step❸のポイント** **血糖コントロール不良で低下した機能の改善**

退院準備カンファレンスは、入院2日目に以下のメンバーにより開催しました。

山田さん、次男、医師、病棟看護師長、

病棟看護師、ＰＴ（理学療法士）、ＯＴ（作業療法士）、薬剤師、ＭＳＷ（医療ソーシャルワーカー）

最優先の課題は、血糖コントロールです。そしてＤＦＵと運動機能の改善が目標として確認されました。

以下、実際に山田さんに行われた支援を示します。

### 1.インスリン皮下注射による血糖コントロール

山田さんは皮下注射の必要性を認識していませんが、「退院して孫の弁当をつくりたい」という思いがありました。そこで、それを実現するためにも皮下注射の手技を習得する必要があることを説明しました。すると「何回でも練習するよ」と意欲を示し、入院1週間後から練習を開始しました。

しかし年齢相応の認知機能の低下があり、インスリンの薬効を十分に理解できません。また、単位の数字がはっきり見えず、手指振戦が著明なので、自己注射は困難と判断され、家族に指導することになりました。

### 2.ＤＦＵの改善

疼痛は、鎮痛薬でコントロールしました。

ＤＦＵの改善には、患部の洗浄と処置が必要です。しかし、山田さんはリンパ浮腫により下肢の屈曲が難しく、自身で洗浄できません。また、視力低下や神経障害があるため、白癬があることに気づいていませんでした。

足の状態への関心を高め、足病変の悪化を予防するため、看護師は毎日足浴と観察を実施し、患部に外用感染治療薬を塗布し、ガーゼで保護するといったフットケアを行いました。

2週間後にはＤＦＵが改善し、疼痛は鎮痛薬がなくても自制内になりました。

### 3.運動機能の改善

はじめはＯＴが、起居動作訓練と握力訓練を床上で行いました。

円背に関しては、座位で体幹ストレッチを行いました。リンパ浮腫については、用手的リンパドレナージと弾性ストッキングによる圧迫療法を行いました。

膝関節の可動域が拡大した段階で、10mの歩行訓練を始めました。歩行訓練を継続することで、徐々に排泄動作は自立し、入浴動作は軽介助〜見守りで実施できるようになりました。

 **治療継続とＡＤＬ維持に必要なサービスの調整**

支援が進み、皮下注射とＤＦＵの処置等が自身でできないことと、日中のサポート面が山田さんの退院後の課題であることが明確になってきました。ケアマネジャーによると、要介護等状態区分変更の認定申請は必要ないだろうとの話でした。そのため、要支援2のままで退院後の調整を行うことになりました。

### 1.医療面について

医療面については、次のような調整を行いました。

### (1)インスリン皮下注射

皮下注射の方法を家族に指導し、確実にできるように1日1回の時効型溶解インスリン製剤に変更します。

### (2)ＤＦＵの処置

定期的な外来通院でＤＦＵの経過観察を行ってもらい、清潔保持と処置は次男に依頼します。

### 2.生活面について

生活面については、次のような調整を行い

Chap.6

糖尿病患者への退院支援

ました。

### (1)運動機能の維持

　日中は家族のサポートが不十分なので、現在のＡＤＬを維持するためにデイケア（通所リハビリテーション）を導入します。

### (2)介護負担の軽減

　次男は山田さんをサポートできますが、嫁の看病もしなければなりません。訪問介護を利用すると、介護負担の軽減につながるでしょう。

## 血糖コントロールと合併症予防のための指導

　皮下注射とフットケアの方法について、家族に指導しました。

### 1.血糖コントロールの指導

　皮下注射について、以下のステップで指導しました。

### (1)インスリン皮下注射の実践

　同居の孫が皮下注射を行うことになりました。そこで、来院が可能な土曜日や日曜日を利用して、看護師が以下にあげた皮下注射の手順に従って声かけしながら、孫に実践してもらいました。

❶皮下注射の必要物品
❷注射針の取り付け
❸空打ち
❹単位の設定
❺穿刺部位の消毒
❻薬剤の注入
❼注射針の破棄

　はじめは針を刺す際に戸惑っていましたが、退院2週間前には、看護師の声かけがなくても正確に皮下注射を実施できるようになりました。

　山田さんは「孫に注射をしてもらえると安心」と話しており、家族が安全に実施できることで不安が軽減したと考えられます。

### (2)インスリン皮下注射の留意点

　皮下注射にともなう以下の留意点を再確認しました。

◆ 注射部位を清潔に保つ
◆ 注射部位のマッサージは行わない
◆ 同一部位に繰り返し注射すると皮下硬結が生じるため注射部位を毎回2～3cm移動させる
◆ 皮下硬結によってインスリン吸収障害が起きるため、血糖値の変動を確認する

### (3)低血糖・高血糖症状とその対応について

　山田さんは入院前から血糖自己測定を行っていたため、普段の血糖値は知っていましたが、低血糖・高血糖時の症状は知りませんでした。薬剤師から山田さんと孫に、以下の内容についてパンフレットを用いて説明したところ、「ちゃんと注射しないと怖いね」と話しており、理解が得られたようです。

◆ インスリンの単位数の確認
◆ インスリンの作用、副作用について
◆ 山田さんにとって最適な血糖値
◆ 低血糖・高血糖症状
◆ 症状出現時の対処法

### 2.フットケア

　次男と孫に、以下のようなフットケアの方法を指導しました。

### (1)フットケアの方法

　泡立てた石鹸をガーゼにつけ、足指の間を泡で包むように優しく洗浄し、指間の水分を十分に拭き取ることが大切です。看護師は、

湿潤していると白癬菌の増殖等、感染症のリスクがあることをよく説明し、次男と孫に実施してもらいました。また、巻き爪予防のため、爪はスクエアカットにすることと、うまく切れないときは皮膚を傷つけないように爪やすりを使用することを指導しました。

次男は、実践後に「退院後もなんとかできそうです」と話していました。山田さんは、「足の切断は嫌だからちゃんと洗わないとね。自分では傷が見えないから、息子がやってくれて安心」と話し、清潔保持の重要性を理解した様子がうかがえます。

### (2)足の観察

足の観察ポイントを山田さんと次男、孫に再確認しました。

◆ チアノーゼの有無
◆ 皮膚の色
◆ 皮膚温
◆ かかとの乾燥の有無、ひび割れの有無
◆ 白癬の状態

自己流の処置でDFUを悪化させないため、異常発見時はすぐに受診する必要があります。退院後の相談窓口を伝えることも重要です。

## Step❻のポイント 社会資源と家族のサポート態勢の確認

入院1か月後、次男に相談して退院日を決めました。山田さんは運動機能が回復し、家族が皮下注射やフットケアの手技を習得したため、退院前合同カンファレンスは必要ないと判断しました。

以下の項目を看護師と家族との間で確認した後、家族からケアマネジャーにサービスの見直しを依頼してもらい、退院となりました。

### 1.医療面について

家族が皮下注射を確実に実施できるように

するため、朝1回のみ投与すればよい時効型溶解インスリン製剤に変更しました。

毎朝の皮下注射は、孫が出勤前に実施します。フットケアやDFUの処置は、平日は次男、休日は孫が実施します。

### 2.生活面について

日中は次男が介護を行います。しかし自宅では嫁の看病をする役割もあります。そのため、ケアマネジャーに週2回程度の訪問介護導入について相談するよう提案しました。

## Step❼のポイント 血糖コントロールと家族の負担の確認

ケアマネジャーから、退院後の状況についてフィードバックがありました。

山田さんの血糖値は110〜130mg/dL程度に維持され、コントロールは良好です。皮下注射は孫が出勤前に毎日行っています。DFUは、毎日次男が清潔保持と処置を行い、改善傾向にあります。山田さんは「皮下注射は孫がやってくれるし、家事やフットケアは次

男がやってくれるから安心」と言っているそうです。次男から介護負担についての発言はありません。嫁の看病は、これまでと変わりなく行うことができているそうです。

家族のサポートにより、適切な血糖コントロールやDFUの処置を継続していることから、退院支援計画は適切だったと考えられます。

# がん患者への退院支援

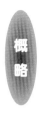

**概略** がん患者には、がんそのものや治療による身体の形態・機能的変化、心理的葛藤、経済的負担など多くの課題があります。退院後の生活を見据えて生活を再構築できるように、多職種による支援が重要となります。

## 患者の基本情報

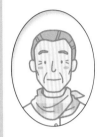

**氏名** 鈴木　茂（仮名）（76歳・男性）　**職業** 自営業（建築会社）

**入院までの経過** 僧帽弁閉鎖不全症（10年前に僧帽弁形成術）、高血圧、心房細動のため、かかりつけ医に通院していました。今回は、嗄声が気になったので耳鼻咽喉科を受診したところ、下咽頭がんと診断され、他院で下咽頭喉頭頸部食道摘出術と放射線治療を受けました。また、入院中に転倒して腰椎破裂骨折（以下、骨折）を起こし、脊椎固定術を受けました。術後のセルフケアと代用音声の獲得のため、リハビリテーション（以下、リハビリ）目的で地域包括ケア病棟へ入院となりました。

**サービスの利用状況** 入院前、介護サービスの利用はありません。

## 生活環境

**家族構成** 本人と妻（71歳）、長男（44歳）、長男の嫁（44歳）、長男の子供（孫）2人（10歳、7歳）が2世帯住宅に住んでいます。

**介護者の状況** 主介護者は長男の嫁です。無職ですが、子育てに手がかかっています。鈴木さんの妻は、持病の関節リウマチが悪化しているため入院治療が必要な状態です。長男は鈴木さんが設立した会社を継いで取り仕切っているため、多忙です。

**住環境** 2階建ての1軒家で、1階は鈴木さんと妻、2階は長男家族が住んでいます。敷地内に鈴木さんと長男が経営している建築会社の事務所があります。

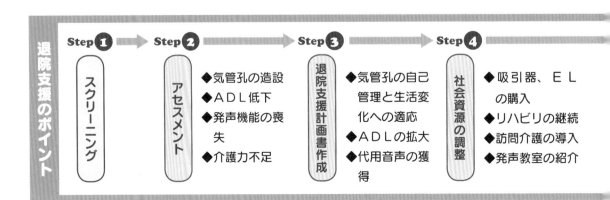

**退院支援のポイント**

| | Step ① | Step ② | Step ③ | Step ④ |
|---|---|---|---|---|
| | スクリーニング | アセスメント | 退院支援計画書作成 | 社会資源の調整 |
| | | ◆気管孔の造設<br>◆ADL低下<br>◆発声機能の喪失<br>◆介護力不足 | ◆気管孔の自己管理と生活変化への適応<br>◆ADLの拡大<br>◆代用音声の獲得 | ◆吸引器、ELの購入<br>◆リハビリの継続<br>◆訪問介護の導入<br>◆発声教室の紹介 |

## 病状・治療方針

**病　状**　喉頭を全摘して声帯を失ったため、言語的コミュニケーションは一切とれません。喉頭全摘にともない、食道から分離した気道の断面を頸部前面に縫合し、永久気管孔（以下、気管孔）が造設されています。気管孔からは時折、咳嗽とともに痰が排出されます。骨折部位は手術を行いましたが腰痛がコントロールできず、起居・歩行・移乗などの基本動作が困難です。骨折にともなう神経障害はありません。

**治療方針**　がんの追加治療は必要ありませんが、気管孔の自己管理方法を習得する必要があります。コミュニケーションについては、鈴木さんに適した代用音声を選択し、発声方法を練習してもらいます。ＡＤＬは、腰部の痛みを鎮痛剤でコントロールしながら拡大していきます。

## 生活に関する患者・家族の意向

**患　者**　「身の回りのことを自立してできるようになったら、自宅に戻りたい」と話しています。

**家　族**　長男の嫁は、「可能なかぎり義父をサポートしたい」と話しています。

## Step❶の ポイント　退院支援の必要性

　入院時に収集した情報から、鈴木さんの退院を困難にすると考えられる医療上の要因1つと生活上の要因4つの計5つを抽出することができます。

1. 気管孔が造設されている
2. 骨折後の持続する痛みのため、ＡＤＬが低下している
3. 発声できず、コミュニケーションが困難である
4. 気管孔の造設により、日常生活上さまざまな弊害がある
5. 家族の介護力が不十分である

Chap.6<br>がん患者への退院支援

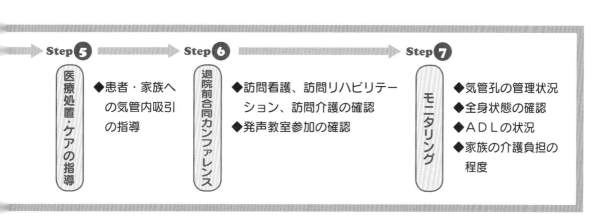

# 形態・機能的変化にともなう障害を洗い出す

アセスメントでは、医療上の要因と生活上の要因について、さらに掘り下げて解釈・分析します。

## 1.気管孔造設後に起こる問題

通常、吸気は鼻腔や口腔を通過すると、適度な湿度が加わります。大気中のほこりや細菌は鼻毛や口腔粘膜で、ある程度ブロックされます。しかし、気管孔（**図表1**）は外気が直接流入するため、上気道感染、痰の増加、気管孔の乾燥による出血などが起こりやすくなります。

## 2.骨折と痛みの持続によるADL低下

脊骨固定術は、通常、術後2〜7日目にリハビリを始め、病棟ではその内容に合わせてADLの拡大を図ります。

### 図表1 永久気管孔の構造と位置

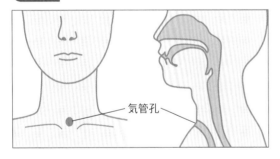

鈴木さんは、起居動作時に腰痛を訴えてトイレに間に合わず、失禁することがありました。腰椎破裂骨折は圧迫骨折よりも損傷が大きく、強い腰痛が長引きます。一般に、前かがみの姿勢で腰椎にかかる荷重は、直立姿勢の1.5倍、いすに座って前かがみになる場合は1.85倍とされています。起居動作は腰に荷重がかかりやすく、腰痛が発生しやすいのです。

ADLの拡大を図る際は鎮痛剤投与のタイミングを検討し、疼痛をコントロールする必要があるでしょう。

## 3.発声機能の喪失

訴えたいことが相手に伝わらないと、焦燥感や苛立ちなどの感情がわくだけでなく、人間関係にも影響を及ぼします。そうならないためには、新たな発声法を習得することが必要です（**図表2**）。

## 4.気管孔の造設による生活上の弊害

気管孔を造設すると、以下のように、これまで当たり前にできていたことができなくなります。なかには生命の危機にさらされるような弊害もあるため、これらの生活の変化に適応する必要があります。

### 図表2 発声法の種類

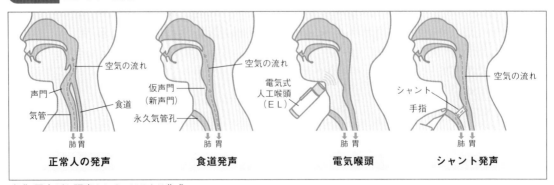

出典:国立がん研究センターHPより作成

◆においがわからない

◆口から息を吹いて、熱い食べ物や飲み物を冷ますことができない

◆ストローを使って飲み物を飲めない

◆麺類等をすることができない

◆排便時、怒責をかけることができない

◆入浴時に気管孔から湯が入って呼吸困難になる　など

### 5.家族の介護力不足

　長男の嫁は、鈴木さんの介護に加え、子育て中でもあります。このような状況は一般に「ダブルケア」と呼ばれ、介護や子育ての負担が1人に集中する、介護者が孤立しやすい、育児時間が削られて子供に影響が及ぶなどが問題とされています。

　そのため、鈴木さんが可能なかぎり自立することが望まれます。

##  多職種チームで生活の再構築を支援する

　退院準備カンファレンスは、鈴木さんの入院当日に、以下のメンバーにより開催しました。

> 鈴木さん、長男の嫁、医師、病棟看護師長、病棟看護師、ＰＴ（理学療法士）、ＳＴ（言語聴覚士）、ＭＳＷ（医療ソーシャルワーカー）

　カンファレンスの結果、気管孔の自己管理方法の習得、ＡＤＬの拡大、代用音声の習得、気管孔造設にともなう生活の変化への適応を目標にすることになりました。

　以下に、その後に行われた支援の過程を示します。

### 1.気管孔の自己管理

　空気中の異物を吸い込むと痰の量が増加するため、気管孔をプロテクターで保護しまし

た（**図表3**）。また、痰を軟化させるため、加湿器で湿度を調整しました。

　日中の痰の処理は、鈴木さん本人が痰の流出時にティッシュで拭い、夜間は看護師が吸引しました。退院2週間前には吸引器を購入してもらい、吸引方法を指導しました（**P.132**参照）。

### 2.気管孔造設にともなう生活の変化への適応

　気管孔造設にともなう生活の変化に適応するため、以下のような工夫を提案し、実施してもらいました。

#### (1)食事

　熱いものを冷ます、麺類をすするなどの動作ができないため、食事の際には熱いものを冷ましておく、麺類を一口で食べられるように切っておくなどの工夫をしました。

　嫁が面会に訪れた際には、病院で行ってい

---

**図表3** プロテクター

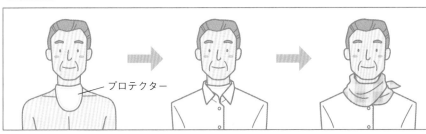

プロテクターの上からスカーフ等をつけ、見えないように工夫するとよい

プロテクター

る食事への工夫について、自宅でも継続できるように説明しました。

**(2)排泄**

怒責が困難なので、排便後に残便感を訴えていたため、滴剤型緩下剤の投与量を調整して排便コントロールを行いました。腹部マッサージや積極的な水分摂取については、鈴木さん自身で実施できるように指導しました。

**(3)入浴**

入浴中に気管孔から湯が肺に入って呼吸困難などを起こさないように、洗髪時は気管孔が真下に向くように前傾姿勢で行うこと、タオルを首に巻いて湯の流入を防ぐことを指導しました。

鈴木さんは、最初の頃は入浴を怖がっていましたが、看護師の見守りのもとで徐々に気管孔を保護して入浴できるようになりました。

**3.ADLの拡大**

腰に荷重がかかると痛みを訴えるため、リハビリの前に鎮痛薬を服用してもらったところ、痛みが自制内になり、リハビリを継続することができました。

ＰＴが入院時に行ったMMT（徒手筋力テスト）では、腸腰筋（左右）3、大腿四頭筋（左右）4でした。当初は歩行器を使用しても、

50m程度の歩行で疲労感と息切れがみられました。そのため、低負荷レジスタンストレーニング、持久力トレーニング、バランス訓練、歩行訓練（屋外歩行）を段階的に実施していきました。1か月後には、基本動作を自立して行えるようになり、歩行器がなくても300mの連続歩行が可能となり、病棟では1人で歩行できるようになりました。

**4.代用音声の獲得**

高齢で疲労しやすい鈴木さんには、比較的身体の負担が少なく、習得しやすい電気式人工喉頭（ＥＬ：Electric Artificial Larynx）が適切と考えられました。

入院2日目にＳＴがＥＬの仕組みや使用方法について説明した後、喉頭付近に機器をあててみましたが、初回は音声が出ませんでした。そのため、以下のような発声発語器官運動訓練を加えることにしました。

- ◆ 舌を突き出す
- ◆ 口唇を突き出す、横に引く
- ◆ 頬を膨らませる

発声訓練5日目には「おはようございます」等の発声が可能になり、家族の前でも実践できるようになりました。

 **退院後に必要な物品とサービスの調整**

リハビリが進むと、鈴木さんの退院後の状態像が具体的になってきました。妻に要介護認定の申請と身体障害者手帳の交付手続きを行ってもらい、ケアマネジャーとＭＳＷの意見を参考に、要介護2と身体障害者3級の人が利用できるサービス量を目安に、サービスの調整を行いました。

**1.医療面について**

気管孔の自己管理方法習得のため、入院中

の早い時期に障害者の日常生活用具の給付申請注:下欄外をし、吸引器を購入してもらいます。退院後の自己管理状況の確認は、訪問看護師に依頼します。

腰椎患部を保護するコルセットは、硬性では自己装着が難しいため、整形外科で軟性への変更を検討してもらいます。

**2.生活面について**

生活面については、次のような課題解決の

---

　注：身体障害者に対する障害福祉サービスは、原則、身体障害者手帳の交付を受けていることが給付要件となる。しかし、日常生活用具は市町村が実施主体となるため、身体障害者手帳交付前に給付申請を受け付ける自治体もある

ためにサービスが必要と考えました。

### (1)ADL

ADLを維持するために、退院後もリハビリが必要です。そのため、訪問と通所のどちらを導入するか、家族に検討してもらいます。

また、長男の嫁の介護負担軽減のため、訪問介護を利用することになりました。

### (2)コミュニケーション

障害者の日常生活用具の給付申請をして、ELを購入してもらいます。

鈴木さんは、訓練の継続を希望しているため、患者会主催の発声教室を紹介します。

## Step❺のポイント 吸引手技の指導

鈴木さんは入院1か月後から看護師の指導のもとで、手鏡を見ながら吸引の練習をしました。初回は吸引チューブをうまく持てませんでしたが、気管孔への挿入は怖がらずに実施できました。退院2週間前には、適切に物品の準備ができるようになりましたが、チューブの持ち方は相変わらずあいまいでした。

看護師は念のため、家族にも吸引方法を指導しましたが、退院前に鈴木さんは適切に吸引できるようになりました。

## Step❻のポイント 生活の再構築を継続的に支える

退院10日前に開催した退院前合同カンファレンスの出席者は、以下のとおりです。

> 鈴木さん、長男の嫁、医師、病棟看護師、
> PT、ST、MSW、ケアマネジャー

退院前合同カンファレンスでは、退院後に利用するサービスについて、医療と生活の両面から最終調整が行われました。

### 1.医療面について

訪問看護師は週1回、気管孔の自己管理状況を確認します。通院先は、がん治療を受けたA病院に決まりました。

整形外科受診の結果、コルセットは軟性に変更することになりました。

### 2.生活面について

筋力維持のため訪問リハビリテーションを週2回、長男の嫁の負担を軽減するため訪問介護（入浴介助）を週3回利用します。

発声練習は、日本喉摘者団体連合会の発声教室で行うことになりました。

## Step❼のポイント 退院後の経過の確認とフォロー

退院後2週間が経過し、訪問看護師から次のような報告がありました。

鈴木さんは訪問リハビリテーションを受けながらADLを維持しています。肺炎等の合併症は起こしておらず、がんの再発もありま

せん。長男の嫁は学校の行事やPTA活動に参加し、社会から孤立することなく、子育てを継続できているようです。

以上のことから、鈴木さんへの退院支援は妥当であったと評価できます。

# INDEX

## 【おもな参考・引用文献】(50音順)

**書籍・雑誌**

● 『NPPV（非侵襲的陽圧換気療法）ガイドライン（改訂第2版）』日本呼吸器学会 NPPVガイドライン作成委員会・編、南江堂

● 『Nutrition Care』2019年2月号「静脈栄養＆経腸栄養のQ&A17ズバッと解決」メディカ出版

● 『Schizophrenia Frontier』Vol.7 No.3「服薬アドヒアランスとは―コンプライアンスからアドヒアランスへ」山田浩樹／上島国利・著、メディカルレビュー社

● 『胃ろうPEGケアのすべて』合田文則・編、医歯薬出版

● 『嚥下障害のことがよくわかる本』藤島一郎・監、講談社

● 『嚥下障害ポケットマニュアル第4版』聖隷嚥下チーム・著、医歯薬出版

● 『快適！ ストーマ生活第2版 日常のお手入れから旅行まで』松浦信子／山田陽子・著、医学書院

● 『家族看護学研究』9巻3号 2004年「在宅失語症者のコミュニケーション能力が介護負担に及ぼす影響」渡邉知子／小山善子／山田紀代美・著、日本家族看護学会

● 『環境感染誌』32巻1号 2017年「高齢者施設および在宅医療ケアにおける尿道留置カテーテルの取扱の現状と課題」盛次浩司／齋藤信也・著、日本環境感染学会

● 『看護がつながる在宅療養移行支援―病院・在宅の患者像別看護ケアのマネジメント』宇都宮宏子／山田雅子・編、日本看護協会出版会

● 『看護技術』2016年5月号「特集排尿の自立度を低下させないケア ④間欠導尿の実施と自己導尿の教育」田中純子・著、メヂカルフレンド社

● 『看護実践の科学』2017年9月号「地域包括ケア病棟における受け持ち看護師・ライフケアワーカーの役割」山﨑真知子・著、看護の科学社

● 『看護者が行う意思決定支援の技法30―患者の真のニーズ・価値観を引き出すかかわり』川崎優子・著、医学書院

● 『看護展望』2015年7月増刊「多職種連携・地域連携の実際」鳴海あゆみ／天野志津子／小畑明子ほか・著、メヂカルフレンド社

● 『看護の現場ですぐに役立つ ストーマケアのキホン』梶西ミチコ・著、秀和システム

● 『看護の現場ですぐに役立つ 摂食嚥下ケアのキホン』斉藤雅史／松田直美・著、秀和システム

● 『看護の現場ですぐに役立つ 地域包括ケアのキホン』荒神裕之／坂井暢子／雑賀智也・著、秀和システム

● 『患者中心の意思決定支援―納得して決めるためのケア』中山和弘／岩本貴・編、中央法規

● 『がん疼痛の薬物療法に関するガイドライン2014年版』日本緩和医療学会／緩和医療ガイドライン作成委員会・編、金原出版

● 『がんの補完代替療法クリニカルエビデンス2016年版』日本緩和医療学会／緩和医療ガイドライン作成委員会・編、金原出版

● 『がんのリハビリテーション』辻哲也・編、医学書院

● 『急性・慢性心不全診療ガイドライン（2017年度改訂版）』日本循環器学会／日本心不全学会・監、ライフサイエンス出版

● 『経腸栄養剤の選択とその根拠』井上善文・編、フジメディカル出版

● 『系統看護学講座 専門分野Ⅰ基礎看護技術Ⅱ第16版』任和子・著者代表、医学書院

● 『系統看護学講座 統合分野 在宅看護論第5版』河原加代子・著者代表、医学書院

● 『月間ナーシング』2016年8月号「もっとも新しい尿道留置カテーテル管理のポイント」成田寛治・著、学研プラス

● 『高知赤十字病院医学雑誌』22巻1号 2017年「終末期癌患者の信頼関係構築に至るまでの看護師の関わりのプロセス」岡林真子／坂口遥／濱田智子・著、指導者：吉永知子、高知赤十字病院

● 『骨粗鬆症の予防と治療ガイドライン2015年版』骨粗鬆症の予防と治療ガイドライン作成委員会 委員長 折茂肇・編、ライフサイエンス出版

● 『これからの退院支援・退院調整―ジェネラリストナースがつなぐ外来・病棟・地域』宇都宮宏子／三輪恭子・編、日本看護協会出版会

● 『在宅医療テキスト（第3版）』在宅医療テキスト編集委員会・編、在宅医療助成 勇美記念財団

● 『在宅医療の技とこころ 在宅栄養管理改訂2版』小野沢滋・編、南山堂

● 『在宅医療の技とこころ 在宅医療の排尿管理と排泄ケア』島崎亮介／浜田きよ子・編、南山堂

● 『在宅新療』2019年8月号「〈特集〉在宅医療でよく行う医療手技を再考する！」へるす出版

● 『酸素療法マニュアル』日本呼吸ケア・リハビリテーション学会／酸素療法マニュアル作成委員会／日本呼吸器学会肺生理専門委員会・編、メディカルレビュー社

● 『写真でわかる 訪問看護アドバンス』押川真喜子・監、インターメディカ

● 『消化器ナーシング』2019年2月号「ストーマケア らくわかりガイド」メディカ出版

●『小児看護』2013年7月号「経管栄養を必要とする子どもと家族の災害への備え」髙村理絵子・著、へるす出版

●『静脈経腸栄養ガイドライン第3版』日本静脈経腸栄養学会・編、照林社

●『褥瘡・創傷・スキンケア WOCナースの知恵袋』溝上祐子・監、小林智美／黒木さつき・編、照林社

●『すぐにわかる！ 使える！ 自己導尿指導BOOK』田中純子／萩原綾子・編、メディカ出版

●『ストーマ・排泄リハビリテーション学用語集第3版』日本ストーマ・排泄リハビリテーション学会・編、金原出版

●『ストーマリハビリテーションの基礎と実際（第3版）』ストーマリハビリテーション講習会実行委員会・編、金原出版

●『生活習慣病骨折リスクに関する診療ガイド2019年版』日本骨粗鬆症学会 生活習慣病における骨折リスク評価委員会 委員長 杉本利嗣・編、ライフサイエンス出版

●『成人看護技術 慢性看護』宮脇郁子／籏持知恵子・編、メヂカルフレンド社

●『退院支援ガイドブック—「これまでの暮らし」「そしてこれから」をみすえてかかわる』宇都宮宏子・監、坂井志麻・編、学研

●『退院支援実践ナビ』宇都宮宏子・編著、医学書院

●『第35回日本看護学会論文集 地域看護』2004年「在宅自己導尿患者の社会生活拡大を図るための看護支援」町田朱美・著

●『第45回日本看護学会論文集 慢性期看護』2015年「尿路変向術を受けた高齢患者の退院支援について—ストーマケア支援の改善化に向けて—」平井千尋／臼井貴則・著

●『ドレーン・カテーテル・チューブ管理完全ガイド』窪田敬・編、照林社

●『ナーシング・グラフィカ在宅看護論② 在宅療養を支える技術』臺有桂／石田千絵／山下留理子・編、メディカ出版

●『ナース専科』2017年11月号「NSSDMで『表出』『共有』『決定』をサポート」株式会社エス・エム・エス

●『ナースのための退院支援・調整—院内チームと地域連携のシステムづくり』篠田道子・編、日本看護協会出版会

●『日本看護研究学会雑誌』35巻2号 2012年「半側空間無視を有する在宅脳卒中療養者の家族が療養者の障害を意識化するプロセス」黒田充里／古瀬みどり・著、日本看護研究学会

●『日本呼吸ケア・リハビリテーション学会誌』21巻2号 2011年「誤嚥性肺炎発症にかかわる要因の検討」安武友美子／大室美穂子／大池貴行／森下志子／川俣幹雄／河崎靖範／槌田 義美／新堀 俊文・著、日本呼吸ケア・リハビリテーション学会

●『日本職業・災害医学会会誌 JJOMT』62巻1号 2014年「東日本大震災による間欠自己導尿患者への影響に関する調査」馬場清美／古河明子／浪間孝重・著、日本職業災害医学会

●『日本褥瘡学会誌』17巻4号 2015年「褥瘡予防・管理ガイドライン（第4版）」日本褥瘡学会・編、日本褥瘡学会

●『日本ストーマ・排泄リハビリテーション学会誌』28巻3号 2012年「東日本大震災における当院オストメイトの現状」斎藤弘美／佐藤真知子／森谷恵子ほか・著、日本ストーマ・排泄リハビリテーション学会

●『日本ストーマ・排泄リハビリテーション学会誌』28巻3号 2012年「東日本大震災における福島県下でのストーマ装具支援活動からの学び」柴崎真澄／齋藤優紀子／菅野恵子ほか・著、日本ストーマ・排泄リハビリテーション学会

●『日本摂食嚥下リハビリテーション学会誌』18巻1号 2014年「訓練法のまとめ（2014版）」日本摂食嚥下リハビリテーション学会医療検討委員会・著、日本摂食嚥下リハビリテーション学会

●『日本泌尿器科学会雑誌』100巻4号 2009年「泌尿器科領域における感染制御ガイドライン」日本泌尿器科学会 泌尿器科領域における感染制御ガイドライン作成委員会・編、日本泌尿器科学会

●『日本リハビリテーション看護学会誌』8巻1号 2018年「回復期リハビリテーション病棟看護師が家族への退院支援について感じる困難の実態：脳卒中患者の家族に焦点を当てて」脇田泰章／市村久美子／川波公香・著

●『日本老年医学会雑誌』52巻4号 2015年「〈特集〉フレイル・サルコペニア・ロコモを知る・診る・治す—サルコペニアの診断・病態・治療」葛谷雅文・著、日本老年医学会

●『認知症ケア研究誌』2号 2018年「BPSDの定義、その症状と発症要因」日本医療研究開発機構（AMED）「BPSDの解決につなげる核種評価法と、BPSDの包括的予防・治療指針の開発～笑顔で穏やかな生活を支えるポジティブケア」研究班・著、認知症介護研究・研修東京センター

●『脳卒中 基礎知識から最新リハビリテーションまで』正門由久／高木誠・編著、医歯薬出版

●『脳卒中ガイドライン2015〔追補2019対応〕』日本脳卒中学会 脳卒中ガイドライン委員会・編、協和企画

●『泌尿器Care & Cure Uro-Lo』2019年4月号「特集：まるごと これであなたもスペシャリスト！ 決定版 尿路カテーテル管理」メディカ出版

●『プロカウンセラーが教える はじめての傾聴術』古宮昇・著、ナツメ社

●『訪問看護基本テキスト 各論編』日本訪問看護財団・監、柏木 聖代／沼田 美幸／清崎 由美子ほか・編、日本看護協会出版会

●『慢性疼痛治療ガイドライン』厚生労働行政推進調査事業費補助金 慢性の痛み政策研究事業「慢性の痛み診療・教育の基盤となるシステム構築に関する研究」研究班・監、慢性疼痛治療ガイドライン作成ワーキンググループ・編、真興交易 医書出版部

●『看取りケア プラクティス×エビデンス』宮下光令、林ゑり子・編、南江堂

- ●『みんなで取り組む排尿管理』鈴木基文／青木芳隆・監、日本排尿デザイン研究所・編、日本医療企画
- ●『みんなの呼吸器Respic』17巻6号 2019年「摂食嚥下リハビリテーション介入」柏尾 誠／勝田有梨・著、メディカ出版
- ●『臨牀看護』2012年2月号「退院後の患者を支える『家族』を支えよう 在宅患者への自己導尿、間歇導尿」山口昌子・著、へるす出版
- ●『臨牀消化器内科』2018年9月号「災害時におけるＩＢＤ患者への対応：ストーマ患者への対応を中心に」内野基／岡山カナ子／池内浩基・著、日本メディカルセンター
- ●『臨床力up! 動画と音声で学ぶ 失語症の症状とアプローチ』森田秋子／春原則子・著、三輪書店

## 公的機関文書

- ●『大阪府 入退院支援の手引き—病院から住み慣れた暮らしの場へ～地域みんなで取り組む入退院支援～ 平成30年3月』大阪府福祉部高齢介護室介護支援課
- ●『太田地域 退院調整ルール手引き—切れ目のない在宅サービスの提供のために 平成30年10月第3版』太田地域在宅医療・介護連携推進協議会
- ●『喀痰吸引等指導者マニュアル（第三号研修）』厚生労働省障害保健福祉部
- ●『患者のための薬局ビジョン』厚生労働省
- ●『口・鼻からの吸引パンフレット』国立長寿医療研究センター—https://www.ncgg.go.jp/hospital/overview/organization/zaitaku/suisin/zaitakusien/kyuin/documents/brochure01.pdf
- ●『国診協版 入退院支援の手引き 平成30年6月』全国国民健康保険診療施設協議会地域ケア委員会 看護・介護部会
- ●『在宅移行の手引き～医療・介護の連携に基づいた退院支援に向けて～平成30年6月』全国国民健康保険診療施設協議会 地域ケア委員会 看護・介護部会
- ●『在宅生活を続けるためのガイドブック～医療・介護従事者向け～』うきは市／浮羽医師会
- ●『終末期医療—アドバンス・ケア・プランニング（ＡＣＰ）から考える』日本医師会
- ●『終末期医療に関するガイドライン～よりよい終末期を迎えるために～ 平成28年11月』全日本病院協会
- ●『人生の最終段階における医療の決定プロセスに関するガイドライン 解説編 改訂平成30年3月』人生の最終段階における医療の普及・啓発の在り方に関する検討会
- ●『人生の最終段階における医療の決定プロセスに関するガイドライン 改訂平成30年3月』厚生労働省
- ●『ストーマ装具の交換について（回答）』平成23年7月5日：医政医発0705第3号（各都道府県衛生主管部〈局〉長あて厚生労働省医政局医事課長通知）
- ●『摂食・嚥下機能の低下した高齢者に対する地域支援体制のあり方に関する調査研究事業報告書』全国国民健康保険診療施設協議会
- ●『退院援助のための支援ノート』平成23年度厚生労働科学研究費補助金エイズ対策研究事業「ＨＩＶ感染症及びその合併症の課題を克服する研究班」
- ●『退院支援マネジメント—ガイドライン茨城版』茨城県看護協会
- ●『館林邑楽地域における「退院調整ルール」の手引き（病院・在宅連携）平成30年4月改訂版』
- ●『東京都退院支援マニュアル～病院から住み慣れた地域へ、安心して生活が送れるために～ 平成28年3月改訂版』東京都福祉保健局
- ●『入退院支援における「住まいと住まい方」支援に向けた連携・協働の手引き～高齢者が住み慣れた地域で、自分らしい暮らしが継続できることを目指して～』高齢者住宅財団
- ●『一人ひとりの看護職が行う退院支援マネジメントガイドライン山梨版』山梨県看護協会
- ●『福岡市 退院時連携の基本的な進め方の手引き 平成27年3月』福岡市保健福祉局高齢社会部地域包括ケア推進課

## その他

- ●「Education For Implementing Wnd-of-Life Discussion」大学病院医療情報ネットワークセンター—https://square.umin.ac.jp/endoflife/shiryo/pdf/shiryo01/4.pdf
- ●「Mindsガイドラインライブラリ」日本医療機能評価機構—https://minds.jcqhc.or.jp/n/cq/D0000787
- ●The Ottawa Hospital Research Institute-Patient Decision Aids—https://decisionaid.ohri.ca/eval_dcs.html
- ●「アルメディアＷＥＢ」—https://www.almediaweb.jp/
- ●「下咽頭がん」国立がん研究センターがん情報サービス—https://ganjoho.jp/public/cancer/hypopharynx/treatment.html
- ●「喀痰吸引等の制度について」厚生労働省—https://www.mhlw.go.jp/seisakunitsuite/bunya/hukushi_kaigo/seikatsuhogo/tannokyuuin/dl/6-1-01.pdf

● 「看護職のための自己学習テキスト」日本看護協会—https://www.nurse.or.jp/nursing/practice/rinri/text/basic/problem/index.html

● 「患者中心の意思決定支援とガイドの開発」2014年11月23日開催地域相談支援フォーラムin松本パネル資料—https://ganjoho.jp/data/hospital/consultation/forum/h26/matsumoto_20141123_shiryo_02.pdf

● 「患者と医療者の協働意思決定と診療ガイドライン」2016年1月28日開催Mindsフォーラム2017パネル資料—http://minds4.jcqhc.or.jp/forum/170128/pdf/05.pdf

● 「がんの療養と緩和ケア」国立がん研究センター〈がん情報サービス〉—https://ganjoho.jp/public/support/relaxation/palliative_care.html

● 「くすりのしおり」くすりの適正使用協議会—https://www.rad-ar.or.jp/siori/concordance/index.html

● 「暮らしの場における看取り支援事業　医師向け研修（基礎編）テキスト」東京都福祉保健局—http://www.fukushihoken.metro.tokyo.jp/iryo/iryo_hoken/zaitakuryouyou/ishimuketekisuto.html

● 「コロプラスト ストーマケアと暮らしのガイドブック 消化管ストーマ・尿路ストーマ用」—https://www.coloplast.ca/Global/Canada/Global%20Educational%20Ostomy%20Tools/Japanese_life%20after,%20colo.ileo.pdf

● 「災害時対応の手引き」ストーマ用品セーフティーネット連絡会—http://www.jsscr.jp/img/saigaimanual.pdf

● 「在宅酸素療法を実施している患者居宅で発生した火災による重篤な健康被害の事例」日本産業・医療ガス協会在宅酸素部会—http://www2.jimga.or.jp/dl/iryo/all/top/HOT_jiko.pdf

● 「失語症の人の生活のしづらさに関する調査」ＮＰＯ法人全国失語症友の会連合会—http://www.japc.info/dl_files/2013-3-25.pdf

● 「褥瘡の予防について」日本褥瘡学会—http://www.jspu.org/jpn/patient/protect.html

● 「摂食嚥下障害の評価 2019」日本摂食嚥下リハビリテーション学会医療検討委員会—https://www.jsdr.or.jp/wp-content/uploads/file/doc/assessment2019-announce.pdf

● 「日本オストミー協会」—http://www.joa-net.org/

● 「皮膚・排泄ケア領域における災害対応ガイドブック」日本創傷・オストミー・失禁管理学会—http://www.jwocm.org/pdf/disaster_guidebook.pdf

● ヘルスリテラシー 健康を決める力—https://www.healthliteracy.jp

〈**執筆者紹介**〉（50音順）

在間　絹苗（ざいま　きぬえ）
聖路加看護大学卒業（保健師・看護師）。東京女子医科大学大学院看護学研究科博士前期課程修了。修士（看護学）。ＣＣＵ、小児科、外科病棟や訪問看護ステーションなどで勤務。2017年〜2021年3月、帝京大学医療技術学部看護学科助教。

角田　こずえ（つのだ　こずえ）
自治医科大学看護短期大学卒業、自治医科大学大学院看護学専攻科博士前期課程修了。修士（看護学）。東京女子医科大学病院にて看護師として病棟経験後、自治医科大学看護学部助手・助教、目白大学看護学部講師を経て、2015年より帝京大学医療技術学部看護学科講師。

山本　未央（やまもと　みお）
日本赤十字看護大学大学院看護学研究科修士課程修了。修士（看護学）。日本医科大学付属病院、日本医科大学呼吸ケアクリニックにて看護師として勤務。帝京大学医療技術学部看護学科助教を経て、2020年4月より日本赤十字看護大学さいたま看護学部助教。

●監修者

鶴崎　美優希
（つるさき　みゆき）
千葉県立鶴舞病院付属高等看護学院卒業後、県立佐原病院を経て、医療法人社団保健会谷津保健病院に看護師として勤務。2016年認定看護管理者資格取得。地域包括ケア病棟師長を経て、2019年より看護部長。現在、サンシティ柏ケアサービス科勤務。

●編著者

遠藤　寛子
（えんどう　ひろこ）
看護師として病院勤務後、東京都特別区に保健師として勤務。早稲田大学大学院修士課程、人間総合科学大学大学院博士後期課程修了。博士（心身健康科学）。東海大学健康科学部講師等を経て、2018年より帝京大学医療技術学部看護学科准教授。介護支援専門員。

南川　雅子
（みなみかわ　まさこ）
聖路加看護大学卒業後、聖路加国際病院で看護師として勤務。聖路加看護大学大学院博士前期課程、大阪府立看護大学大学院博士後期課程修了。博士（看護学）。聖路加看護大学助手・講師を経て、2008年より帝京大学医療技術学部看護学科教授。

●編 集 協 力／湊美穂
●校　　　　正／熊谷真弓
●イ ラ ス ト／佐藤加奈子
●編 集 担 当／山路和彦（ナツメ出版企画）

本書に関するお問い合わせは、書名・発行日・該当ページを明記の上、下記のいずれかの方法にてお送りください。電話でのお問い合わせはお受けしておりません。
・ナツメ社 web サイトの問い合わせフォーム
　https://www.natsume.co.jp/contact
・FAX（03-3291-1305）
・郵送（下記、ナツメ出版企画株式会社宛て）
なお、回答までに日にちをいただく場合があります。正誤のお問い合わせ以外の書籍内容に関する解説・個別の相談は行っておりません。あらかじめご了承ください。

ナツメ社Webサイト
https://www.natsume.co.jp
書籍の最新情報（正誤情報を含む）は
ナツメ社Webサイトをご覧ください。

# 地域包括ケア病棟における退院支援

2020 年 10 月 1 日　初版発行
2024 年 2 月 20 日　第 5 刷発行

| | | |
|---|---|---|
| 監修者 | 鶴崎美優希 | Tsurusaki Miyuki, 2020 |
| 編著者 | 遠藤寛子 | ©Endo Hiroko, 2020 |
| | 南川雅子 | ©Minamikawa Masako, 2020 |
| 発行者 | 田村正隆 | |

発行所　株式会社ナツメ社
　　　　東京都千代田区神田神保町 1-52　ナツメ社ビル 1F（〒 101-0051）
　　　　電話　03（3291）1257（代表）　　FAX　03（3291）5761
　　　　振替　00130-1-58661
制　作　ナツメ出版企画株式会社
　　　　東京都千代田区神田神保町 1-52　ナツメ社ビル 3F（〒 101-0051）
　　　　電話　03（3295）3921（代表）
印刷所　図書印刷株式会社

ISBN978-4-8163-6893-6　　　　　　　　　　　　　　　　Printed in Japan
〈定価はカバーに表示してあります〉〈落丁・乱丁本はお取り替えします〉